职业技能等级水平评价培训教材

编审委员会

主　任　周春艳

副主任　崔京建

委　员　刘良俊　于东鹏　赵　颖　丁文花　张金刚　尚建民
　　　　李松涛　李淑霞

本书编审人员

主　编　路立峰

副主编　张立庆　李渤文

编　者（按姓氏笔画排序）
　　　　李　梅　辛艳梅　张　晶　林　静

主　审　曹　红

审　稿　沈照娟

中药调剂员

ZHONGYAO TIAOJIYUAN

（基础知识）

中国劳动社会保障出版社

图书在版编目（CIP）数据

中药调剂员：基础知识/人力资源和社会保障部教材办公室组织编写.--北京：中国劳动社会保障出版社，2018

职业技能等级水平评价培训教材

ISBN 978-7-5167-3449-0

Ⅰ.①中… Ⅱ.①人… Ⅲ.①中药制剂学-技术培训-教材 Ⅳ.①R283

中国版本图书馆 CIP 数据核字（2018）第 094980 号

中国劳动社会保障出版社出版发行

（北京市惠新东街 1 号 邮政编码：100029）

*

三河市华骏印务包装有限公司印刷装订 新华书店经销

787 毫米×1092 毫米 16 开本 18.5 印张 356 千字

2018 年 6 月第 1 版 2024 年 4 月第 4 次印刷

定价：47.00 元

营销中心电话：400-606-6496

出版社网址：http://www.class.com.cn

内容简介

　　本教材由人力资源和社会保障部教材办公室组织编写。教材紧紧围绕"以企业需求为导向，以职业能力为核心"的编写理念，力求突出职业技能培训特色，满足职业技能培训的需要。

　　本教材详细介绍了中药调剂员要求掌握的最新实用知识。全书分为 5 个单元，主要内容包括职业道德，中药饮片及中医基础，中成药基础，服务与安全知识，相关法律、法规。每一单元后附有单元测试题及答案，全书附有理论知识考试模拟试卷，供读者参考，以使读者熟悉题型、巩固知识、检验学习效果。

　　本教材是中药调剂员职业技能培训用书，可供相关人员参加在职培训、岗位培训使用，也可供中、高等职业院校相关专业师生参考。

前　言

为提高从业人员的职业素养和技能水平，提高职业培训的针对性和有效性，人力资源和社会保障部教材办公室组织有关专家、专业技术人员和职业培训教学管理人员、教师，依据国家职业标准和企业岗位要求，编制本教材。教材具有以下主要特点：

在编写原则上，突出以职业能力为核心。教材编写贯穿"以职业标准为依据，以企业需求为导向，以职业能力为核心"的理念，依据国家职业标准，结合企业实际，反映岗位需求，突出新知识、新技术、新工艺、新方法，注重职业能力培养。凡是职业岗位工作中要求掌握的知识和技能，均作详细介绍。

在使用功能上，注重服务于培训。根据职业发展的实际情况和培训需求，教材力求体现职业培训的规律，满足企业对本职业从业人员的需求。

在编写模式上，采用分级模块化编写。纵向上，本教材按照等级单独成册，各等级合理衔接、步步提升，为技能人才培养搭建科学的阶梯型培训架构。横向上，本教材按照职业功能分模块展开，安排足量、适用的内容，贴近生产实际，贴近培训对象需要，贴近市场需求。

在内容安排上，增强教材的可读性。为便于培训单位在有限的时间内把最重要的知识和技能传授给培训对象，同时也便于培训对象迅速抓住重点，提高学习效率，在教材中精心设置了"培训目标"等栏目，以提示应该达到的目标，需要掌握的重点、难点和有关的扩展知识。

本册书第1单元，第2单元第一节中药饮片的鉴别方法部分、中药饮片的质量标准部分、中药饮片的性能及应用部分、中药炮制的目的及对药物的影响部分、中药炮制标准基本知识部分，第2单元第二节及第5单元由路立峰编写；第2单元第一节中药饮片的储存方法及分类保管部分、第3单元第五节及第4单元由辛艳梅编写；第3单元第一～第四节由张立庆编写，全书由路立峰、林静、张晶统稿。

本书在编写过程中得到山东省人力资源和社会保障厅、山东药品食品职业学院、山东医药技师学院等单位的大力支持和热情帮助，在此一并致以诚挚的谢意。

编写教材有相当的难度，是一项探索性工作。由于时间仓促，不足之处在所难免，恳切希望各使用单位和个人对教材提出宝贵意见，以便修订时加以完善。

人力资源和社会保障部教材办公室

目　录

CONTENTS

第1单元

职业道德

第一节 职业道德基本知识

 培训目标

➤ 了解道德的含义及特征。

➤ 熟悉职业道德的含义、特点、社会作用。

➤ 掌握社会主义道德的核心、原则、基本要求、基本规范和主要内容。

➤ 掌握医药职业道德的含义、特点、基本。

一、道德的含义和特点

1. 道德的含义

道德是存在于人类社会活动中，由经济关系决定的，以善恶为评价标准，依靠社会舆论、传统习惯和内心信念的力量，调整人与人之间、人与社会之间关系的行为规范的总和。人们在社会生活的各个领域中，进行着各种活动，必然要与他人、与社会发生各种联系，以维持正常的社会生活秩序，维护人与人的关系。道德同法制手段一样，规范并约束人们的行为，调整人与人的关系，两者是相辅相成、不可分割的，既相互作用、相互影响，又相互补充，共同调整人们的行为规范。也就是说，它规定了人们应该做什么、怎样做，不应该做什么。

2. 道德的特征

道德作为一种意识形态，与其他意识形态一样，具有相对独立性，又对社会存在具有能动作用；既反映社会经济基础，又服务社会经济基础。道德作为意识形态的特殊形式，也有它自身独特的特点。

（1）媒介。道德与法律不同，它是靠社会舆论、传统习惯和个人内心信念等力量来倡导和维持的，不需靠强制力来实现，不需要专门机构来制定和执行。

（2）调节范围。道德调节各种关系的范围比法律广泛得多。法律只对触犯法律条文的行为实行制裁，而法律条文之外的诸多事项却无法律依据，只有依靠道德规范进行调节，如中药调剂员在岗时的服务态度与礼貌行为等。

（3）具有特殊的稳定性。因为道德通过调节道德情感、道德信念，从而调节人们的行为。只要调节行为成功，就会深入人们的内心深处，产生较大的稳定性。

二、职业道德

1. 职业道德的含义

职业道德是指从事一定职业的人在履行职业职责过程中应遵循的特定职业思想、行为准则和规范。职业道德是所有从业人员在职业活动中应遵循的行为准则，涵盖了从业人员与服务对象、职业与职工、职业之间的关系。在职业生活中既体现一般社会道德，又突出特殊的道德要求。既体现本行业人员在职业生活中行为准则的要求，又突出本行业人员对社会所负的道德责任和义务。随着社会主义精神文明活动的建设和社会分工精细化、专业化，市场竞争日益激烈，特别是社会主义核心价值观的建设和实践，国家、社会、民族对从业人员倡导爱国、敬业、诚信、友善的道德准则，就会体现在职业观念、职业态度、职业技能、职业纪律和职业作风上，爱岗敬业、诚实守信、办事公道、服务群众、奉献社会就会成为精神文明建设的新风尚。

2. 职业道德的特点

（1）适用范围的有限性。每种职业都担负着一种特定的职业责任和职业义务。由于各种职业的职业责任和义务不同，从而形成各自特定的职业道德的具体规范。

（2）发展的历史继承性。急人所难、救死扶伤是医药工作人员的职业道德，由于职业具有不断发展和继承延续的特征，不仅技术要传承和发展，而且与其匹配的管理方法也应继承和改进。

（3）表达形式多样性。职业道德的表达形式多样，主要是基于生产力的发展进步和社会分工精细化程度。为了体现和完成职业对社会所承担的责任，保证职业活动的正常运行，每个行业根据自身的特点，形成了与行业特点相适应的职业道德要求，这些职业道德的要求都较"接地气"，因此其表达形式也多种多样。

（4）具强烈的纪律性。纪律是介于法律和道德之间的一种特殊的行为规范。一方面，自觉遵守纪律是一种美德；另一方面，遵守纪律又带有强制性要求，因此职业道德有时又以制度、章程、条例、守则的形式表达出来，让从业人员认识到职业道德具有纪律的规范性。

3. 职业道德的社会作用

职业道德是社会道德体系的主要内容，其社会作用的表现如下。

（1）有助于提高全社会的道德水平。职业道德作为整个社会道德的重要组成部分，可以较好地体现出从业人员的工作态度、对职业的认同感，可以更好地反映从业人员的生活态度、价值观和方法观，同时，职业道德具有较强的稳定性和连续性。另外，职业道德也是一个职业集体、一个行业全体人员的行为表现，只有每个行业、每个职业集体都具备优良的道德，整个社会的道德水平才会有提高。

（2）有助于维护和提高本行业的信誉，促进本行业的发展。行业产品和服务在社会公众中的信任程度越高，行业的信誉度越高。而从业人员的职业道德又是关乎行业产品质量和服务质量的重要因素。从业人员职业道德水平越高，越能提供优质的产品和服务，越能为企业的发展带来较高的经济收益，从而促进本行业的发展。

（3）调节职业活动中从业人员内部以及从业人员与服务对象间的关系。职业道德的基本职能是调节职能。一方面，职业道德规范约束职业内部人员的行为，促进内部人员爱岗敬业、团结合作，调节从业人员内部的关系，共同促进本行业的发展；另一方面，职业道德调节从业人员和服务对象之间的关系，如中药调剂员与患者之间的关系等。

社会主义职业道德是社会主义社会每个劳动者在职业活动中必须共同遵循的行为规范，可判断人们职业行为优劣，可反映职业生活中的职业道德。它批判地继承了历史上职业道德的优秀遗产，是建立在公有制基础之上的一种崭新的职业道德。集体主义是社会主义职业道德的基本原则，全心全意为人民服务是社会主义职业道德的核心。忠于职守、爱岗敬业、讲求信誉、诚实守信，尽职尽责、服务群众，精通业务、不断创新，遵纪守法、办事公道，艰苦奋斗、奉献社会是社会主义职业道德的基本要求。社会主义职业道德建设是社会主义精神文明建设的主要内容，加强社会主义职业道德建设，既是国家经济繁荣、国力强盛的需要，也是社会稳定、长治久安的需要，还是人民生活的需要。

三、医药职业道德

1. 医药职业道德的含义

医药职业道德是社会主义职业道德在医药领域的体现，具有医药职业特征。医药职业道德是调节医药人员与病患者、医药人员之间，以及医药人员与国家、集体之间的关系的行为规范总和。它与人民群众的生命健康息息相关，在整个职业道德体系中有其特殊地位。在提高治疗质量、保障人们身体健康、发展医药事业等方面，医药职业道德教育的加强有举足轻重的作用。

2. 医药职业道德的特点

医药职业道德与其他职业道德一样，都是上层建筑领域中的一部分，但具有自己的特点。

（1）全人类性。医务行业职业道德具有全人类性，是医务行业职业道德的最基本特征，也是人道主义的体现。医务工作者是为人类的健康服务的，救死扶伤、治病救人是其神圣职责。医药职业道德的全人类性是人类在同疾病斗争中建立的职业道德准则，是为全人类健康服务的，不分种族、国界、老幼、贫富。

（2）严肃性。中药调剂员对药品的调配、复核、保管、经营、使用等都要依据国家制定的药事法律法规进行。药事法律法规是维护人们身体健康、保证医药行业在市场经济中公平竞争的法律依据。依法生产、经营和使用药品不仅是法律规定，也是医药职业道德所要求的。

（3）平等性。平等性是医药职业道德的显著特点。对疾病患者一视同仁，不论男女老幼、职务高低、关系亲疏都应一律平等。

3. 医药职业道德的基本原则

社会主义医药职业道德原则是所有从业人员在医药领域活动和实践中应遵循的根本原则，是评价与衡量从业人员行为和思想品质的最高道德标准。社会主义医药职业道德原则如下。

（1）全心全意为人民服务。为人民服务是社会主义职业道德的核心和宗旨，同时也是社会主义各种职业的共同要求。关乎人民身体健康的医药行业更应把为人民服务作为职业活动的出发点，把病人利益放在首位，待病人如亲人，急病人之所急，痛病人之所痛，竭尽全力为病人服务，医药人员要做到全心全意为人民防病治病服务。

（2）以病人利益为最高标准，提供安全、有效、经济的药品。药品的质量直接关系人民群众健康和生命，医药工作者一定要牢固树立质量第一的思想，以病人的利益为重，为病人提供安全、有效、经济的药品。

（3）救死扶伤，实行革命的人道主义。救死扶伤，实行革命的人道主义是医药职业道德的一个基本原则，只有实行人道的革命主义才能真正体现人民当家做主的地位，人道主义是古今中外医药道德的精华所在，它的核心是尊重人的生命，一视同仁，治病救人，关心和同情患者。实行人道主义也是社会主义道德建设的基本要求。

第二节 医药行业职业守则

 培训目标

> ➤ 了解医药行业的特点。
> ➤ 熟悉医药行业职业守则。
> ➤ 掌握中药调剂员职业守则。

一、医药行业的特点

医药行业的根本宗旨是为人民服务。保障用药安全，满足用药需要，是医药经营活动的目的。

1. 医药商品的特殊性

医药商品不同于一般商品，具有特殊性，具体表现在：质量的控制性、治疗与毒副作用的两重性、治病的专属性，以及用药的时效性。

2. 医药商品质量的重要性

《中华人民共和国药品管理法》规定，药品是用于预防、治疗疾病的特殊商品。许多药品需要在医生或药师的指导下使用，患者无法自行选择，使用时也无法辨认其内在质量，而药品的使用方法、数量、时间等多种因素在很大程度上决定其疗效。医疗质量离不开药品质量的保证。药品作为特殊商品，具有用药后果的两重性、识别鉴定的技术性、保存时间的有限性等特点。药品质量直接关系到人们的身体健康，因此，药品只有符合规定与不符合规定之分，必须确保药品的安全、有效、均一、稳定，才能确保治疗效果。

3. 医药经营企业的两重性

《中共中央、国务院关于卫生改革与发展的决定》中明确指出，我国卫生事业是政府实行一定福利政策的社会公益事业。这说明医药行业不同于一般的经济行业，其实现商品交换的目的与一般商品有区别，即具有经济事业和福利事业的两重性。在我国，为解决重大灾情、瘟疫及其他突发性事件用药，国家建立了药品储备制度。

二、医药行业职业守则

医药行业的特殊性，要求从业人员自觉约束自己的行为，遵守医药行业职业守则，具有高尚的医药职业道德素质。

1. 遵纪守法，爱岗敬业

为了加强药品监督管理，在药品研制、生产、经营和使用等环节，充分保证药品质量，国家颁布了《中华人民共和国药品管理法》，以及《药物非临床研究质量管理规范》（GLP）、《药物临床试验质量管理规范》（GCP）、《药品生产质量管理规范》（GMP）、《药品经营质量管理规范》（GSP）等法律规范。在实际工作中，从业人员应加强法律法规的学习，真正做到有法必依，因为这直接关系到职业活动的正常秩序和各项方针政策的贯彻落实。职业纪律是职业团体内部制定的劳动规则和秩序。任何一种职业活动，都是以劳动者的集体活动方式进行的，医药职业活动也不例外。遵纪守法是医药行业从业人员必须具备的起码的基本品质，是行业职业道德的一项重要规范。

爱岗敬业作为最基本的职业道德规范，是对人们工作态度的一种普遍要求。爱岗是敬业的基础，敬业是爱岗的具体表现。爱岗是热爱自己的工作岗位，热爱本职工作；敬业是要用一种恭敬严肃的态度对待自己的工作，勤奋努力，精益求精，尽职尽责，追求卓越。热爱本职，就是从业人员要以正确的态度对待各种职业劳动，努力培养热爱自己所从事的工作的幸福感、荣誉感。从业人员应做到认真学习药事法律法规，依法经营药品，严禁出售假劣药品；热爱从事的医药事业，对技术精益求精，保障人民身体健康、提高国民体质、为人类造福；对工作严肃认真、一丝不苟，把解决病人的疾苦作为义不容辞的职责，培养认真负责、细致周到、准确无误的良好职业道德；销售药品必须准确无误，并正确说明用法、用量和使用注意事项；调配处方必须经过核对，对处方药品不得擅自更改或者代用；对有配伍禁忌或者超剂量的处方，应当拒绝调配，必要时，经处方医师更正或者重新签字，方可调配。药品经营企业销售中药材，必须标明产地等。

2. 质量为本，诚信经营

质量为本是医药职业道德规范的重要内容，也是评价职业活动的主要依据。医药质量主要体现在医药产品质量和医药工作的服务质量上。医药产品是保障人们身体健康的特殊产品，既可防病治病，也可因产品质量或服用不当致中毒或者身亡。药关人命，质量第一，是评鉴和判断每个医药职工职业活动和职业行为的首要依据。药品产品质量既综合体现了社会经济技术和科学水平，又体现了企业管理技术和经营水平。因此，医药工作者一定要树立质量第一的观念，以对人民用药安全负责的精神，把药品质量放在首位，熟悉药品知识，提高鉴别药品的能力，杜绝假劣药，为消费者提供安全有效、质量可靠的药品。

真诚是做人的一种道德品质，守信是做人做事的基本原则，真诚守信是服务质量中最突出的要求。真诚是自我约束和要求，守信是外在希望和要求。从业人员，既代表个人，又代表单位；既反映个人修养与素质，又反映单位企业文化；既反映公民道德，又反映社会公德。质量为本、真诚守信，要求既重质量，重服务，又讲信誉；既诚实劳动，合法经营，又实事求是，不讲假话。

3. 急人所难，救死扶伤

医药行业从事维护人类生命健康的服务工作。从业人员的职责、义务、态度和专业技术直接关系到人民群众的生命安危。从业人员道德高尚，对患者负责，就能有效地减轻或解除患者的病痛。反之，就可能会造成患者和家属的终身痛苦和损失。因此，医药从业人员要做到：对患者不论贫富、长幼、亲疏，均应一视同仁；把患者的利益放在首位，以病人为中心，不瞻前顾后，自虑吉凶，考虑自身利益和得失。对患者要有同情心，把患者的疾苦当成自己的疾苦，待患者如亲人，急患者所急，竭尽全力为患者；同时，应具备丰富的专业知识和熟练的职业技能，为患者提供优质的服务。

4. 文明经商，热情服务

医药经营行业为人民群众健康服务，因此，文明经商，热情服务至关重要。文明经商，热情服务，不仅体现在尊重服务对象上，而且也体现对本职工作的热爱，还体现在营业场所的文明，即保持营业场所的卫生整洁、良好的店容店貌和医药商品陈列规范。文明经商，服务热情具体要求如下。

（1）仪表整洁，举止大方。穿着整洁，举止文雅、大方、佩戴证件，持证上岗，站柜姿势端正。接待顾客，做到眼勤、嘴勤、手勤、腿勤。

（2）微笑迎客，主动热情。在接待来客时精神饱满，面带微笑，语言亲切。要关心病人，和蔼可亲，有问必答，对药品的用法、用量和注意事项，要认真细致地向病人讲解，发药时要称呼姓名和尊称，尊重老年病人，并做好核对工作。

（3）尊重患者，平等待人。当今社会，人与人之间的关系是平等互助合作关系，人们在各自的工作岗位上，互相为对方提供服务。患者由于生理和疾病的痛苦而心情不佳，从业人员要充满同情爱护之心，满腔热情地为之服务，百问不烦。对患者不论男女老少、职业高低，都应平等对待。

（4）公平销售，讲究信誉。从业人员要认真执行价格政策，坚持原则，秉公办事，不得利用工作之便谋取私利。

三、中药调剂员职业守则

1. 尊重患者，一视同仁

中药调剂员应当按规定着装，佩戴胸卡。中药调剂员应当言语、举止文明礼貌，热心、耐心、平等对待患者，不得有任何歧视性或其他不道德的行为。中药调剂员应当尊重患者隐私，对在药事服务过程中知晓的患者隐私，不得无故泄露。在工作过程中，除非确有正当合法的理由，中药调剂员不得拒绝为患者调配处方、提供药品或药学服务。中药调剂员应当满足患者的用药咨询需求，提供专业、真实、准确的药学信息，不得在药学专业服务的项目、内容、费用等方面欺骗患者。

2. 依法执业，质量第一

中药调剂员应当遵守药品管理法律法规，恪守职业道德准则，依法履行岗位职责，科学指导用药，确保药品质量和药学服务质量，保证公众用药安全、有效、经济。

中药调剂员应当了解药品的性质、功能与主治和适应证、作用机制、不良反应、禁忌、药物相互作用、储藏条件及注意事项。中药调剂员应当向患者准确解释药品说明书，注重对药品使用禁忌、不良反应、注意事项和使用方法的解释说明，并详尽回答患者的用药疑问。中药调剂员应当客观地告知患者使用药品可能出现的不良反应，不得夸大药品的疗效，也不得故意对可能出现的用药风险做不恰当的表述或做虚假承诺。中药调剂员应当凭中医师处方调配、销售处方药，应对医师处方进行审核，确认处方的合法性与合理性，并签字后依据处方正确调配、销售药品。对有配伍、使用禁忌或超剂量的处方，应当拒绝调配、销售，必要时经处方医师更正或者重新签字，方可调配、销售。中药调剂员应热情耐心、准确完整地解答应患者提出的乙类非处方药选择、使用等问题；应对患者正确使用处方药、选购和使用甲类非处方药提供用药指导；对于病因不明或用药后可能掩盖病情、延误治疗或加重病情的患者，应建议其寻求医师诊断、治疗。

对于儿童、孕妇、老人等特殊人群使用的药品，或者具有禁忌、严重不良反应或服用不当可能影响疗效甚至危及患者健康和生命安全的药品，在交付药品时，应当要求患者严格按照药品使用说明书的规定使用药品并给予明确的口头提醒。应当恪守履行职责的原则，拒绝任何明显危害患者生命安全或身体健康、违反法律或社会伦理道德的购药要求。

3. 进德修业，珍视声誉

中药调剂员应当积极参加有益于职业发展的活动，珍视和维护职业声誉，遵守社会公德，提高职业道德水准。中药调剂员应当积极主动接受相关教育培训，不断完善和扩充专业知识，不断提高执业水平。中药调剂员应当遵守行业竞争规范，公平竞争，自觉维护市场秩序，维护职业荣誉和社会形象。不得贬低同行的专业能力和水平，不得利用新闻媒介或其他手段提供虚假信息或夸大自己的专业能力。

中药调剂员不得干扰、误导购药者的购药行为。不得以任何形式向公众进行误导性或欺骗性的药品及药学、医疗服务宣传和推荐。中药调剂员在面对面提供药学服务的过程中不得有吸烟、饮食及其他与所提供药学服务无关的行为。中药调剂员应当对涉及药学领域内任何成员的不道德的行为，以及败坏职业荣誉的行为进行揭露和抵制。

4. 尊重同仁，密切协作

中药调剂员应当尊重同行，同业互助，公平竞争，共同提高药学服务水平，不应诋毁、损害其人的威信和声誉。中药调剂员应当加强与医护人员、患者之间的联系，保持良好的沟通、交流与合作。中药调剂员应当与同事相互理解，以诚相待，密切配合，建立和谐的工作关系。发生责任事故时应分清自己的责任，不得相互推诿。

单元测试题

一、单项选择题（下列每题的选项中，只有 1 个是正确的，请将其代号填在横线空白处）

1. 医药职业道德的基本原则是_____。

　　A. 救死扶伤　　　　　B. 尊重患者　　　　　C. 依法执业　　　　　D. 进德修业

2. _____不是医药职业道德的特点。

　　A. 专业性　　　　　　　　　　　　　B. 全人类性

　　C. 严肃性　　　　　　　　　　　　　D. 平等性

3. 社会主义职业道德的核心是_____。

　　A. 办事公道　　　　　　　　　　　　B. 爱岗敬业

　　C. 诚实守信　　　　　　　　　　　　D. 为人民服务

4. 下列选项不属于职业道德的特点的是_____。

　　A. 适用范围的有限性　　　　　　　　B. 发展的历史继承性

　　C. 表达形式多样性　　　　　　　　　D. 相对自由性

二、多项选择题（下列每题的选项中，有两个或两个以上是正确的，请将其代号填在横线空白处）

1. 社会主义职业道德主要内容有_____。

　　A. 爱岗敬业　　　　　　　　　　　　B. 诚实守信

　　C. 办事公道　　　　　　　　　　　　D. 服务群众

　　E. 奉献社会

2. 社会主义职业道德的基本规范和主要内容有_____。

　　A. 诚实守信　　　　　　　　　　　　B. 爱岗敬业

　　C. 服务群众　　　　　　　　　　　　D. 办事公道

E. 救死扶伤

3. 属于中药调剂员职业守则的是_____。

A. 尊重患者，一视同仁   B. 依法执业，质量第一

C. 进德修业，珍视声誉   D. 尊重同仁，密切协作

E. 依法执业，效益第一

三、判断题（下列判断正确的请打"√"，错误的打"×"）

1. 爱岗敬业是医药职业道德的基本原则。   （   ）

2. 具有全人类性、严肃性、平等性特征的是医药职业道德。   （   ）

3. 尊老爱幼是医药职业道德的基本原则。   （   ）

4. 诚实守信是社会主义职业道德的精髓。   （   ）

单元测试题答案

一、单项选择题

1. A   2. A   3. D   4. D

二、多项选择题

1. ABCDE   2. ABCD   3. ABCD

三、判断题

1. ×   2. √   3. ×   4. √

第2单元

中药饮片及中医基础

第一节　中药饮片基础知识

 培训目标

➤ 了解中药及中药炮制的起源、发展。

➤ 熟悉中药的来源、产地、采收加工及中药鉴定的依据。

➤ 掌握根及根茎类、茎木类、皮类、叶类、花类、果实种子类、全草类、藻菌类、动物类、矿物类中药饮片的鉴别要点。

➤ 掌握中药饮片的鉴定方法及性状鉴别的含义、内容，了解中药饮片来源鉴别、显微鉴别、理化鉴别，熟悉药材和饮片取样法。

➤ 掌握中药饮片的净度标准、片型及粉碎粒度标准、中药饮片的含水量标准，熟悉中药饮片中有害成分的限量标准、卫生学标准及包装检查，了解中药饮片的灰分标准、浸出物标准。

➤ 能够运用正确的储存方法分类保管中药饮片。

➤ 掌握中药四气五味、归经、升降浮沉的含义和作用，熟悉中药配伍的含义、目的、配伍七情及性能应用，了解影响药物用量的因素。

➤ 掌握中药炮制的目的和意义，掌握中药炮制的基本方法、炮制对药性及制剂的影响、炮制对药物理化性质的影响、中药有毒药品的炮制，熟悉中药炮制常用辅料、中药炮制品的规格要求及质量标准。

➤ 掌握中药炮制标准基本知识。

一、中药饮片的鉴别方法

1. 中药的概念

中药是指在中医理论指导下，用于预防、治疗、诊断疾病并具有康复与保健作用的物质，也是人们对我国传统药物的总称。由于中药的来源以植物类药材为主，使用也极为普遍，所以中药有不同的称谓，如"本草""草药""中草药"等。本草，古代指中药，中药里草药最多，所以中药古籍多称本草。草药，是指在正规医院或较大范围内没有普遍使用，只在某一地区流传，或为民间医生所用，且加工炮制尚欠规范的部分中药。中草药，是指中药与草药的合称。但是草药、中草药、本草与中药没有质的区别，应统一于中药一词的概念中。对中药的认识和使用是在中医药理论指导下进行的，研究中药的基本理论和中药的来源、产地、采集、炮制、性能、功效、临床应用等，并且形成了中药独特的理论体系和应用形式。

2. 中药的起源与发展

中药在我国有着悠久的历史。我国幅员辽阔，分布着丰富的中药资源。几千年来，中药为保障人民身体健康和中华民族繁衍昌盛起到了极其重要的作用。

（1）中药的起源。在原始时代，人们多采食植物维持生存，但在寻找食物的过程中，经常发生因误食某些植物而引起中毒现象，甚至导致死亡。因此，在同自然界斗争过程中，人们逐渐懂得了合理辨别和选择食物。偶尔也会发生因为吃了某些食物之后，原有的疾病或者症状减轻甚至消除，从而使人们逐渐发现并认识到这些植物具有治疗疾病的作用。因此我国有"医食同源""药食同源"之说。在长期实践中发现了医药之后，古人逐渐熟悉了某些自然产物的性能，为了同疾病做斗争，又开始有意识地口尝身受，付以实践，逐步积累并丰富了药物学识，这就是早期植物药的发现。如古籍中有"神农尝百草，一日而遇七十毒"的记载，生动形象地记录了药物知识萌芽和经验积累的过程。随着生产工具的进步，人们进入了狩猎和捕鱼时代。在长期的生活实践中，形成了早期的动物药。生产力的发展和医药学的进步，使人们对药物的认识及使用与日俱增，药物来源也由野生狩猎发展到了人工栽培和驯养。随着采矿业、冶炼业等社会工业生产的发展，又发现了矿物药。随着人类文明的进步，生产技术的发展，中外交流的增加，由天然药物发展到若干人工制品类药物，引进外来药。记录和传播这些药物知识的方式也随着文字的产生，由最初的"师学相承""口耳相传"发展到文字记载，并逐步形成了药学专著，中医药学的理论也就粗具雏形。

（2）中药的发展。中药学起源和发展的历史，有文字记载的可以追溯到上千年前。考古表明，在商代金文中已有"药"字出现。西周时期的宫廷已设有专业的"医师"，"掌医之政令，聚毒药以供医事"。《诗经》虽是西周时期的文学作品，但书中记载的植物和动物有300

多种，其中不少是后世本草学著作中收载的药物。《山海经》虽是中国最早的地理著作，但也记载了 126 种药物。1973 年出土于长沙马王堆汉墓的《五十二病方》，大约成书于战国时期，涉及药物 240 余种。本草学在秦汉时就已具相当规模了。

3. 中药的来源

中药以植物药为主，还包括部分动物药、矿物药和少量人工制品。

4. 中药的产地及采收加工

不同产地的药材，其有效成分的含量有明显差异；不合理的采集，直接影响药材中有效成分的含量，也会损害药材资源。所以，中药的产地与采集是否适宜，是影响药材质量的重要因素，也是保护药源和保证药物疗效的重要科研课题。

（1）中药的产地。天然药材的分布和生长离不开一定的自然条件。我国的自然地理状况十分复杂，水土、气候、日照、生物分布等生态环境各不相同，有的差异很大，因而形成了天然中药材生长及其质量的地域性。中药的产地与其质量有着密切关系，即使分布较广的药材，也由于产地不同而有明显的质量优劣，所以逐渐形成了"道地药材"的概念。

"道地药材"，亦称"地道药材"，是优质药材的专有名词，专指某一产地出产或采用特定工艺技术生产、临床药效突出、货真质优、炮制考究、带有地域性特点的药材，它是中药领域中控制药材质量的一项独具特色的综合判断标准。如四川的川芎，东北的人参、细辛，河南的地黄，山东的阿胶等。在医疗实践中，重视道地药材的使用，对于提高临床疗效有着十分重要的作用，所以道地药材备受历代医家推崇。

道地药材是在特定自然环境条件下形成的，但并不是一成不变的。例如，三七原产于广西，称为广三七、田七，云南后来居上，所产三七为滇三七，云南也成为三七的道地产区。

（2）中药的采收加工。中药的采收时节和方法对确保药物的质量有着密切的关联。因为动植物在其生长发育的不同时期，药用部分所含有效及有害成分各不相同，因此药物的疗效和毒副作用也往往有较大差异，故药材的采收必须在适当的时节进行。一般来讲，以入药部分的成熟程度作为依据，也就是在有效成分含量最高的时节采集。每种植物都有一定的采收时节和方法，按药用部位的不同可归纳为以下几个方面。

1）全草类。全草类大多数在植物枝叶茂盛、花朵初开时采集。如地上部分入药的益母草、荆芥、紫苏、豨莶草等，割取地上部分；如需连根入药的则可拔起全株，如蒲公英、车前草、地丁等。

2）叶类。叶类通常在花蕾将放或正盛开的时候采收，此时叶片茂盛、性味完壮、药力雄厚，最适于采收，如枇杷叶、荷叶、大青叶、艾叶等。有些特定的药物如桑叶，需在深秋经霜后采集。

3）花及花粉类。花类药材，一般采收未开放的花蕾或刚开放的花朵，以免香味散失、花瓣散落而影响质量，如野菊花、金银花、辛夷、丁香等。蒲黄、松花粉之类以花粉入药者，则须在花朵盛开时采取。

4）果实种子类。果实类药物除青皮、枳实、覆盆子、乌梅等少数药材要在果实未成熟时采收果皮或果实外，一般都在果实成熟时采收，如火麻仁、槟榔、木瓜等。以种子入药的，通常在完全成熟后采集，如莲子、白果、沙苑子、苦杏仁等。有些既用全草又用种子入药的，可在种子成熟后割取全草，将种子打下后分别晒干储存，如车前子、苏子等。有些种子成熟时易脱落，或果壳易裂开，种子散失者，如茴香、牵牛子、急性子等，则应在刚成熟时采集。容易变质的浆果，如枸杞子、女贞子等，最好在略熟时于清晨或傍晚时分采收。

5）根及根茎类。根及根茎类一般以春初或秋末即二月、八月采收为佳，现代研究证明早春及深秋时植物的根茎中有效成分含量较高，此时采集则产量和质量都较高，如天麻、葛根、玉竹、大黄、桔梗、苍术等。但也有少数例外，如半夏、太子参、延胡索等则要在夏天采收。

6）树皮根皮类。树皮根皮类通常在春、夏时节植物生长旺盛，皮部与木部容易分离时采集，如黄柏、杜仲、厚朴等。另有些植物根皮则以秋后采收为宜，如牡丹皮、苦楝皮、地骨皮等。

7）动物昆虫类药材。动物昆虫类药材必须根据其生长活动季节采集。如全蝎、土鳖虫、地龙、斑蝥等虫类药材，一般在夏末秋初捕捉其虫，因此时气温高，湿度大，宜于生长，是采收的最好季节；桑螵蛸、露蜂房等药材多在秋季卵鞘、蜂巢形成后采集，并用开水煮烫以杀死虫卵，以免来年春天孵化成虫；蝉蜕多于夏秋季采取；蛇蜕全年可以采收；蟾酥宜在春秋两季采收，此时容易捕捉，腺液充足，质量最佳；蛤蟆油宜在白露节前后林蛙发育最好时采收；石决明、牡蛎、瓦楞子等海生贝壳类药材，多在夏秋季捕采，此时发育生长旺盛，钙质充足，药效最佳；一般大动物类药材，虽然四季皆可捕捉，但一般宜在秋季猎取，但鹿茸必须在春季清明节前后雄鹿所生幼角尚未骨化时采，质量最好。

8）矿物药材。全年皆可采收，不拘时间，择优采选即可。

总之，不论植物药、动物药及矿物药，采收方法各不相同。药材不同，采收方法各异，但都有一定规律可循。

5. 中药饮片的鉴定依据

（1）中药鉴定的依据。中药鉴定的依据是现行版《中华人民共和国药典》（以下简称《中国药典》）和国家食品药品监督管理总局药品标准（以下简称"局颁药品标准"）。它们都是国家药品标准，药品必须符合国家标准。国家药品标准对药品的质量规格和检验方法所做的技术规定，具有法律的约束力，是药品生产、供应、使用、检验部门必须遵循的法定依据。

中华人民共和国成立以来，《中国药典》先后颁布了 10 版，即 1953 年版、1963 年版、1977 年版、1985 年版、1990 年版、1995 年版、2000 年版、2005 年版、2010 年版，以及现行的 2015 年版。中国药典自 1963 年版开始，分一、二部，一部收载药材和成方制剂，二部收载化学药品、生化药品、抗生素、生物制品和各类制剂。2015 年版药典开始分为四部，一部收载药材和成方制剂、提取物等，二部收载化学药品、生化药品、抗生素、放射性药品等，三部收载生物制品，四部收载药用辅料及制剂通则，并首次将药用辅料标准并入药典。局颁药品标准也是国家标准，是现行药典的补充，同样具有法律约束力，各有关单位也必须遵照执行。

（2）中药鉴定的一般程序。中药鉴定的一般程序：检品登记→取样→真实性鉴定→品质优良度鉴定→报告。

1）检品登记。应认真做好检品登记工作，包括送检单位、日期、送检目的、样品数量、状态与包装等。

2）取样。取样原则是取样量要有足够的代表性和数量。取样前应注意检查品名、产地、规格等级、包件式样是否一致，检查包装的完整性、清洁性，以及有无霉变或污染等状况，并详细记录。凡有异常情况的包件，应单独检验。

①从同批药材包件中抽取检品。应随机选择几个包件，并在包件不同部位分别取样。不足 5 件，逐件取样；5～99 件，抽取 5 件取样；100～1 000 件，按 5% 取样；超过 1 000 件，超过部分按 1% 取样。贵重药材，不论包件多少均逐件取样。

②破碎的、粉末状的或大小在 1 cm 以下的药材。可用采样器（探子）抽取样品，每一包件至少在不同部位抽取 2～3 份样品。

③液体药。应混匀后取样，不易混匀的应在顶部、中部、底部分别取样。

④每一包件的取样量。一般药材抽取 100～500 g；粉末状药材抽取 25～50 g；贵重药材抽取 5～10 g。

⑤混合拌匀。将索取样品混合拌匀，即为总样品。若抽取样品数量超过检验用量数倍时，可摊成正方形，依对角线画"X"字，使之分为四等分，取用对角两份，再如上操作，反复数次至最后剩余的量足够完成必要的试验以及留样为止，此为平均样品。对包件较大或个体较大的药材，可根据实际情况抽取有代表性的样品。

所取样品的量一般不得少于检验所需用的 3 倍的量。即 1/3 供实验室分析用，另 1/3 供复核用，其余 1/3 则为留样保存，保存期至少一年。

3）真实性鉴定。真实性鉴定包括性状、显微、理化鉴定等项目。对供鉴定的样品药材，一般先进行性状鉴定，然后做显微鉴定及理化鉴定。如遇到不能确定样品的原植（动）物来源时，还必须从中药的商品流通渠道深入到产地做进一步调查研究。最后通过核对文献、与标准品对照等方法得到鉴定结果。

4）品质优良度鉴定。品质优良度鉴定包括检查、浸出物测定、含量测定。

①检查。检查是指对药材的纯度、有害或有毒物质进行的限量检查。

a. 纯净程度检查（纯度检定）。纯净程度检查主要是检查药材中有无杂质及其数量是否超过规定的限度。检查药材中水分是否超过规定的限度。杂质包括有机杂质（非药用部分、来源与规定不同的其他物质等）和无机杂质（沙石、泥块、尘土等）。检查方法一般采用拣出、过滤将杂质分出，再将各类杂质分别称量，计算其在检品中的含量（%），总灰分、酸不溶性灰分定量等方法来测定。

b. 有害或有毒物质检查。有害或有毒物质检查主要是检查样品中毒性成分、重金属及有害元素、农药残留量、黄曲霉素等。

②浸出物测定。浸出物测定是指用水或其他适宜的溶剂对药材中可溶性物质进行测定。对化学成分、特别有效成分、目前还不十分清楚的中药，一般多采用浸出物测定的方法确定其品质。

③含量测定。含量测定是指用化学、物理或生物的方法，对药材的有效成分、指标成分或类别成分含量进行的测定。

5）报告。即对检品做出结论。检品报告书须经部门主管审核后签发。为此，各项鉴定项目必须有完整、真实的和原始的检验记录，以备审核。同时要做好样品留样工作。药品检验部门签发的报告书具有法律责任。如果送检（或被检）单位对该检验结果有疑问，可将留样观察的样品送上一级药品检验机构做仲裁检验。

6. 中药饮片的鉴定方法

常用的中药鉴定方法包括来源鉴定、性状鉴定、显微鉴定及理化鉴定四大方法。

（1）来源鉴定。来源鉴定包括原植物、原动物、原矿物鉴定，运用植物、动物、矿物分类学的知识，对中药的来源进行鉴别，以确保品种的正确性。因中药绝大多数来源于植物，现以植物药为例，分述如下。

原植物鉴定，是应用植物分类学的方法，把各种植物药的植物来源鉴定清楚，确定其学名。这是中药鉴定工作的基础，也是中药生产、资源开发及新药研究工作的基础。原植物鉴定一般按以下步骤进行。

1）观察植物形态。对比较完整的检品，要注意观察根、茎、叶、花、果实、种子等器官，尤其要对繁殖器官（花、果实或孢子囊、子实体等）进行仔细观察，同时要明确其药用部位。可借助放大镜或体视显微镜（解剖显微镜），观察微小特征。但是在实际工作中常遇到不完整的检品，除少数鉴定特征十分突出的品种外，一般都要追究其原植物，包括深入到产区调查、采集实物和标本，以便进一步对照鉴定。

2）核对文献。根据已观察到的形态特征核对文献。应查阅植物分类学方面的专著，如《中国高等植物科属检索表》《被子植物分科检索表》《中国植物志》《中国高等植物图鉴》及有关的地区性植物志等；还可查阅中药鉴定方面的著作，如《全国中草药汇编》《中药大辞典》《中药志》《中华草本》等。必要时，还需进一步查对原始文献，即第一次发现该植物的工作者首次公布新种的文献。

3）核对标本。当初步鉴定出检品所属的科、属后，再将检品与该属、种已定学名的标本进行核对。必要时应该对该植物的模式标准（发表新种时所描述的植物标准）或将检品送有关分类学专家请求协助鉴定。

（2）性状鉴定。性状鉴定具有简单、易行、便捷的特点，此方法用眼看、手摸、鼻闻、口尝、水试、火试等简便方法来鉴别中药的外观性状。性状鉴定主要鉴定完整的药材及饮片。

性状鉴定常从以下十个方面进行观察。

1）形状。中药的形状一般是比较固定的，如圆柱形、纺锤形、圆柱形、板片状、卷筒状、拳形团块、扁心形、毛笔头形等。有些品种经验鉴别术语更加形象、生动地描述了药材的外形特征，如"鸡爪形"（味连）、"怀中抱月"（松贝）、"蚯蚓头"（防风）、"狮子盘头"（党参）、"马头蛇尾瓦楞身"（海马）。在观察外形时，有些皱缩的叶、花、全草类药材可用热水浸泡展开后观察。

2）大小。中药大小指其长短、粗细、厚薄等，一般有一定的范围，允许有少量高于或低于规定的数值。但如果差异太大，应考虑其品种问题。可通过观察较多的样品，得出比较正确的大小数值。

3）色泽。药材的颜色是较固定的，每种中药因其所含化学成分不同，呈现出其固有的色泽，因此色泽是中药品质优劣的重要标志之一。药物颜色改变，应考虑其质量及品种问题。最好在白天的自然光下或日光灯下观察中药颜色。在描述药物颜色时，如果用两种色调复合描述的，则应以后一种色调为主。例如黑褐色，即以褐色为主。

4）表面。不同的中药往往具有不同的表面特征，如光滑、粗糙、皮孔、纹理、毛茸、斑点等。如沙苑子表面光滑，合欢皮有椭圆形横向皮孔，槟榔有棕黄相间的大理石样花纹，漏芦有棕褐色纤维状硬毛。

5）断面。断面包括折断面和切断面。

①折断面。折断面是指折断药材时，观察到的断面现象，如折断的难易、有无粉末的飞扬、响声及断面特征（是否整齐，呈现平坦、颗粒性、纤维性、胶丝以及层层剥离等）。

②切断面。横切药材时断面的观察，如皮与木两部的比例、色泽、射线与维管束的排列形式、有无分泌组织等。描述中药的术语较多，如黄芪、甘草等的"菊花心"（较窄射线与

维管束相间排列形成的细密放射状纹理），粉防己、大血藤等的"车轮纹"（较宽射线与维管束相间排列形成的稀疏放射状纹理），何首乌的"云锦花纹"（皮部异型维管束），大黄的"星点"（髓部异型维管束），商陆的"罗盘纹"（同心性多环异型维管束），天麻、石菖蒲等的"筋脉点"（散在有限外韧型或周木型维管束及纤维）、茅苍术的"朱砂点"（棕红色油室）等。常可通过这些典型的特征区分不同的植物来源，鉴别中药的真伪。

6）质地。质地是指中药的软硬、坚韧、疏松、黏性、粉性、油润、角质等特征。常用术语较多。例如：①松泡，表示质轻而松，如南沙参；②黏性，表示具黏液质，如鲜石斛、黄柏等；③粉性，表示含有一定量的淀粉，如山药、牡丹皮等；④油润，表示柔软而润泽，如当归；⑤角质，表示呈坚硬、光滑的半透明状，多因含大量淀粉的根、根茎类药材在加工时蒸、煮糊化而成，如白附片、天麻等。

7）气。有些中药含有挥发性物质，因此可通过嗅觉进行鉴别。有的药材具有特殊的香气，如肉桂、薄荷、香加皮、丁香、川芎等。有的药材具有特异臭气，如有大蒜样臭气的阿魏、有羊膻气的白鲜皮等。这些特异的气与中药中所含的挥发性成分有关，因此通过嗅气不但能鉴别中药的真伪，还能衡量其质量。

8）味。味是通过口尝提供的鉴别特征，不同于中药药性理论中"四气五味"的"味"。味与中药所含化学成分有关，有苦、酸、甜、辛辣、涩、咸、淡等。味不仅能辨别中药，还是衡量中药品质的标准之一。药物变味，就要考虑其品种和质量问题。尝味时应使舌头的各部分充分接触药液，这样才能准确尝味。有毒中药尝味时请务必小心，取样要少，尝后一定立即吐出、漱口、洗手，以免中毒。

9）水试。水试是指某些中药在水中能发生一些特殊变化，这些特殊变化可作为鉴别药材的依据之一。例如：①丁香入水萼管垂直下沉；②玄参以水浸泡，水即成黑色；③西红花入水，水液呈黄色，水面无油状物漂浮，水底无沉淀；④苏木投入热水中，透明溶液呈鲜艳的桃红色；⑤秦皮加水浸泡，日光下呈碧蓝色荧光；⑥菟丝子入水中，加热煮至种皮破裂时，可露出卷旋状的胚，如吐丝。上述特征也与药物所含的某些化学成分有关，故可作为鉴别方法使用。

10）火试。火试是指有些中药用火烧可产生特殊的气味、颜色、烟雾、响声等，这些因火烧发生的特殊现象可作为鉴别药材的依据之一。例如：①海金沙易点燃，发出爆鸣声及明亮火焰；②血竭置纸上，下面用火烤，融化后对光透视呈鲜艳红色，无扩散油迹，并有呛鼻的烟气；③麝香仁用火烧时有轻微爆鸣声，油点似珠，香气浓烈四溢，灰烬白色，无毛、肉焦臭，无火星、火焰出现。

（3）显微鉴定。显微鉴定是指用显微镜对药材粉末、切片、解离组织或表面制片进行观察确定中药的组织、细胞，以及内含物等特征，主要用以鉴定中药真伪的一种方法。其主要适用于单凭性状不易鉴别的药材，形状相似不易区分的药材；破碎的、粉末状的药材；粉末药材制成的中成药等。

1）药材显微制片

①横切片或纵切片。观察植物药材的根、根茎、茎、皮、叶、果实、种子等组织构造需作横切片；观察茎木类、果实和种子类药材的射线高度、宽度以及油管、乳管等特征时可作纵切片。其一般操作是：取药材欲观察部位经软化处理后，用徒手或滑走切片法制作 10～20 μm 的切片，选取平整的薄片置载玻片上，根据观察对象不同，滴加甘油醋酸试液、水合氯醛试液或其他试液 1～2 滴，盖上盖玻片；必要时在滴加水合氯醛试液后，用酒精灯加热透化，并滴加稀甘油，盖上盖玻片，在显微镜下观察。

②粉末制片。粉末片可观察具有鉴别意义的组织、细胞及细胞内含物等特征。一般坚硬的、细小的、破碎的、难以切片的，或呈粉末状的药材，以及含有药材粉末的中成药等，适于制作粉末片进行显微鉴定。其一般操作为：挑取过四号筛（65 目）的药材粉末少许置于载玻片上，滴加甘油醋酸试液、水合氯醛试液或其他适宜的试液，盖上盖玻片；根据观察对象不同，可在滴加水合氯醛试液后，用酒精灯加热透化，并滴加稀甘油，盖上盖玻片，在显微镜下观察。

③表面制片。表面制片可对叶类、花类药材，以及幼茎、果皮、种皮等部位进行表皮细胞、气孔、毛茸等表面特征的显微鉴定。其操作是：将供试品湿润软化后，剪取欲观察部位约 4 mm² 大小的材料，一正一反置载玻片上；或撕破表皮，加适宜的试液或水合氯醛试液透化后，盖上盖玻片，显微镜下观察。

④解离组织制片。解离组织片可用于观察在粉末中易被打碎的纤维、导管、管胞等长形细胞，以及不易分离的木质化、木醛化、角质化细胞等植物细胞的完整形态及立体结构。其操作为：将供试品切成直径约 2 mm、长约 5 mm 的段或约 1 mm 大小的片，如供试品中薄壁细胞多，木化组织少或散在，采用氢氧化钾法；供试品质地坚硬，木化组织较多或集成较大群束，采用硝铬酸法或氯酸钾法。

a. 氢氧化钾法。将供试品置试管中，加 5％氢氧化钾溶液适量，加热至用玻璃棒挤压能离散为止，倾去碱液，加水洗涤后，取少量置载玻片上，用解剖针撕开，滴加稀甘油，盖上盖玻片。

b. 硝铬酸法。将供试品置试管中，加硝铬酸试液适量，放置至用玻璃棒挤压能离散为止，倾去碱液，加水洗涤之后，照上法装片。

c. 氯酸钾法。将供试品置试管中，加硝酸溶液（50％）及氯酸钾少量，缓缓加热，待产生的气泡渐少时，再及时加入氯酸钾少量，以维持气泡稳定的发生，至用玻璃棒挤压能离散为止，倾去酸液，加水洗涤后，照上法装片。

⑤花粉粒与孢子制片。取花粉、花药、孢子或孢子囊群（干燥的供试品浸于冰醋酸中软

化），用玻璃棒研碎，经纱布过滤至离心管中，离心，取沉淀加新配置的醋酐与硫酸（9：1）的混合液1～3 mL。置水浴上加热2～3 min，离心，取沉淀用水洗涤2次，取沉淀少量置载玻片上，滴加水合氯醛试液，盖上盖玻片。

⑥磨片法制片。磨片法制片适用于坚硬的动物、矿物类药材。其具体步骤是：选取厚度1～2 mm的药材，置粗磨石（或磨砂玻璃板）上，加适量水后，用食指和中指夹住或压住材料，在磨石上往返磨砺，待两面磨平，且厚度为数百微米时，将材料移至细磨石上，加水，用软木塞压在材料上，往返磨砺至透明，用水冲洗，再用乙醇处理和甘油乙醇试液装片。

2）含粉末药材制剂的显微制片。根据剂型的不同，选取不同的取样方法。散剂和内容物为颗粒状的胶囊剂，可直接取适量粉末；蜜丸应将药丸切开，从切面由外至中央挑取适量样品或用水脱蜜后，吸取沉淀物少量；水丸、糊丸、水蜜丸取数丸，含粉末的片剂取数片，分别置研钵中用研棒研成粉末，取适量，备用。根据观察对象不同，分别按粉末制片法制1～5片。

可用水合氯醛试剂加热透化，以清晰观察植物的细胞、组织。同时，为防止析出水合氯醛结晶，最后加稀甘油盖片。制片时所用的封藏剂，可根据欲观察特征的性质以及封藏剂本身的性质来确定。例如：①观察菊糖，可用乙醇装片也可用水合氯醛试液装片，不加热立即观察；②观察淀粉粒，可用蒸馏水或甘油醋酸试液装片。

3）细胞壁及细胞内含物质性的确定

①细胞壁性质的确定。例如：a. 纤维素细胞壁，加氯化锌碘试液，显蓝色或紫色；b. 木质化细胞壁，加间苯三酚溶液和浓盐酸，显樱红色或红紫色；c. 木栓化或角质化细胞壁，加苏丹红Ⅲ试液，显橘红色至红色；d. 硅质化细胞壁，加硫酸，无变化。

②细胞内含物质性的确定。例如：a. 淀粉粒，加稀碘溶液，显蓝紫色；b. 菊糖，加10％α-萘酚乙醇溶液再加硫酸，显紫红色并溶解；c. 糊粉粒，加碘溶液，显暗黄色；d. 黏液，加钌红试液，显红色；e. 油脂，加苏丹Ⅲ溶液显橙红色，加紫草试液显紫红色；f. 碳酸钙晶体，遇稀盐酸溶解，并放出二氧化碳气泡；g. 草酸钙晶体，遇稀醋酸不溶解，加稀盐酸溶解，但无二氧化碳气泡。

（4）理化鉴定。理化鉴定是中药鉴定中发展最为迅速的方法，理化鉴定是指利用物理的、化学的或仪器分析的方法，对中药所含的有效成分或主要成分进行定性和定量分析，用以鉴定中药真伪、优劣的一种方法。理化鉴定适用于含不同化学成分药材、同名异物药材或性状相似而又无明显区别显微特征的药材，同时，理化鉴定还可以鉴定药材品质的优良度。其常用的方法如下。

1）化学定性反应。化学定性反应是利用中药的化学成分能与某些化学试剂产生特殊的颜色、沉淀、结晶等反应，来鉴别真伪，可在药材的表面、断面、粉末、提取液中进行。例如：①山豆根表面滴加 10%氢氧化钠试液显橙红色，渐变为血红色，久置不褪；②马钱子胚乳部分切片，加 1%钒酸铵硫酸溶液 1 滴，胚乳即显紫色（番木鳖碱反应），另取胚乳切片，加发烟硝酸 1 滴，即显橙红色（马钱子碱反应）。

2）显微化学反应。显微化学反应是在显微镜下进行观察中药的化学定性反应。其方法是将中药的粉末、徒手切片或浸出液，取少量置于载玻片，滴加某种化学试剂，盖上盖玻片，在显微镜下观察反应结果。例如：①黄连粉末滴加稀盐酸，可见针状、针簇状盐酸小檗碱结晶析出；②丁香切片滴加碱液，油室内有针状丁香酚钠结晶析出。

3）微量升华。微量升华是利用中药中所含的某些化学成分，在一定温度下能升华的性质，获得升华物，在显微镜下观察其形状、颜色，以及化学反应。其具体操作是：取金属片放置在有圆孔、直径约 2 cm 的石棉板上，金属片上放一高度约 8 cm 小金属圈，对准石棉板上的圆孔，圈内加入中药粉末一薄层，圈上放一载玻片，在石棉板下圆孔处用酒精灯徐徐加热数分钟，至粉末开始变焦，去火待冷后可见有升华物凝聚在载玻片上。将载玻片去下反转，在显微镜下观察结晶形状，并可加化学试剂观察其反应。例如：①大黄的升华物为黄色菱状针晶或羽状结晶，加碱液后，溶解显红色；②取薄荷叶少许，微量升华，得的升油状物，加浓硫酸 2 滴及香草醛结晶少许，显橙黄色，再加蒸馏水 1 滴，即变成红色。

4）荧光分析。荧光分析是利用中药所含有的某些化学成分或以酸或碱处理或经其他化学方法处理后，使某些成分在紫外光或日光下能产生一定颜色荧光的性质，作为中药真伪鉴定的一种简易方法。通常可直接取中药饮片、粉末或用其浸出液，置紫外光（荧光分析仪）或日光下下观察。例如：①黄连、黄柏饮片显金黄色荧光；②大黄粉末显深棕色荧光，土大黄紫外光下呈亮蓝色荧光；③秦皮水浸液在日光下呈碧蓝色荧光，在紫外光下呈天蓝色荧光；④芦荟的水溶液与硼砂共热溶解，在日光下显绿色荧光，在紫外光下显亮黄色荧光。

5）色谱法（层析法）。色谱法是将中药进行化学成分分离和鉴别的重要方法。色谱法有纸色谱法、薄层色谱法、柱色谱法、气相色谱法、高效液相色谱法等。在中药鉴定方面，用于定性鉴别的薄层色谱法和用于定量测定的高效液相色谱法应用最多。

6）水分测定。中药中水分含量超过一定限度，易发生虫蛀、霉烂变质，并使有效成分分解，影响临床用药效果。因此，控制中药中水分的含量，对于保证中药的质量有重要的意义，中药中水分含量的多少，可作为储藏过程中保证质量的一项重要标志。《中华人民共和国药典》（2015 版一部）规定药材的水分含量限度，如三七不得过 14.0%，菊花不得过 15.0%等。水分测定的方法在《中华人民共和国药典》（2015 版四部）规定有四种。

①烘干法。烘干法适用于不含或少含挥发性成分的药材，如三七、黄芪、菊花等的水分检查。（通则 0832 第二法）

②甲苯法。甲苯法适用于含挥发性成分的药材，如紫苏叶、薄荷、川芎、干姜、木香、化橘红等的水分检查。（通则0832第四法）

③减压干燥法。减压干燥法适用于含有挥发性成分的贵重药材和提取物，如细辛、厚朴花、猪胆粉、茵陈提取物、双黄连冻干粉针、金银花提取物等。（通则0832第三法）

④气相色谱法。气相色谱法适用范围较广，如辛夷、复方川芎胶囊等。（通则0832第五法）

7）灰分测定。中药的灰分来源，包括两个方面，一是中药本身经过灰化后遗留的不挥发性无机盐，二是中药表面附着的不挥发性无机盐类，两者统称总灰分。总灰分对于保证中药纯度具有重要意义。在无外来掺杂物时，同一种中药的总灰分含量应在一定范围以内；如果总灰分超过一定限度，则表明掺有泥土、沙石等无机物质。《中华人民共和国药典》（2015版一部）规定了中药总灰分的最高限量，如黄芪总灰分不得过5.0%，白芷不得过6.0%，甘草不得过7.0%，郁金不得过9.0%。因有些中药组织中含有较多草酸钙结晶，导致中药本身总灰分有较大的差异，此时单一测定总灰分不足以说明外来无机盐的存在，因此还需要测定不溶于10%盐酸中的灰分，即酸不溶性灰分。由于中药所含的无机盐类（包含钙盐）大多可溶于稀盐酸，而来自泥沙的硅酸盐类则不溶解而残留下来，故测定酸不溶性灰分能较准确地表明中药中是否有泥沙等掺杂物以及其含量，如甘草酸不溶性灰分不得过2.0%，丹参、三七不得过3.0%等。

8）浸出物测定。中药的有效成分尚不清楚或不能进行精确的定量测定时，可根据已知成分的溶解性质进行浸出物测定来确定其品质。浸出物测定是指在一定条件下，在水、乙醇或其他有机溶剂中，对药材可溶性物质进行测定。药材中浸出物的含量有一定范围，因此以浸出物的含量控制中药的质量是有实际意义的，浸出物测定通常包括水溶性浸出物测定法、醇溶性浸出物测定法、挥发性醚浸出物测定法等。

9）含量测定。含量测定是用化学、物理或生物的方法，对药材含有的有效成分、指标成分或有毒成分进行测定，包括挥发油及主成分的含量、生物效价的测定等。测定方法常用光谱法和色谱法。这是鉴别中药饮片和评价饮片质量最可靠、最准确的方法。

此外，测定相对密度、旋光度、折光率、沸点、熔点、凝点等物理常数，对鉴定油脂类、挥发油类，以及树脂类中药的真伪优劣有重要的参考价值。

二、中药饮片的质量标准

1. 饮片的净度标准

净度，又称纯净度，是指饮片中所含杂质及药屑的限度。饮片不应夹杂泥沙、灰屑、霉烂品、虫蛀品，规定除去的壳、核、芦、毛、头、足等不得带入。饮片中所含的杂质、药屑必须符合有关规定：根、根茎、皮、藤木、叶、花类及菌藻类、动物类、矿物类含药屑、杂质不得超过 2%，全草、果实、种子、树脂类含药屑、杂质不得超过 3%。

2. 片型及粉碎粒度标准

制作时，除鲜切、干切外，均须进行软化处理，其方法有：喷淋、抢水洗、浸泡、润、漂、蒸、煮等，亦可使用回转式减压浸润罐、气相置换式润药箱等软化设备。软化处理应按药材的大小、粗细、质地等分别处理。分别规定温度、水量、时间等条件，应少泡多润，防止有效成分流失。切后应及时干燥，以保证质量。

（1）片型。经净选和水软化后的药材，应根据药材特征和炮制要求，制定一定规定的片型，使之便于制剂、调配、鉴别、干燥和储藏。切制后的饮片应均匀整齐、色泽鲜明、表面光洁，片面无机油污染、无整体、无长梗、无连刀片、掉边片、边缘卷曲等不合规格的饮片。异型片不得超过 10%，切制品有片、段、块、丝等。其规格厚度通常有：极薄片 0.5 mm 以下，薄片 1～2 mm，厚片 2～4 mm；短段 5～10 mm，长段 10～15 mm；块 8～12 mm；细丝 2～3 mm，宽丝 5～10 mm。

（2）粉碎度。一些不宜切制的药材，根据医疗上的特殊需要可粉碎成颗粒或粉末，粉碎后的颗粒应力度均匀，无杂质、粉末，分等应符合《中国药典》要求，药筛分等标准见表 2—1。

最粗粉：指能全部通过 1 号筛，但混有能通过 3 号筛不超过 20% 的粉末。

粗粉：指能全部通过 2 号筛，但混有能通过 4 号筛不超过 40% 的粉末。

中粉：指能全部通过 4 号筛，但混有能通过 5 号筛不超过 60% 的粉末。

细粉：指能全部通过 5 号筛，但混有能通过 6 号筛不少于 95% 的粉末。

最细粉：指能全部通过 6 号筛，但混有能通过 7 号筛不少于 95% 的粉末。

极细粉：指能全部通过 8 号筛，但混有能通过 9 号筛不少于 95% 的粉末。

表 2—1　　　　　　　　　　　　　　药筛分等标准

筛号	筛孔内径（μm，平均值）	目号
1 号筛	2 000±70	10 目
2 号筛	850±29	24 目
3 号筛	355±13	50 目
4 号筛	250±9.9	65 目
5 号筛	180±7.6	80 目
6 号筛	150±6.6	100 目
7 号筛	125±5.8	120 目
8 号筛	90±4.6	150 目
9 号筛	75±4.1	200 目

3. 饮片的含水量标准

饮片的含水量多少，直接影响饮片的质量和疗效。饮片中含水量过多，易导致贮存保存过程中生虫、霉变、有效成分分解及变质，使实际用量相对减少，影响治疗效果。饮片含水量太少，易出现龟裂，硬度增大，破碎，影响胶类药材、花类药材的质量。因此，必须控制饮片的水分含量。除另有规定外，饮片水分通常不得过13%。其标准为：一般饮片的含水量控制在7%～13%，菌藻类饮片含水量控制在5%～10%，特殊饮片的含水量另有规定。

4. 饮片的灰分标准

饮片的灰分是指饮片经高温（500～600℃）炽灼产生灰分，其包括总灰分和酸不溶性灰分两部分。总灰分由杂质灰分和生理灰分组成，杂质灰分由混入饮片中的无机杂质形成，生理灰分由饮片组织内的无机成分组成；酸不溶性灰分是将总灰分用盐酸处理，将生理灰分溶解，所留下的残渣，即无机杂质灰分，可以直接反映饮片的纯度。

（1）总灰分测定。将粉碎后能通过2号筛的饮片混合均匀后，取供试品2～3 g（如需测定酸不溶性灰分，可取供试品3～5 g），置炽灼至恒重的坩埚中，称定质量（准确至0.01 g），缓缓炽热，注意避免燃烧，至完全炭化时，逐渐升高温度至500～600℃，使完全灰化并至恒重。根据残渣质量，计算供试品中总灰分的含量。如供试品不易灰化，可将坩埚放冷，加热水或10%硝酸铵溶液2 mL，使残渣湿润，然后置水浴上蒸干，残渣照前法炽灼，至坩埚内容物完全灰化。

（2）酸不溶性灰分测定法。取总灰分，在坩埚中小心加入稀盐酸约10 mL，用表面皿覆盖坩埚，置水浴上加热10 min，表面皿用热水冲洗，洗液并入坩埚中，用无灰滤纸滤过，坩埚内的残渣用水洗于滤纸上，并洗涤至洗液不显氯化物反应为止。滤渣连同滤纸移置同一坩埚中，干燥，炽灼至恒重。根据残渣质量，计算供试品中酸不溶性灰分的含量。

5. 饮片的浸出物标准

饮片的浸出物，包括水溶性和醇溶性浸出物。测定浸出物含量，对于有效成分不明或尚无定量方法的饮片质量控制有重要意义。

（1）水溶性浸出物测定法。测定用的供试品需粉碎，使过2号筛，并混合均匀。分冷浸法和热浸法。

1）冷浸法。取供试品约4 g，精密称定，置250～300 mL锥形瓶中，精密加水100 mL，密塞，冷浸，振摇6 h，再静置18 h，用干燥滤器迅速滤过，精密量取续滤液20 mL，置已干燥至恒重的蒸发皿中，水浴蒸干，105℃干燥3 h，干燥器中冷却30 min，迅速精密称定质量。

2）热浸法。取供试品2～4 g，精密称定，置100～250 mL锥形瓶中，精密加水50～100 mL，密塞，称定质量，静置1 h后，连接回流冷凝管，加热至沸腾，并保持微沸1 h。放冷后，取下锥形瓶，密塞，称定质量，用水补足减失的质量，摇匀，滤过。精密量取滤液

25 mL，置已干燥至恒重的蒸发皿中，水浴蒸干，105℃干燥 3 h，置干燥器中冷却 30 min，迅速精密称定质量。

（2）醇溶性浸出物测定。除另有规定外，以各品种项下规定浓度的乙醇代替水为溶剂。

（3）挥发性醚浸出物测定。取供试品（过 4 号筛）2～5 g，精密称定，置五氧化二磷干燥器中干燥 12 h，置索氏提取器中，加乙醚适量，除另有规定外，加热回流 8 h，取乙醚液，置干燥至恒重的蒸发皿中，放置，挥去乙醚，残渣干燥 18 h。精密称定。缓缓加热至 105℃，干燥至恒重。

6. 饮片中有害成分的限量标准

饮片中的有害成分，主要包括重金属、砷盐、农药残留物等，对这类有害成分建立限量标准，严格检测，才能确保用药安全。药材及饮片（矿物类除外）的二氧化硫残留量不得过 150 mg/kg。

7. 饮片的卫生学标准

由于饮片所含成分复杂，又经过采收、加工、炮制、保管、储存及运输诸多环节，很容易遭受微生物及螨的污染。尤其是饮片中所含糖、蛋白质、淀粉等都是微生物滋生繁殖的营养物质，更容易受到污染。因此，应该对饮片中可能含有的致病菌、大肠杆菌、细菌总数及活螨等做必要的检测，并客观地制定出相应的标准。

8. 包装检查

包装既可保护药物，又可易于储存、运输和装卸。如无菌包装，能防止微生物及害虫等的侵蚀，避免外界温度、湿度和有害气体、阳光对药物的损害，保护药物，保证药物的完整性和清洁。因此，检查包装是否完好无损，这对药物的储存、保管及运输起着保质保量的重要作用。

三、中药饮片的性能及应用

中药的性能，是中药基本性质与功能的概括，简称药性。中药调剂员应研究药性，研究药性形成的机制及其临床运用规律的理论，其内容主要包括四气、五味、升降浮沉、归经、毒性等。

中医认为，一切疾病的发生和发展过程都是由于致病因素作用于人体，引起机体阴阳偏盛偏衰，脏腑经络功能活动失常的结果。中药治疗疾病的基本原理就是扶正祛邪，消除病因，恢复脏腑功能的协调，纠正阴阳偏盛偏衰的病理状态。药物之所以有这些基本功效，是由于其各自具有一定的特性和作用，前人称之为偏性。以药物的偏性纠正疾病所变现出的偏盛偏衰，即所谓"以偏纠偏"。这一理论，是我国历代医家在长期医疗实践中，以阴阳、脏腑、经络学说为依据，根据药物的各种性质及其表现出来的治疗作用总结的用药规律，它是中医学理论体系中的一个重要组成部分，是学习、研究、运用中药所必须掌握的基本理论知识。

1. 四气五味

（1）四气。四气，又称四性，是药物的寒、热、温、凉四种药性。"寒热温凉四气"，最早见于《神农本草经》，宋代寇宗奭主张将"四气"改为"四性"，以区别药物的香臭之气。无论四气还是四性，内涵一样，故四气的称谓沿用至今。

此外，有的药物温凉之性不明显，作用和缓，称为平性。虽曰平性，但绝对的平性是没有的，只是偏性不明显，仍有偏温偏凉。所以药性虽然有五种，但没有超出四性的范畴，故仍称为四性或四气。

四气中，温热属阳，寒凉属阴，温次于热，凉次于寒。温相对于热或寒相对于凉，没有本质区别，只是热或寒的程度不同。所以，四性本质上，只有寒热两种性质的区分。此外，还用大热、大寒、微温、微寒等来标明药性不同程度的轻重。

药物的四性，是从药物作用于机体所发生的反应概括出来的，与所治疾病的寒热性质相关。一般来说，寒凉药多具有清热泻火、凉血解毒等功效，适用于热证、阳证。温热药多具有温里散寒、补火助阳等功效，适用于寒证、阴证。凡能够减轻或消除热证的药物，一般属于凉性或寒性；能够减轻或消除寒证的药物，一般属于热性或温性。如附子、干姜等对于四肢厥冷、脉微等里寒证，有助阳散寒之功，表明这两种药物药性为热性；石膏、知母等对于大热、大汗、大渴等里实热证，有清热泻火之功，说明这两种药物药性为寒凉。

要正确掌握药物的功效，还必须认识到，药性寒热只是从药物对机体阴阳盛衰、寒热变化的影响来概括药物的性能，只是药物功效的抽象概括，并不说明药物的具体功效，所以掌握药性寒热，不能脱离药物的具体功效。

中药的四气，对于临床治病用药具有重要的指导意义。一是确定治法。一般来说，热者寒之，寒者热之。根据病证的寒热，选择相应的药物。治疗热证用寒凉药，治疗寒证用温热药，这是临床必须遵循的用药原则。但对于寒热错杂之证，当寒药与热药并用，以寒热并除；反之，如果阴寒证用寒凉药，阳热证用温热药，必然会造成以寒增寒、以热益热的不良后果。对于真寒假热之证，当以热药治本，寒药反佐；若真热假寒之证，当用寒药以治本，热药反佐。二是遣药组方。要根据病证寒热程度的不同，分别选用相应的药物。如当用热药而用温药，或当用寒药而用凉药，则病重药轻达不到治愈疾病的目的；反之，当用温药而用热药则反伤其阴，当用凉药而用寒药则易伤其阳，都对治疗不利。

药性的寒热并不能全面决定药物的功效，也不能概括药物性能的所有方面。因此，中药调剂员必须将药性与药物的其他性能相结合，方能全面认识和掌握药物的功效和应用范围。

（2）五味。五味即辛、甘、酸、咸、苦五种味。五味之外还有淡、涩两味，而古人认为淡味附于甘味，涩味附于酸味。因此，虽有七味，但没有超出五味的范畴，故仍然称为五味。

五味的确定，最初是依据口尝确定药物的真实味道，如苦参之苦、甘草之甘、山楂之酸、细辛之辛、芒硝之咸等。后来，以药物的功效确定其味。如葛根口尝味甘淡，但因能解肌退热、透疹，可治表证，故味辛；皂角刺能消痈散结，可治疮疡初起或脓成不溃，故味辛，皆因与"辛能散、能行"有关。在此基础上，通过长期的临床实践，不断地加以补充、发展，形成了系统的五味理论。

药味即包含药物的真实滋味，又超出真实滋味的范畴，尤其后者构成了五味理论的主要内容。

辛，能散，能行，即具有发散、行气、活血等功效，分别适用于表证、气滞、血瘀等证。如生姜味辛，能发汗解表；陈皮味辛，能理气除胀；川芎味辛，能活血行气等。此外，辛味还有开窍、化湿等功效，分别用于窍闭证、湿阻中焦证。

甘，能补，能和，能缓，即具有补益、和中、调和药性、缓急止痛等功效，分别适用于虚证、脾胃不和、拘急疼痛等证。如党参味甘，能补脾益肺；蜂蜜味甘，能补中缓急；甘草味甘，能调和药性、缓急止痛等。

酸，能收，能涩，即具有收敛固涩的功效，适用于虚汗、久泻、遗精、遗尿、肺虚久咳等各种耗散滑脱之证。如白芍味酸，能够敛阴止汗；五味子味酸，能收敛固涩；乌梅味酸，能敛肺涩肠等。此外，酸味尚有生津作用，如五味子、乌梅均能生津止渴。

苦，能泄，能燥，即具有泻下、泻火、降泻、燥湿等功效，适用于便秘、肺气上逆、实热证、湿热证。如大黄味苦，能泻下攻积，治热结便秘；杏仁味苦，能降气止咳，治咳嗽气喘；黄芩味苦，能清热泻火，治肺热咳嗽；黄连苦寒，能清热燥湿，治胃肠湿热等。

咸，能软，能下，即具有软坚散结或泻下的功效。如海藻、昆布味咸，能消散瘰疬；芒硝味咸，能泻下通便等，治疗燥热便秘。

淡，能渗，能利，即具有渗湿利尿的功效，适用于水湿内停或小便不利之证。如茯苓、猪苓淡味，能渗利小便。

涩，能收敛固涩，与酸味的功效相似。如龙骨、牡蛎味涩，能涩精；赤石脂、禹余粮味涩，能涩肠止泻；海螵蛸味涩，能收敛止血等。

中药有四种气味，五种味道，因此药物的性味合称为"四气五味"，也称为"四性五味"。

每一种药物都有气和味两个方面的性能，共同从不同角度说明药物的功效。不能单凭药性，也不能单凭药味来理解药物的功效，只有二者合参，才能准确把握药物功效。药物的性同而味不同，则功效不同，如苦寒黄连与辛寒浮萍，两者均能清热解毒，但黄连味苦能清热燥湿，而浮萍味辛能发散风热。药物的味性不同，功效也不同，如辛温紫苏与辛凉薄荷，二者均能发散表邪，但紫苏性温能发散风寒，而薄荷性凉能发散风热。

气味相同，功能相近；气味相异，则功能不同。药物的气和味是反映药物性能的两个方面，并不能决定药物的功效。只有把药物性味与其性能结合起来，才能全面而准确地认识药物的功效。

2. 升降浮沉

升降浮沉是指药物在机体内的作用趋向。

气机是指气的运动方式，气机升降出入是人体生命活动的基础，一旦气机活动发生障碍，机体便处于疾病状态，产生不同的病势趋向。病势趋向常常表现为向下（如泄泻、坠胀）、向上（如呕吐、咳喘）、向内（如表证不解、疮毒内陷）、向外（如自汗、滑脱）的趋势，能够改善或消除这些疾病趋向的药物，也就是分别具有向上、向下、向内、向外的作用趋向，依次用升、降、浮、沉来表示。

升，上升、升提；浮，发散、外行，升与浮作用趋向类似，主上行向外，统称为升浮药。沉，泄利、下行；降，下降、降逆，沉与降作用趋向类似，主下行向内，统称为沉降药。如黄芪能补气升阳，托毒生肌，属于升浮药；苦杏仁能降气止咳，润肠通便，属于沉降药。从阴阳而论，升浮药属阳，沉降药属阴。升浮药大多具有升阳、解表、催吐、开窍等功效，适用于中气下陷、表证、痰涎壅盛、窍闭神昏等证；沉降药大多具有清热泻火、泻下通便、降逆止呕、止咳平喘、利水渗湿等功效，适用于里热证、实热便秘、呕吐呃逆、咳喘、水肿等证。

大多数药物升浮或沉降的作用趋势是单一的，但部分药物却具有升浮和沉降两个方面的作用。如麻黄发汗、宣肺为升浮，平喘、利水是沉降；川芎能升浮（上行头目），又能沉降（下行血海），说明这些药物的作用存在着双向性，既能升浮又能沉降。另外，还有一部分药物升降沉浮作用趋势不明显，如杀虫的南瓜子。

药物的升浮沉降性能与药物的性味、质地有着密切的联系。一般而言，升浮药的药性多温热，药味多辛甘；沉降药的药性多寒凉，药味大多酸苦咸。凡质轻的花、叶、皮、枝类药物，多升浮；质重的种子、果实、矿物、贝壳类药物，多沉降。但也有例外，如"诸花皆升，旋覆独降""诸子皆降，苍耳升浮"等。

炮制和配伍也是影响药物升降浮沉的因素。炮制可影响或转变药物升降浮沉的性能，如酒炒则升，姜汁炒则散，醋炒则收敛，盐水炒则下行；配伍也可影响药物的升降浮沉性能，如升浮药与较多较强的沉降药配伍，则升浮之性受到制约。

在临床实践中，药物升降浮沉符合脏腑功能，利于恢复阴阳平衡，驱邪外出，从而达到治愈疾病的目的。一般而言，病位在上在表者，宜升浮不宜沉降，如治疗风寒袭表则应选用麻黄、桂枝等以解表散寒；病位在下在里者，宜沉降不宜升浮，如治疗中阳明气分热盛则应选用石膏、知母等清热泻火；病势上逆者，宜降不宜升，如肝阳上亢则应选用赭石、龙骨等沉降药以镇潜肝阳；病势下陷者，宜升而不宜降，如气虚下陷之久泻、脱肛则应选用黄芪、升麻等升阳举陷。故临床治疗疾病，理应针对病位不同、病势情况，根据药物升降浮沉特性，恰当地使用药物。但是，对于病情复杂的病证，还可以采用升降浮沉并用的用药方法，能够起到相反相成的治疗效果。如麻黄杏仁甘草石膏汤中麻黄与石膏配伍，石膏沉降清泄肺火，肃降肺气，配伍麻黄升浮解表散寒，宣肺平喘。二药配伍，降肺与宣肺结合，一清一宣，升降并用，以调肺气之宣降。

药物的升降浮沉与四气五味一样，也是通过药物作用于机体所产生的疗效而概括出来的药性理论。药物的升降浮沉性能，可以纠正机体功能的失调，使之恢复正常，或因势利导，有助于祛邪外出。

3. 归经

归经是用药后机体所发生的药效反应，是药物对人体某部分的选择性作用。用来表示药物的作用部位或适应范围，用以说明一种药物对某经或某几经起治疗作用，而对其他经的作用较小，甚至没有作用。

归经理论是在中医基础理论指导下，以脏腑、经络理论为基础，以药物所治具体病证为依据，将药物对人体的治疗作用进行归纳，从临床疗效中总结出来的药性理论。如杏仁能降气止咳，治疗咳喘胸闷，就认定其归肺经；同时还能润肠通便，治疗大便秘结，就认定其归大肠经。如黄芩、黄连、黄柏同属苦寒药，都有清热燥湿、泻火解毒作用，但黄芩偏于清肺热，黄连清心胃火，黄柏偏泻肾火，就是由于归经不同；补益药，有补肺、补脾、补肝、补肾、养心之异，也是由于归经不同。药物的归经越多则作用越广泛，归经少则作用局限。如大黄归胃、脾、大肠、肝、心包经，可治疗多经病变；而桔梗只归肺经，应用范围较小。

中药的归经，有按十二脏腑经络法（心、肝、脾、肺、肾、胃、大肠、小肠、膀胱、胆、心包、三焦经）表述的，有按六经用药法（少阴、太阴、厥阴、少阳、太阳、阳明经）表述的。经络与脏腑有着密切联系，但又各成系统，故有经络辨证与脏腑辨证等的不同。由于经络辨证体系的形成早于脏腑辨证，因而历史上不同时代、不同医家对药物的归经有着不同的看法，或侧重于脏腑，或侧重于经络，造成了药物的归经相同而功效却不同的现象。如泽泻、羌活都归膀胱经，但因"膀胱经"的概念不同，所以两药的功效和主治的证候是不同的。泽泻归膀胱经，是指膀胱之府，因膀胱主水液的代谢，泽泻能利水渗湿，主治水肿、小便不利等，是依据脏腑辨证；羌活归膀胱经，是指膀胱之经，因足太阳膀胱经主表，为机体之藩篱，羌活能解表散寒，祛风胜湿，主治外感风寒湿邪所致的头痛身痛、肢体关节酸楚等，是依据经络辨证。虽然两药都归膀胱经，但泽泻为利水药，羌活为解表药，二者的含义是不同的。

掌握归经理论，有助于提高临床用药的准确性。首先，要根据疾病的临床表现，辨证审因，确定病位，即诊断出病变所在脏腑经络的部位，再按照归经学说选用归经药物。如治心火炽盛失眠，则选用归心经而清心火的朱砂等，以泻心火；若实火胃痛，则选用归胃经而善清胃热的黄连等，以清泻胃火。然后，因为脏腑、经络在生理上相互联系，在病理上相互影响，所以在治疗某一脏腑或经络的病变时，除选用归该经的药物外，还要根据脏腑病变的传变规律，以归经理论作指导，恰当选择相关经的药物进行治疗。如肝阴不足的病证，除应用滋补肝阴的药物外，又经常配伍滋肾阴的药物，在治法上称为"滋水涵木"法。若忽视脏腑经络之间的关系，而拘泥于见肺治肺、见肝治肝的单纯分经用药的方法，则必然会影响疗效。

掌握归经理论还有助于区别相似药物，指导临床选用药物。如羌活、白芷、柴胡、川芎、细辛均可用治头痛，但由于归经不同，各药所治头痛的类型与部位不同。羌活善治太阳经后脑勺痛，白芷善治阳明经前额及眉棱骨痛，柴胡善治少阳经太阳穴痛，川芎善治厥阴经巅顶头痛，细辛善治少阴经头痛连齿。

只有将四气、五味、升降沉浮等药性理论与归经理论结合起来，才能全面理解药物的功效。如黄芩与干姜，同归肺经，但黄芩性寒能清肺泻火，干姜性温能温肺化饮，药性不同，作用不同。如桔梗与紫苏子，同归肺经，但桔梗药性升浮，紫苏子药性沉降，一宣一降，作用迥异。

现代医学与中医的脏腑经络学说在理论体系构成、认知方法及含义等方面有本质区别，因此不能将两者混为一谈。

4. 有毒与无毒

中药的有毒与无毒是中药药性理论的重要组成部分，古籍本草均有记载，与现代医学对药物毒性的认识不尽一致，概括起来，药物的毒性大致有两个方面的含义：一是指药物的偏性，二是指药物毒副作用大小的标志。

现代中药毒性的概念，是指药物对机体所产生的不良影响和损害性，有毒药物中的毒性成分进入机体后，破坏体内组织结构和生理功能，引起功能障碍，导致疾病甚至死亡。所以，对有毒药物的应用要十分慎重。

中药毒性的大小，历史上没有统一的区分标准，近代也缺乏毒性分级的试验数据，目前采用的是《中华人民共和国药典》（2015年版）记载的大毒、有毒、小毒的三级分类方法。掌握药物毒性的大小，可认识其作用的峻急和缓，以便根据体质的强弱、病情的轻重，恰当地选择药物并确定用量，做到中病即止，以防止过量中毒或蓄积中毒。

中药中毒的原因，除药物本身的毒性外，还与剂量过大、服用时间过长、炮制失当、配伍失宜、煎服错误、个体差异等多种因素有关。临床应用应注意做到：用药合理，配伍要适宜，用量要适当，炮制要得法，体质要识别。有毒药物的治疗剂量与中毒剂量比较接近或相当，因而在治疗用药时安全度小，应从小量开始，逐渐加量，切忌初服时即给足量，以免引起中毒。无毒的药物安全度较大，但并非绝对不会引起中毒反应。应选用适宜的炮制、制剂等方法降低或消除其毒性。如乌头等有毒药物一般要经过炮制后才能应用。而附子的毒性，经过久煎，也可大大降低。雄黄、硫黄有毒，只入丸散剂服用，而不入汤剂。有些药物并无毒性，但由于个体差异而可能产生过敏反应，对人体造成伤害，所以应密切观察，一旦发生，要及早予以治疗。

中药的副作用有别于毒性，副作用是指在使用常用剂量即治疗剂量时出现与用药目的无关的不适反应。一般比较轻微，对机体危害不大，停药后可逐渐消失。副作用的产生，与药物的特性、患者的体质等因素有关，临床多表现为恶心、呕吐、胃痛、腹泻、皮肤瘙痒等症状。可通过配伍、炮制、制剂等方法，减少或消除中药副作用。一味中药往往有多种作用，治疗时只能利用其中一种或一部分作用，其他作用便成为副作用。如大黄有清热泻火、泻下攻积等作用，泻下攻积为治疗作用，而清热泻火便成为副作用，可造成寒凉邪伏阳气等不良后果。

5. 配伍

根据病情需要和药性特点，按照用药法度将两种或两种以上药物配合应用，称为配伍。药物配伍的目的：可以增强药物的治疗作用，扩大使用范围，适应复杂的病证，减少或降低药物的不良反应。药物配伍之后，其原有性能会有所改变从而产生不同的作用，因此药物配伍应用时必须有所选择，这就产生了配伍关系，古代医家把单味药的应用（单行）与药物的配伍关系总结为七个方面，称为药物的七情。

(1) 相须。相须是指两种以上功效相同或相近的药物，配合应用能明显增强其原有的疗效。如清热泻火的石膏配伍清热泻火的知母，能明显增强清热泻火的作用；又如泻下攻积的大黄配伍泻下通便的芒硝，能明显增强泻下通便的作用；再如麻黄配伍桂枝、金银花配伍连翘等。相须配伍是中药配伍应用的主要形式之一，一般是同类药物合用，它构成了复方用药的配伍核心。

(2) 相使。相使是指功效在某些方面相同或相近的药物，一起配伍使用，能提高主药的疗效。如治疗脾虚水肿时将黄芪配茯苓，以补气利水消肿的黄芪为主药，配利水渗湿又健脾的茯苓，能增强黄芪补气利水之效；治疗热结便秘时大黄配厚朴，以大黄为泻下攻积的主药，配伍下气除满的厚朴，可通过气的推动使积滞下行，增强大黄的泻下之功。相使配伍是中药配伍的常用形式，不必是同类药物，一主一辅，相辅相成。

(3) 相畏。相畏是指一种药物的毒性或副作用，能被另一种药物减轻或消除。如生半夏的毒性能被生姜减轻或消除，也就是指生半夏畏生姜；甘遂的峻下逐水损伤正气的峻烈之性能被大枣抑制，即甘遂畏大枣。相畏是针对有毒、作用峻猛或有副作用的药物在临床应用时常用的配伍方法。

（4）相杀。相杀是指一种药物能减轻或消除另一种药物的毒性反应或副作用，如生姜能减轻或消除生半夏的毒性或副作用，称为生姜杀半夏。相杀与相畏是从两个不同角度对同一配伍关系的叙述。

（5）相恶。相恶是指两种药物合用后，各自的性能相互牵制而使原有的疗效降低甚至丧失。如干姜与黄芩相恶，是因为干姜的温肺化饮与黄芩的清肺功效能相互牵制而降低疗效；人参恶莱菔子，是因降气的莱菔子能削弱人参的补气作用。

（6）相反。相反是指两种药物合用后，产生毒性反应和副作用。此属配伍禁忌，原则上不能同用，如"十八反""十九畏"的相关药物。

上述六种配伍关系，可以概括为四个方面：一是相须与相使，能使药物产生协同作用而提高疗效，是临床用药时应充分利用的配伍关系；二是相畏与相杀，能减轻或消除药物的毒性或副作用，是在应用毒性药和烈性药时必须考虑选用的配伍关系；三是相恶，能相互拮抗而削弱抵消原有功效，是用药时应注意避免的配伍关系；四是相反，能使药物产生毒性和增加副作用，属于配伍禁忌，原则上应避免配用。

药物的配伍应用是中医用药的主要形式，是历代医学经验的总结，是通过长期的实践积累起来的，进一步研究药物的配伍，对开展方剂的研究有着重要的意义。

6. 用药禁忌

用药禁忌是指用药时应避免的诸多事项。其内容主要包括配伍禁忌、妊娠禁忌、饮食禁忌等。

（1）配伍禁忌。配伍禁忌是指某些药物合用后会产生毒副作用，应该避免配合应用。对于配伍禁忌的认识，各种医籍中的说法不尽一致，目前普遍认可的配伍禁忌是"十八反"和"十九畏"。

1）十八反。"十八反"歌诀最早见于张子和的《儒门亲事》："本草名言十八反，半蒌贝蔹及攻乌，藻戟遂芫俱战草，诸参辛芍叛藜芦。"共记载18种相反药物，即乌头反半夏、瓜蒌、贝母、白蔹、白及，甘草反海藻、大戟、甘遂、芫花，藜芦反人参、沙参、丹参、玄参、细辛、芍药。

2）十九畏。十九畏之"畏"，是指相反的意思，不同于药物"七情"中的"相畏"。

"十九畏"歌诀首见于明代刘纯《医经小学》："硫黄原是火中精，朴硝一见便相争。水银莫与砒霜见，狼毒最怕密陀僧。巴豆性烈最为上，偏与牵牛不顺情。丁香莫与郁金见，牙硝难合荆三棱。川乌草乌不顺犀，人参最怕五灵脂。官桂善能调冷气，若逢石脂便相欺。大凡修合看顺逆，炮爁炙煿莫相依。"共记载 19 种药物相畏，即硫黄畏朴硝，水银畏砒霜，狼毒畏密陀僧，巴豆畏牵牛子，丁香畏郁金，牙硝畏三棱，川乌、草乌畏犀角，人参畏五灵脂，官桂畏赤石脂。

十八反、十九畏记载的药物都为配伍禁忌，这是前人在长期的医疗实践中发现并总结出来的。但是，历代医家的看法却不尽一致，至今也不能完全定论，在学术上一直存在着争鸣。争论内容一为数量问题：有学者认为瓜蒌应分为瓜蒌、瓜蒌子、瓜蒌根，贝母分为川贝母、浙贝母，乌头分为川乌头、草乌头、附子，"诸参"还应包括党参、太子参、丹参、苦参等，芍药分为白芍、赤芍等。如果包含这些药物，则相反的药物数量就超出了 18 种，而且历代本草学术籍记载的相反药物也各不相同。二为概念混乱：十九畏中"畏"的含义与"七情"中的"相畏"的含义并不相同，尤其是宋代以后，畏、恶、反名称使用较为混乱。三为是否相反的问题：有人认为十八反、十九畏中的某些药物可以同用，现在临床上也有同用的案例。还有的学者认为，相反药同用，能起到相反相成的作用，运用得当，可愈沉疴痼疾。四为实验结果不同：在现代的药理实验研究中，各地的实验条件和方法存在着差别，使实验结果也存在很大差异，甚至出现相互矛盾的结果。

由此可见，对十八反和十九畏的研究目前虽有较多的争论，但对于十八反、十九畏的药对，若无充分的根据和应用经验，一般不宜盲目配用。

（2）妊娠禁忌。妊娠禁忌是指某些药物有损害胎元，甚至致堕胎的副作用，故属妊娠禁忌。根据药物对胎元损害程度的不同，一般分为禁用和慎用两类，禁用的药物多为毒性较强或药性峻烈之品，如砒霜、雄黄、麝香、巴豆、甘遂、水蛭、三棱、莪术等。慎用的药物，主要包括具有较强的祛瘀通经、行气、攻下、滑利之品，如牛膝、大黄、芒硝、附子、肉桂等。

凡属禁用的药物一般都应该避免使用，以防发生意外。如果孕妇患有严重疾病，可酌情使用慎用药，但必须辨证准确，掌握好剂量与疗程，选择恰当的炮制和配伍，确保用药安全。

（3）饮食禁忌。饮食禁忌是指服药期间不宜食用的食物，简称食忌，又称忌口。一般而言，在服药期间，都应忌食生冷、辛辣、油腻、腥膻及有刺激性的食物。从病证方面而言，寒证、阴证应忌食生冷等寒凉伤阳的食物；热证、阳证应忌食辛辣、油腻、煎炸等助热伤阴的食物，胸痹患者应忌食肥肉、动物内脏及烟酒，肝阳上亢者应忌食胡椒、辣椒、大蒜、酒等辛热助阳之品，胃肠虚弱者应忌食油炸黏腻、寒冷固硬、不易消化的食物，疮痈肿毒者应忌食羊肉、蟹、虾的腥膻发物及辛辣刺激性食品。另外，根据古籍记载，常山忌葱，地黄、何首乌忌葱、蒜、萝卜，薄荷忌鳖肉，茯苓忌醋，鳖甲忌苋菜等，也应作为服药禁忌的参考。

7. 用量

用量也称剂量，一般是指单剂药的成人 1 日内服用量。用药剂量是否得当，是确保用药安全、有效的重要因素。临床上主要依据所用药物的性质、给药方法、患者的情况、气候地域等多方面的因素来确定药物的用量，一般规律如下。

（1）药物方面

1）有毒无毒。有毒的药物用量宜小，并严格控制在安全范围之内。由于不同人体对药物耐受量的不同，用量应从小量开始，逐渐增加用量，病势减退即可减量或停药；无毒的药物，用量变化的幅度可稍大，可以适当增加用量。

2）药物性味。性味淡薄、作用缓和的药物，用量可稍重；性味浓厚、作用峻猛的药物，用量则宜轻。

3）药材质地。质地较轻的花、叶类无毒药物，用量宜轻，一般为 3～10 g；质地较重的矿物、贝壳类无毒药物，用量宜重，一般为 10～30 g；同一药材，干品用量宜小，鲜品用量宜大。

4）药材质量。质优者药力充足，用量不宜过大；质次者药力不足，用量可稍大。

（2）应用方面

1）用药目的。由于用药目的不同，同一药物的用量可不同。如槟榔 3～9 g，用以消积行气利水；而 30～60 g，可驱杀姜片虫、绦虫。

2）配伍。单味药应用时，用量宜大；复方中应用时，用量宜小；同一药物在复方中做主药时用量稍大，作辅药时用量可稍小。

3）剂型。入汤剂时用量宜大；入丸、散剂时用量宜小。

（3）患者方面

1）年龄。由于小儿身体发育尚未健全，老年人气血渐衰，对药物的耐受力均较弱，故用量应适当低于青壮年的用药量。特别是作用峻猛、容易损伤正气的药物，更应该注意用量。一般而言，5 岁以内的小儿，通常用成人量 1/4；6 岁以上可按成人量减半应用；老年人应根据年龄、体质等情况，酌减用量。

2）体质。体质强壮者，用量宜重；体质虚弱者，用量宜轻。即使是使用补益药也应从小剂量开始，以免虚不受补。

3）病程。一般来说，新病患者正气损伤较小，用量宜重；久病患者正气损伤较大，用量宜轻。

4）病势。病重势急者用量宜重，可力挫病势；病势轻缓者用量宜轻，即可治愈。

5）性别。一般来说，男女用量区别不大，但妇女在月经期、妊娠期，使用活血化瘀药时，用量不宜过大。

（4）因时因地制宜。药物剂量的确定，还应注意季节、地域及居处等自然环境的影响，做到因时、因地而制宜。同时，还应考虑到患者职业、生活习惯等方面的差异。如体力劳动者的腠理一般较为紧密，发汗解表药的用量较脑力劳动者可稍重一些；用辛热药治病时，喜食辛辣者，用量宜大，反之可减少。

8. 用法

中药用法内容十分丰富，主要介绍中汤药剂内服时的煎法与服法。

（1）煎药方法。汤剂是中药常用的剂型，服药方法得当与否，与临床疗效药物的毒性等有着直接的关系。

1）一般煎法与过程

①煎药器具。煎药可用砂锅、搪瓷器皿或不锈钢锅等，不宜用铜、铁、铝锅等金属器皿，因金属元素容易与某些中药成分发生化学反应，或降低疗效或产生毒副作用。

②煎药用水及用水量。以水质纯净为原则，生活用水可用来煎煮中药。用水量应根据药物质地、煎药时间、患者病情等情况而定。一般用水量为饮片浸泡后并适当按压，以淹没并高于饮片约 2 cm 为宜。质地坚硬、黏稠或应久煎的药物加水量应适当多一些；质地疏松或有效成分容易挥发，煎煮时间较短的药物，加水量则可适当少一些。

③浸泡。中药煎煮前一般用冷水浸泡 30 min，种子、果实等药物可浸泡 60 min，以泡透为原则，然后煎煮，利于中药有效成分溶出。

④煎药火候与时间。大多数药物都应该先武后文，即开始用武火，煮沸后改为文火，以免药汁溢出或过分熬干。解表药或芳香类药物，一般用武火急煎，以免药物挥发降低疗效；补益药及矿物、贝壳类药物，煮沸后宜文火久煎，以利有效成分充分溶出；有毒药物也应文火久煎，以降低毒性。

⑤滤取药液。按上法煎煮后煎得药液 50～100 mL，滤出。再加水适量，一般为第一煎的 1/3～1/2，并重复煎煮，仍得药液 50～100 mL 时滤出。一般药物可煎两次，应该久煎的药物可煎 3 次。煎煮完毕之后，应压榨取汁，否则会造成有效成分的损失或浪费。

2）特殊煎法。有些药物由于性味、质地或应用等的不同，应进行特殊处理。这些药物的特殊处理法，必须在处方中注明。

①先煎。先煎适用于介壳类、矿物类及毒性药物。因石膏、鳖甲等介壳类、矿物类药物质地坚硬，有效成分难以煎出，应打碎先煎，待煎煮 30 min 后，再加入其他药物同煎；对于川乌、附子等毒性药材，则应先煎 45～60 min，再加入其他药物同煎，以降低毒性。

②后下。后下适用于气味芳香药材及有效成分易被破坏的药材。砂仁、木香、沉香、青蒿等借挥发油取效的药物宜在一般药物即将煎好前加入，同煎 5 min 左右即可；钩藤也应后下。

③包煎。包煎适用于花粉类、细小类、带有茸毛的药物、含黏液质较多药物。煎药时可用纱布将药物包好，再放入锅内煎煮。如蒲黄、海金沙因其质地过轻，易漂浮在水面上不利煎煮，须包煎；滑石粉等煎煮时宜使药液浑浊或呈糊状，不利于服用，须包煎；辛夷、旋覆花等带有茸毛的药物，刺激咽喉和消化道引起呕吐，须包煎；车前子等含黏液质较多的药物，易沉于锅底，加热时引起粘锅糊化、焦化，须包煎。

④另煎。另煎适用于贵重药物。为了更好地煎出人参、西洋参、鹿茸等贵重药物的有效成分，减少同煎时有效成分被其他药物吸收，应单独煎煮2～3小时。煎液可以另服，也可以与其他药物混合服用。

⑤烊化。烊化适用于胶质、黏性大而且易融化的药物。阿胶、鹿角胶等胶类药物为防止煎煮时粘锅煮焦或黏附他药，用水或煎好的药液加热化开后服用。

⑥冲服。冲服适用于贵重类、有效成分难溶于水、遇高温容易被破坏药效的、遇热增强毒性的、入水即化的、汁液性等药物。如牛黄、麝香等贵重类药物，鹤草芽、琥珀等有效成分难溶于水的药物，雷丸等遇高温容易被破坏药效的药物，朱砂等遇热增强毒性的药物，芒硝等入水即化的药物，竹沥、姜汁等汁液性药物。根据病情需要，为提高疗效，也常将有些药物制成散剂冲服，如用于止血的三七、白及等，用于息风止痉的蜈蚣、全蝎等，用于制酸止痛的海螵蛸、瓦楞子等。

⑦泡服。泡服又称焗服，适用于有效成分易溶于水或久煎容易破坏药效的药物。如胖大海、番泻叶等用开水加盖浸泡后服用。

（2）服药方法。根据病情和药性，选择适宜的服药方法，服药方法是否得当，直接影响药物的疗效。

1）服药时间。适时服药是合理用药的重要方面，是充分发挥药效的重要因素。服药时间一般分为以下几种。

①空腹服。空腹服是指清晨胃肠内没有食物时服药。如驱虫药、峻下逐水药等，均宜空腹服，可避免药物与食物混合，因而能迅速发挥药效。

②饭前服。饭前服是指吃饭之前服药。如补益药及治疗肠胃道疾病的药物，宜饭前服。此时胃中也没有食物，有利于药物的消化吸收。

③饭后服。饭后服是指吃饭之后服药，如健胃药和对胃肠道有刺激性的药物，宜饭后服。此时胃中存有食物，可减轻药物对肠胃道的刺激。服药与进食都应间隔0.5～1h，以免食物与药物互相影响，妨碍药效的发挥。

④睡前服。安神药用于安眠时宜在睡前半小时服；涩精止遗药宜在睡前服，以便治疗梦遗滑精；缓下剂宜在睡前服，以便翌日清晨排便。

⑤定时服。治疟药应在疟疾发作前1～2h服用，因疟疾定时发作。

⑥不拘时服。病情急险，则当不拘时服，可力挫病势，以救危急。

2）服药次数。一般疾病服用汤剂时，多为每日一剂，分 2～3 次服。病情急重者，每隔 4 h 服药一次，昼夜不停，使药力持续，顿挫病势；病情轻缓者，2 日一剂或煎汤代茶饮用，以图缓治。发汗、泻下药，则以得汗、泻为度，不必尽剂，以免汗、下太过，损伤正气。治疗呕吐的药物宜小量频服，既可减少对胃的刺激，又避免量大再致呕吐。

3）服药冷热。一般而言，汤剂和丸散等固体药剂宜温服。治热证用寒药，宜冷服；治寒证用热药，宜热服。用辛温解表药治疗风寒表实证时，宜热服，服后还需温覆取汗，以助解表；治疗热在肠胃并欲饮冷者，可凉服；而热在其他脏腑，患者不欲饮冷者，仍以温服为宜。

（3）中药的外用法。汤剂外用，多用于熏洗疮痈、痒疹和赤眼等；散剂多用于外敷湿疮、溃疡、外伤出血等；软膏多用于外涂疮肿；酒剂多用于外擦风湿痹痛、跌打损伤。以上药物的用量，一般都是每日 2～3 次。硬膏药多用于外贴风湿痹痛、跌打伤痛和疮痈，在加热变软后趁热贴敷，但应避免烫伤，一般数日一次。

9. 常用中药饮片的应用

根及根茎类、茎木类、皮类、叶类、花类、果实种子类、全草类、藻菌类、动物类、矿物类中药饮片的鉴别见本系列教材初级、中级、高级及技师部分。

四、中药炮制的目的及对药物的影响

中药的炮制，古代又称炮炙、修事修治等，是指药物在应用前或制成各种剂型前必须的加工处理过程，包括对原药材进行一般的修治整理和对部分药材的特殊处理。中药的炮制必须以中医理论为指导，根据临床用药的需要，结合药物自身的特性，兼顾调剂、制剂等的要求，对药材进行加工处理。中药的炮制直接关系到药物的临床疗效。

1. 中药炮制的起源与发展

（1）中药炮制的起源。中药炮制古称"炮炙"，炮制从火而起，始于烹调。火的发展与利用是炮制起源的重要条件，也促进中药炮制的形成。中药加工炮制的源头在食物的炮生为熟，经过长期的历史演进，中药炮制技术不断丰富、发展，"炮炙"两字已不能概括多种多样的药物加工处理方法，因而在表示术语上有了变化。"炮制"可以泛指各种药物加工处理方法，并为后世所接受，成为中药加工处理技术的专门用语。

（2）中药炮制的发展。战国时期我国最早的医学经典著作《黄帝内经》中有关于半夏减毒加工处理的记载。东汉时我国第一部药学专著《神农本草经》载有诸多炮制法，如炼、蒸、烧等。东汉末年张仲景也很重视中药炮制，有关于"净制费工，药纯力雄；切制有术，视药而殊；水火炮制，辨方而施；炮制诸法，安全效价"的论述。东晋葛洪的《肘后备急方》载"诸药毒救解方"，提到生姜汁解半夏毒、大豆解附子毒等，可视为后世姜汁制半夏、黑豆制附子的依据。南北朝时雷敩《雷公炮炙论》是我国医学史上最早的炮制专著，记载了多种药物的炮制，如甘草制远志、蜜制紫菀、乌头用水浸泡等，后世将其炮制的蒸、煮、炒、炮、煨、浸、飞等主要方法归纳成"雷公炮炙十七法"。唐代孙思邈所著《备急千金要方》提出"诸经方用药，所有熬炼节度，皆脚注之"，同时，唐代我国最早的药典《新修本草》将炮制列为法定内容。《太平惠民和剂局方》是宋代颁布的第一部国家制剂规范，其对药物炮制十分重视，列专章强调"凡有修合，依法炮制"，充分反映了炮制与制剂的密切关系，该书还载有187种中药的炮制方法和要求。明代药物学著作《本草纲目》，对生药采集加工、饮片切制、炮制应用做了全面论述。中华人民共和国成立后，中药炮制得到了振兴和长足发展。政府组织力量在继承、收集、整理的基础上，对历代中药炮制进行了分类，制定出各地区《中药饮片炮制规范》，并不断地加以修订，各省、市还建立起专门的研究机构。同时，中药的炮制也与时俱进，将传统技术与现代科技有机地结合起来，在设备、技术、质量标准等方面不断创新和提高。为适应我国中医药事业的不断发展，各地建立起规模不等的中药饮片切制厂，并在生产条件、工艺设备、质量标准等方面不断地提高和完善。

2. 中药炮制的目的和意义

药物不同，炮制目的不同。即使同一药物，也有不同的炮制方法，其炮制目的亦不同。炮制的目的和意义如下。

（1）纯净药材，保证用量准确。一般药材要除去杂质，洗去泥沙，除去非药用部分，使药材纯净，才能用量准确。如枇杷叶刷去毛，巴戟天去心，蛤蚧去头足鳞片等。

（2）矫正不良气味，便于服用。某些药物具有令人不适的气味，难以口服或服后会出现恶心呕吐等不良反应。这些药物通过漂洗、酒制、醋制等方法处理后，能消除腥臭和怪味，利于服用。如水漂昆布、酒制乌梢蛇、醋制五灵脂等。

（3）增强药物功能，提高临床疗效。有的药物同辅料一起炮制，能起到协同增效，如蜜炙百部能增强润肺止咳作用，酒炒川芎能增强活血作用，醋制延胡索能增强止痛作用等。但有的药物不加辅料进行炮制，也能增强药效，如白矾煅为枯矾，能增强燥湿、收敛作用，槐花经炒制后，能增强止血作用。

（4）降低或消除药物的毒副作用，保证用药安全。有毒副作用的药物，经过炮制则可明显降低甚至消除其毒性或副作用，从而确保用药安全。如川乌经水浸泡后，再煮至口尝无麻辣味时，毒性大为降低；巴豆泻下作用剧烈，宜去油制霜用；厚朴生品辛辣峻烈，对咽喉有刺激性，姜制后则可消除其副作用。

（5）改变药物性能，使之更加适合病情的需要。有些药物经过炮制处理后，能在一定程度上改变其性能，扩大应用范围，更加适合病情的需要。如地黄生用凉血，制成熟地黄后，则其性微温而以补血见长；何首乌生用能泻下通便，用黑豆汁蒸后则失去泻下作用而专补肝肾；天南星性温，能燥湿化痰，胆汁制后性寒，而有清热化痰之功。

（6）改变药物的某些性状，便于储存和制剂。药物在加工炮制过程中要经过干燥处理，使其含水量降低，并能杀死霉菌防止霉变，有利于储存、制剂等。有些药材还要经过特殊处理，如秋季采收富含汁液的肉苁蓉，加工为盐苁蓉，可避免腐烂变质；桑螵蛸蒸后晒干，杀死虫卵，以防止虫卵孵化；矿物、动物甲壳、贝壳类药物经过粉碎处理，才能使有效成分易于溶出，便于制剂。

3. 炮制对药性及制剂的影响

（1）炮制对药性的影响。炮制对药性的影响包括对性味、升降浮沉、归经、毒性的影响等。

1）炮制对性味的影响。炮制改变药物性味的方法主要有反制法和从制法。反制法是通过用与药物性味相反的辅料炮制药物，纠正药物性味过偏之性，以缓和药性，如苦寒栀子经辛温姜汁炮制后，其苦寒之性得以缓和。从制法是用性味相同的辅料炮制药物，药物的性味增强，增强疗效，如苦寒胆汁制苦寒黄连，黄连苦寒之性增强。

通过炮制改变药性，扩大药物的用途。如甘寒生地，清热凉血，养阴生津，蒸制成甘温熟地后，滋补肝肾，益精填髓；辛温天南星，燥湿化痰，祛风止痉，加胆汁制成苦凉胆南星后，清热化痰，熄风定惊。

2）炮制对升降浮沉的影响。药物经炮制后可改变其作用趋向，如生姜解表散寒偏升浮，炮姜偏温里；大黄泻下攻积，清热泻火，酒制后善清上焦血分热毒；黄芪益卫固表，托毒排脓偏走表，而蜜制后，益气补中偏走里。

3）炮制对归经的影响。中药经过用不同的辅料炮制，可以改变其归经。醋制入肝经，蜜制入肺经，盐制入肾经等，如醋制青皮可增强疏肝理气止痛作用，蜜制百合润肺止咳作用增强，盐制小茴香暖肾散寒止痛作用明显。

4）炮制对毒性的影响。有毒中药经炮制后均可降低其毒性。去毒常用的炮制方法有净制、水泡漂、水飞、加热、加辅料处理、去油制霜等。如枇杷叶刷去毛绒，朱砂水飞，麻黄制绒，姜汁制厚朴，黄精蒸制，巴豆制霜等。

（2）炮制对制剂的影响。炮制的好坏直接影响制剂的质量和疗效，如贝壳类药材经煅淬后，质地酥脆，便于粉碎，有效成分易于吸收。同时，可降低毒性药物的不良反应，如活络丹中的川乌、草乌等。

4. 炮制对药物理化性质的影响

药物的理化性质是药物发挥临床作用的物质基础。中药的化学成分组成相当复杂，经炮制后，使中药的化学成分发生一系列的变化。

（1）炮制对含生物碱类药物的影响

1）辅料制。常用酒和醋等作为炮制辅料，以提高溶出。如醋制延胡索，使原以游离形式存在的生物碱，与醋酸结合生成醋酸盐，易溶于水，提高溶出，从而增强止痛效果。

2）水处理。含有水溶性有效成分的药物，在润洗、炮制时应尽量减少与水接触的时间，避免有效成分损失。

3）加热。先煎草乌，使剧毒的乌头碱在高温条件下水解成毒性小得多的乌头原碱；砂烫马钱子，使士的宁在加热条件下转变为毒性较小的异士的宁及其氮氧化合物等，可保证临床用药安全有效。

（2）炮制对含苷类药物的影响。苷类一般易溶于水或乙醇中。酒作为炮制常用辅料，可提高含苷类药物的溶解度，而增强疗效。处理时尽量少泡多润，以免含苷类药物溶解于水或发生水解而受损失，如大黄、甘草、秦皮等。

含苷类成分的药物通常同时含有相应的分解酶，在一定温度和湿度条件下可被相应的酶所水解，从而使有效成分减少，影响疗效，如槐花、苦杏仁、黄芩等。含苷类药物常用炒、蒸、烘、燀等加热处理的方法破坏或抑制酶的活性，达到保证药物疗效的目的。

（3）炮制对含挥发油类药物的影响。含挥发油的药材应及时加工处理，干燥处理宜阴干。苍术经炮制后除去部分挥发油，可以降低其燥性。乳香所含挥发油具有明显的毒性和强烈的刺激性，通过炮制后可大部分除去，有利于临床应用。荆芥炒炭后，挥发油产生9种新的成分，产生止血作用。

（4）炮制对含鞣质类药物的影响。鞣质易溶于水，特别是热水，对热较稳定，因此，在炮制过程中用水处理时要格外注意，经高温处理一般变化不大。

（5）炮制对含有机酸类药物的影响。低分子的有机酸大多能溶于水，具有强烈酸性，因此，水浸制应尽量少泡多润，经热处理，可破坏一部分以减少刺激性，适应临床需要，如焦山楂。含有机酸的药物往往和含有生物碱的药物共制，以增强生物碱的溶解度，增强疗效，如吴茱萸制黄连。

（6）炮制对含油脂类药物的影响。油脂类药物通常有润肠致泻作用。有的油脂有毒，炮制后，可减低毒副作用，发挥疗效。如柏子仁去油制霜，降低滑肠作用；千金子去油制霜，以减小毒性，使药力缓和；瓜蒌仁去油制霜，以除恶心呕吐，更适应于脾胃虚弱者；巴豆油既是有效成分，又是有毒成分，则宜控制用量，使达适中。

（7）炮制对含无机化合物类药物的影响。磁石、自然铜、牡蛎等矿物类药物质地坚硬，成分不易溶出，通常采用煅烧或煅红醋淬的方法，改变其物理性状，易于粉碎，有利于有效成分煎出，也有利于药物在胃肠道吸收，从而增强疗效。石膏、明矾、寒水石等某些含结晶水的矿物，经煅制后，失去结晶水而改变药效。炉甘石等在加热炮制过程中，可改变某些药物的化学成分，产生治疗作用。

5.毒性中药的炮制

（1）毒性中药的概念和品种

1）毒性中药的概念。毒性中药系指毒性剧烈，治疗剂量与中毒剂量相当接近，使用不当会导致人中毒或死亡的中药。毒性药品在《中华人民共和国药品管理法》中被列为特殊管理的药品，毒性药品的使用必须遵守国务院颁布的《医疗用毒性药品管理办法》。

2）毒性中药的品种。根据国家有关规定，列入毒性中药的品种有：生川乌、生天南星、生甘遂、生半夏、生白附子、生草乌、生附子、生狼毒、生巴豆、生马钱子、生千金子、洋金花、生天仙子、闹羊花、斑蝥、蟾酥、红娘虫、青娘虫、雄黄、砒石、砒霜、水银、雪上一枝蒿、红升丹、白降丹、生藤黄、红粉、轻粉 28 种。

（2）主要毒性中药的炮制。因毒性中药治疗剂量与中毒剂量接近，极易引起中毒症状，如表现在服用后会导致昏迷、致残或致死等。因此，毒性中药炮制的主要目的是降低和消除药物的毒性和副作用，确保用药安全。

1）炮制毒性中药对生物碱的影响。炮制对毒性中药所含生物碱的影响。生物碱是一类含氮的有机化合物，它具有强烈的生理活性。可采用醋制、酒制、加热等方法降低其毒性。

2）炮制对毒性中药所含苷的影响。苷是一类由糖与苷元缩合而成的复杂的化合物。可采用水浸法使毒性苷溶于水而降低毒性，或用烘、晒、炒等方法破坏酶的活性，或用醋来炮制减毒。

3）炮制对毒性中药所含挥发油的影响。毒性中药所含挥发油一般具有刺激性和毒副作用，在常温下能自行发挥，在炮制中通过加热或与固体辅料共同拌炒，使有毒的挥发油挥发或被固体辅料吸附。

4）炮制对毒性中药所含蛋白质的影响。蛋白质是生物体内所有化合物中最复杂的物质。它在一定的温度下受热能凝固，使其变性，故对有毒的蛋白质成分可采用加热的方法使其凝固而降低毒性。

5）炮制对毒性中药所含无机盐成分的影响。炮制对毒性中药所含的无机盐成分能产生很显著的作用。如水飞使雄黄和朱砂中有毒的砷化物溶于水而降低毒性，煅法或煅淬法使药物除去有毒的成分而降低毒性等。

五、中药炮制标准基本知识

1.中药炮制的常用辅料

炮制辅料是指具有辅助作用的附加物料，能增强疗效或降低毒性，或影响主药理化性质。常用的辅料分为两大类：液体辅料和固体辅料。液体辅料有酒、醋、蜂蜜、食盐水、生姜汁、甘草汁、黑豆汁、米泔水等。固体辅料有麦麸、米、白矾、豆腐、土、蛤粉、河砂、滑石粉等。

（1）液体辅料

1）酒。酒有黄酒、白酒之分，炙药多用黄酒，浸药多用白酒，主要成分均为乙醇。酒性大热、味甘、辛，能活血通络，祛风散寒，矫味矫臭。药物经酒制后，有助于有效成分的溶出，而增加疗效。大黄、黄芩、黄柏等性味苦寒的药物，酒炙后可缓和药性，引药上行；当归、川芎等活血化瘀、祛风通络的药物，酒炙后可协同增效；乌梢蛇等动物类药物，酒炙后可矫嗅去腥。女贞子、肉苁蓉等滋补类药物，酒蒸后增强补益作用。

2）醋。醋常用米醋。醋性味酸、苦温。具有引药入肝、理气、止血、行水、消肿、解毒、散瘀止痛、矫味矫臭作用。如醋制乳香、三棱，可引药入肝经，增强活血散瘀止痛作用，增强疗效；醋制柴胡、香附，均能增强疏肝止痛作用；醋制甘遂、商陆等峻下逐水药，可降低毒性，缓和泻下作用；醋制延胡索，能使药物中所含有的游离生物碱等结合成盐，增强溶解度而易煎出，提高疗效；醋制五灵脂、乳香、没药等树脂类、动物粪便类药物，可矫嗅矫味；五味子醋蒸，可协同增强酸涩收敛之性。

3）蜂蜜。蜂蜜有生熟之分，生品性凉，熟品性温，均可补中。中药炮制时以炼蜜最为常用，具有增强药物疗效、解毒、缓和药性、矫味矫臭等作用。如蜜炙百部、款冬花等，可增强润肺止咳的作用；蜜炙甘草、黄芪等，能增强补脾益气作用；蜜炙麻黄，不仅增强润肺止咳，还缓和辛散之性；蜜炙马兜铃，既增强润肺止咳，又缓和苦寒之性，还能矫味免吐等。

4）食盐水。食盐性寒味咸，能强筋骨、软坚散结、清热凉血、矫味。多制成食盐水溶液盐炙使用，可引药入肾经，增强疗效。如盐杜仲、盐巴戟天，增强补肝肾作用；盐小茴香、盐荔枝核等，增强理气疗疝作用；盐知母、盐黄柏，增强滋阴降火作用；盐益智仁，增强固精缩尿作用。

5）生姜汁。生姜性温味辛，升腾发散而走表，能发表散寒、温中止呕、开痰、解毒。药物经姜汁制后能抑制其寒性，增强疗效，降低毒性。如姜制厚朴，可缓和厚朴燥烈之性，增强宽中和胃作用；姜制黄连，可增强止呕作用，还可缓和苦寒之性；姜制半夏等，可降低毒性，增强化痰之功。

6）甘草汁。甘草性平味甘，具补脾益气、清热解毒、祛痰止咳、缓急止痛等作用。如甘草汁煮远志、吴茱萸等，能缓和药性，降低毒性。

7）黑豆汁。黑豆性平味甘，能活血利水、祛风、解毒、滋补肝肾。如制何首乌等，可增强疗效，降低药物毒性或副作用。

8）米泔水。米泔水能益气除烦、止渴、解毒、吸附油脂。如米泔水漂苍术、白术等，可除去部分油质，降低药物辛燥之性，增强补脾和中的作用。

（2）固体辅料。在加辅料炒中，河沙、滑石粉可作为中间传热体，主要是利用其温度使药物均匀受热，质地酥脆，易于粉碎，利于成分煎出。土、麦麸可协同增效，主要是利用辅料的药性影响药物的作用，如麸炒苍术、枳壳，土炒山药等。土、蛤粉既可作中间传热体，又可协同增效。

1）麦麸。麦麸性味甘、淡，能和中益脾，与药物共制能缓和药物的燥性，增强疗效。麦麸还能吸附油质，可用来麸炒或麸煨。

2）米。米性味甘、平，能补中益气、健脾和胃、除烦止渴、止泻痢。米炒党参可增强健脾止泻作用；米炒斑蝥、红娘子可降低毒性、矫嗅矫味。

3）白矾。白矾性味酸、寒，能解毒、祛痰杀虫、收敛燥湿、防腐，与药物共制，可防腐，降低毒性，增强疗效，如白矾制半夏、天南星等。

4）豆腐。豆腐具有较强的吸附与沉淀作用，与药物共制后可降低药物毒性，去除污物，如豆腐煮硫黄可降低毒性，豆腐煮珍珠可洁净药物。

5）土。中药炮制常用的土是灶心土、黄土、红土、赤石脂等。灶心土味辛温，能温中和胃、止血、涩肠止泻等。土炒后可增强药物健脾止泻作用，如土炒白术、山药、白芍等。

6）蛤粉。蛤粉性味咸寒，能清热、利湿化痰、软坚。蛤粉炒阿胶可降低滋腻之性，矫味，增强清热化痰作用。

7）河沙。用河沙作中间传热体拌炒药物，主要取其温度高、传热快、受热均匀，可使坚硬的药物经沙炒后质地松脆，以便粉碎和利于煎出有效成分，提高疗效，如沙烫穿山甲等。

8）滑石粉。用滑石粉炒药物和煨药，如滑石粉炒刺猬皮，可使韧性大的动物药质地变得酥脆，利于粉碎；滑石粉煨肉豆蔻，可除去过量的油脂，以消除刺激性，增强止泻作用。

2. 中药炮制的基本方法

中药炮制方法可分为五大类型。

（1）修制。修制为药材的初步处理方法，包括净制、粉碎、切制三种。

1）净制。为除去灰屑、杂质及非药用部分，可采用挑、拣、簸、筛、刮、刷等方法，使药材纯净。如合欢花拣枝叶，枇杷除叶，石韦刷毛，厚朴、肉桂刮皮等。

2）粉碎。为符合制剂和其他炮制法的要求，采用捣、碾、研、磨等方法，使药物粉碎至一定程度。如捣碎牡蛎、龙骨，便于有效成分的煎出；川贝母研粉，便于吞服；现代多用药碾、粉碎机直接将药物研磨成粉末。

3）切制。为使有效成分易于溶出、便于炮制、利于干燥和储藏，采用切、铡、刨、劈等方法，把药物切制成一定的规格。如天麻、槟榔切薄片，泽泻、白术切厚片，黄芪、鸡血藤切斜片，枇杷叶切丝，茯苓、葛根切成块，白茅根、麻黄铡成段，羚羊角镑成薄片或锉成粉，檀香刨成片，苏木劈成块等。

（2）水制。用水或其他液体辅料处理药物的方法称为水制法。水制的目的主要是清洁药物、除去杂质、软化药材，便于切制、调整药性等。常用的方法有洗、淋、泡、润、漂、水飞等。

1）洗。将药材放入清水中，快速冲洗，除去杂物，使其清洁和软化。如水洗丹参、芦根。

2）淋。将质地疏松的药材，用少量清水浇洒喷淋，使其清洁和软化。如喷淋薄荷、荆芥等。

3）泡。将质地坚硬的药材，在保证药效的原则下，放入水中浸泡一段时间，使其变软。如泡白术、槟榔等。

4）润。使清水或其他液体缓缓浸入药物内部，软化药材，便于切制饮片。常分为浸润、闷润、盖润等多种方法，如当归用酒浸润、槟榔泡后闷润、荆芥淋后盖润等。

5）漂。将药物置长流水中浸渍一段时间，并反复换水，以去掉腥味、盐分及毒性成分的方法。如昆布、海藻漂去腥味等。

6）水飞。水飞是借药物的粗细粉末在水中悬浮性的不同，将不溶于水的矿物、贝壳类药物，经反复研磨，制备成极细粉末的方法。所制粉末极细，并能减少研磨中粉末的飞扬损失，常用于矿物类、贝壳类药物的制粉，如飞朱砂、飞炉甘石、飞雄黄等。

（3）火制。火制是指用火加热处理药物的方法。这是使用最为广泛的炮制方法，常用的火制法有炒、炙、煅、煨、烘焙等。

1）炒。炒法分为清炒和加辅料炒法两大类。其目的是增强疗效，缓和或改变药性，降低毒性或减少刺激作用，矫正臭味，便于储藏和制剂等。

清炒法是指不加辅料的炒法，分为炒黄、炒焦和炒炭三种。

①炒黄。炒黄是指用文火或中火炒至药物表面呈金黄或原色较深时，或发泡鼓起，或爆裂，并逸出药物固有气味的方法，如炒莱菔子、紫苏子、王不留行等。

②炒焦。炒焦是指用中火炒至药物表面呈金黄或焦褐色，内部颜色加深，并具有焦香气味，如焦山楂、焦栀子等。

③炒炭。炒炭是指用武火或中火炒至药物表面呈焦黑色，部分炭化，内部焦黄或焦褐色，但保留药物固有气味，即"炒炭存性"，如地榆炭、荆芥炭等。

加辅料炒法是指与固体辅料同炒的方法。根据所用辅料的不同，分为土炒、麸炒、米炒、沙炒等。如土炒白术、麸炒枳壳、米炒斑蝥等。与沙、滑石粉或蛤粉同炒又称为烫，可使药物受热均匀、酥脆，易于煎出有效成分或便于服用，如沙烫穿山甲、滑石粉烫水蛭、蛤粉烫阿胶等。

2）炙。炙法是将药材与液体辅料拌炒，使辅料逐渐渗入药材内部的方法。其目的是改变药性，增强疗效或减少副作用。通常使用的液体辅料有蜂蜜、黄酒、米醋、姜汁、盐水等。如蜜炙百部、款冬花可增强润肺止咳的作用；酒制川芎、当归可增强活血作用；醋炙香附、柴胡可增强疏肝止痛作用；醋炙芫花、甘遂可降低毒性；姜炙半夏可增强止呕作用；盐水炙杜仲可引药入肾，并增强补肾作用。

3）煅。煅法是将药物直接放于无烟炉火中或适宜的耐火容器内煅烧的方法。其目的是使煅制的药材质地松脆，易于粉碎，利于有效成分的煎出。其方法有明煅、密闭煅或闷煅。明煅是指不隔绝空气煅制药物的方法，此法多适用于质地坚硬的矿物药或贝壳类药物，如煅石膏、煅牡蛎等；密闭煅，又称闷煅，是指在高温缺氧条件下煅烧药物成炭的方法，此法适用于质地疏松、炒炭时易灰化的药物，如煅血余炭、煅棕榈炭等。

4）煨。煨法是将药物用湿纸包裹，置于加热的滑石粉中加热，或将药物与麦麸同置热锅内加热，或将药物与吸油纸隔放加热，或将药物直接置于加热的滑石粉中加热的方法。其目的是除去药物中刺激性成分，以缓和药性，降低副作用，增强疗效等。其方法有面裹煨、纸包裹、麦麸煨、烘煨或隔纸煨、直接煨等。以面皮包裹者，称为面裹煨；以湿纸包裹者，称为纸包裹；以麦麸同置热锅内加热，称为麦麸煨；以草纸分层隔放加热者，称为烘煨或隔纸煨；将药物直接置于加热的滑石粉中，称为直接煨。煨法炮制如煨肉豆蔻、煨葛根、煨生姜等。

5）烘焙。烘焙是将药物用文火直接或间接加热，使之充分干燥的方法。其目的是降低毒性，消除腥臭气味，且便于粉碎，如烘蜈蚣等。

（4）水火共制。有些药物的炮制需要水火共制，其方法主要包括蒸、煮、潬、淬等。

1）蒸。蒸法是将净选或切制后的药物加辅料或不加辅料装入蒸制容器内隔水加热至规定程度的方法。其中，不加辅料者为清蒸法；加辅料者为间接蒸法；直接利用流通蒸汽蒸制者为直接蒸法；置密闭容器内，隔水蒸制为间接蒸法，又称为炖法。如蒸制熟地黄、何首乌，改变药物的性味功效；蒸桑螵蛸，可使药材软化，以便于切制。

2）煮。煮法是将净选的药材加辅料（固体辅料需要先捣碎）或不加辅料放入锅内加适量清水同煮的方法。如清水煮草乌、醋煮芫花，可降低药物的毒性或烈性，增强药物的疗效。

3）潬。潬法是将药物置于沸水中浸煮短暂时间，立刻取出的方法。如潬杏仁、桃仁以去皮，除去非药用部位；白扁豆潬后，分离为扁豆仁和扁豆衣两种不同的药用部位。

4）淬。淬法是将药物煅烧红后，迅速投入冷水或液体辅料中，使其酥脆的方法。如醋淬自然铜、鳖甲等，淬后不仅易于粉碎，且辅料被其吸收，可发挥预期疗效。

（5）其他制法。其他制法常用的有发芽、发酵、制霜等。其目的在于改变药物原有的性能，增加新的疗效，减少毒性或副作用等。

1）发芽法。如谷芽、麦芽等。

2）发酵法。如神曲、淡豆豉等。

3）制霜法。如巴豆去油制霜、西瓜霜等。

3. 有毒药品的炮制

毒性中药的炮制方法如下。

（1）去除毒性中药非药用的有毒部分。如斑蝥去头、足、翅，蕲蛇、蝮蛇去除含有毒腺的蛇头。

（2）通过炮制的方法去除毒性中药中的有毒成分

1）加热法。通过加热使有毒成分凝固。如炒苍耳子，可使含在脂肪蛋白中苍耳苷受热，蛋白凝固，去除毒性；先煎川乌、草乌、附子等，使其有毒的生物碱成分发生水解，从而消除或降低毒性；米炒斑蝥，使斑蝥中斑蝥素在炒制温度下升华，去除毒性；沙烫马钱子，可去除有毒的番木鳖碱，降低毒性。

2）制霜法。制霜法适用于含有有毒蛋白油脂的种子类药物，如巴豆、蓖麻子等。

3）复制法。复制法是指加入辅料按照一定的操作规程反复炮制，以降低药物毒性的方法，如制南星、法半夏、黑顺片、白附片等。

4）水飞法。水飞法适用于含有有毒的砷化物等成分的矿物类药物，如水飞雄黄、朱砂等。

5）豆腐煮。此法能使有毒药物中的毒性成分部分转移到豆腐中，从而降低药物毒性，如豆腐煮硫黄、藤黄等。

4. 中药炮制品的规格要求

中药炮制品的质量优劣是影响临床疗效的决定性因素，为保证人们用药的安全有效，必须严格按照标准，对中药炮制品的质量进行控制和检测。中药炮制品必须按照国家药品标准进行炮制。国家药品标准没有规定的，必须按照省、自治区、直辖市人民政府药品监督管理部门制定的炮制规范炮制。此外，中药炮制品的质量还需达到以下标准。

（1）中药炮制品的净度标准。中药炮制品的净度是指炮制品的纯净度，以及炮制品中所含杂质及非药用部位的限度。炮制品中不应夹带泥沙、灰屑、杂质、霉烂品、虫蛀品。应该剔除非药用部位，如壳、核、芦头、栓皮、头足、翅等。炒黄品、米炒品、炒炭品、土炒品、发芽制品及发酵制品含药屑、杂质不得超过1%；炒焦品、麸炒品、药汁煮品、豆腐煮品及煅制品含药屑、杂质不得超过 2％；煨制品含药屑、杂质不得超过 3％。

（2）中药炮制品片型及粉碎粒度标准

1）片型。切制后的饮片应均匀、整齐、色泽鲜明，表面光洁，片面无机油污染，无整体，无长梗，无连刀片、掉刀片、边缘卷曲等不合规格的饮片。异形片不得超过 10％；极薄片不得超过标准厚度的 0.5 mm；薄片、厚片、丝、块不得超过标准厚度的 1 mm；段不得超过该标准厚度的 2 mm。

2）粉碎粒度。粉碎后的药物应粉粒均匀，无杂质，粉末的分等应符合药典要求。

（3）中药炮制品的含水量标准。按炮制方法及各药物具体性状，一般炮制品的水分含量宜控制在 7％～13％。蜜炙品类，含水量不得超过 15％；酒炙品类、醋炙品类、盐炙品类、姜汁炙品、米泔水炙品、蒸制品、煮制品、发芽制品、发酵制品，含水量均不得超过 13％；烫制后醋淬制品，含水量不得超过 10％等。

（4）其他标准

1）中药炮制品的灰分标准。某些中药饮片在炮制过程中，可以带入一些无机杂质，如土炒可能带入土，沙烫可能带入沙等，故检测结果可能高于药材标准。因此，制定中药炮制品的灰分标准对于改进炮制工艺，提高饮片质量极为重要。中药炮制品的灰分标准应符合各品种项下规定。

2）中药炮制品的浸出物标准。炮制品的浸出物尚无明确的标准，也不能完全套用药材标准。因为药材在炮制过程中发生了许多变化，直接影响浸出物的含量测定，如切制前大部分药材要经过水处理，水溶性成分就有所流失；药材经炒、烫、煅后，浸出物量有所增加；加辅料炙后，浸出量也有所变化（如醋炙延胡索的水溶性浸出物的量远比生品高等）。所以浸出物的测定，还可以检测炮制工艺方法，对于提高饮片的质量也具有重要意义。中药炮制品的浸出物标准应符合各品种项下规定。

3）中药炮制品有害成分的限量标准。有害成分的限量指标一般应包括：毒副作用成分、重金属的含量、砷盐含量、农药残留量等。有害成分限量标准，可以较好地保证临床用药安全。如制川乌中乌头碱、次乌头碱及新乌头碱的总量，不得过 0.040％；巴豆霜中含脂肪油应为 18.0％～20.0％等。

4）中药炮制品的卫生学标准。中药饮片的采收、加工、储运过程，极易造成饮片的细菌污染，且某些炮制品以粉末方式冲服，或烊化冲服，或泡服，或制成丸散服用，因此，炮制品的卫生学检查必不可少。应该对饮片中可能含有的致病菌、大肠杆菌、细菌总数、霉菌总数及活螨等做必要的检查，并客观地做限量要求。

5. 中药炮制品的质量标准

中药炮制品的质量标准内容有：制法、性状、鉴别、检查、含量测定、性味与归经、功能与主治、用法用量、注意、储藏等。

六、中药饮片的储存方法及分类保管

1. 影响中药饮片质量的自身因素

（1）含水量。任何中药都含有一定量的水分，它是保证中药质量的重要因素之一。失去或过量，其质量都会发生变化。超出了安全水分，就容易发生霉变、虫蛀、变色、腐烂、粘连等；含水量过低，则又会发生风化、干裂等。因此，控制含水量在安全水分内，是中药养护工作首要任务。《中药饮片质量标准通则（试行）》规定：一般饮片含水量宜控制在7％～13％，蜜炙品含水量不得超过15％，酒炙、醋炙及盐炙品等含水量不得超过13％，烫制醋淬制品含水量不超过10％。

（2）所含化学成分。中药所含成分极为复杂，通常可分为非水溶性物质和水溶性物质两大类。非水溶性物质有纤维素、半纤维素、挥发油、树脂、蛋白质、淀粉、部分生物碱、不溶性矿物质等，水溶性物有糖、果胶、有机酸、鞣质、部分生物碱、色素、甙类及大部分无机盐类等水溶性物质。

1）生物碱类。含生物碱类的中药若久与空气和日光接触，可能有部分氧化、分解而变质，故宜避光储存。

2）甙类。甙类物质具有容易分解的特性，并与分解酶共存。当组织受损，酶就迅速作用，促进甙水解。含甙类中药在储存中还必须注意干燥，避免潮气侵入。

3）鞣质类。鞣质类物质容易氧化和聚合，如露置空气及日光中经氧化，则渐渐变成棕黑色。故为防止鞣质类药物氧化变色，一方面要减少与空气接触，另一方面则要破坏或抑制氧化酶的活性。

4）油脂类。油脂类药物若储存不当，经常与空气中的氧及水分接触，并在日光的影响，或微生物的作用下，一部分发生氧化，另一部分分解为甘油和脂肪酸，产生败油气味，油脂中的游离酸也随之增多而"酸败"。故含有大量油脂的中药，应置于密闭容器中，置于避光、低温、干燥处。

5）挥发油类。挥发油类物质的物理、化学性质很不稳定，在空气中易挥发和氧化，从而使成分减少，质量降低。含有挥发油类物质的药物宜保存在密闭容器中，大量的可堆放在凉爽避光的库房中。对其温度必须控制，尤其在夏季。

6）植物色素类。有些色素很不稳定，易受到日光、空气等影响而遭到破坏，受潮后也易发霉变色，如月季花、玫瑰花等。中药的色泽是鉴别品质优劣的重要标志之一，故在储存中要尽量避免暴晒，以保持原有的色泽。

7）淀粉。含淀粉较多的饮片容易虫蛀、霉变。

8）黏液质。含糖类、黏液质的饮片也易于发霉、生虫，如枸杞子等。

2. 影响中药饮片质量的外界因素

影响中药饮片质量的外界因素主要是环境因素，包括温度、湿度、空气、光线、时间、霉菌、害虫等。另外，包装容器、保存时间对中药的质量也有很大影响。

（1）温度。温度对于中药的储藏影响最大。中药对温度有一定的适应范围，常温（15～20℃）下，中药成分基本稳定，利于储藏。当温度升高至35℃以上时，中药水分蒸发，失去润泽，甚至干裂；氧化、水解反应加快；泛油、气味散失亦加快；动物胶类和部分树脂类，会发生变软、变形、黏结、融化等现象。含脂肪油较多的中药，如杏仁、桃仁、柏子仁等，以及某些动物类中药产生油脂分解外溢，形成"走油"，产生不快的败油味，且颜色加深。芳香类中药的挥发油挥发加速（如薄荷、荆芥、肉桂、丁香等），芳香味降低；含糖质较多的中药（如天冬、玄参、党参等）变软或发霉、虫蛀等；温度在30℃左右时，有利于害虫、真菌的生长繁殖，致使中药霉变、虫蛀，而温度在0℃以下时，某些鲜活中药（如鲜姜）所含水分就会结冰，细胞壁以及内含物受到机械损伤，引起局部细胞坏死。

（2）湿度。湿度能直接引起中药潮解、溶化、糖质分解、霉变等多种变异现象。中药的含水量与空气的湿度有密切关系。一般药物的安全水分为10％～15％，如果因储藏条件不善，逐渐吸收空气中的水蒸气，会使含水量增加。若空气相对湿度在60％～70％时，中药的绝对含水量不会有较大改变。但是，当空气相对湿度超过70％时，中药的含水量就会随之增加，含糖质较多的中药，如糖人参及蜜制品，会因吸潮发软、发霉乃至虫蛀，盐制药物（盐附子等）及钠盐类的矿物（如芒硝等）会潮解、溶化。

当空气相对湿度在60％以下时，空气中水蒸气含量即显著降低，中药的含水量亦会减少，含结晶水较多的矿物药，如胆矾、芒硝等则易风化，叶类、花类、胶类中药因失水而干裂发脆，蜜丸失润发硬。当然，水分的蒸发与中药包装、堆放、仓库条件也有重要关系，所以冬天饮片进库时，若库内温度较高，或春天热空气进入仓库，都会造成中药表面冷凝水的产生，亦会影响中药质量。因此中药库房相对湿度以65％～70％为宜。

（3）空气。空气中氧和臭氧对药物的质变起着重要作用，可使含挥发油、脂肪油、糖类成分的药物因发生氧化、分解、微生物滋生而出现酸败、泛油、泛糖、发霉、虫蛀、变色、变味等变异现象。氧也可使中药色泽由浅加深。如大黄、白芍、黄精等颜色的改变，就与空气中氧的作用有密切关系。含鞣质的某些皮类中药与空气接触后，内皮层表面极易氧化为棕红色或更深色，这种变色是氧化变色。

（4）日光。长时间日光照射会促使中药中化学成分发生氧化、分解、聚合等光化反应，如油脂的酸败、苷类及维生素的分解、色素破坏等，引起中药变质。

（5）霉菌。中药饮片中含蛋白质、糖、脂肪、碳水化合物等利于霉菌的生长繁殖的养料。室温在 25℃，相对湿度在 75％以上时，霉菌易生长繁殖。

（6）害虫。中药来源广泛，受采收、加工、运输、储存、包装等多种因素的影响，加之微生物、害虫特性多样，容易构成对药物不同程度的污染和危害，40％以上的中药饮片易被虫蛀。室温在 18～35℃，药材含水量在 13％以上，相对湿度在 75％以上时，害虫易生长繁殖。

（7）包装容器。金属容易受酸碱及其他化学物质的腐蚀，所以易与金属发生化学反应的中药不宜用金属容器包装。塑料包装应选用无毒塑料。

（8）储存时间。在储存过程中药物受内外因素的影响，药品质量会发生不同程度的变异。因此，为保证药品质量，减少损失，保证病人用药安全，中药不宜长时间储存，要做到先产先出、先进先出、近效期药品先出。

3．中药饮片储存保管中常见的变异现象

（1）霉变。霉变又称发霉，是指药物受潮后，在适宜的温度下造成霉菌的滋生和繁殖，在饮片表面布满菌丝的现象。如丹参、牛膝、麦冬、黄精等中药表面附着的霉菌，在适宜的温度（20～35℃）、湿度（相对湿度 75％以上或中药含水量超过 15％）和足够的营养条件下，进行生长繁殖，分泌的酶溶蚀饮片组织，引起饮片腐烂变质，使饮片有效成分遭到破坏。且人们一旦服用了这些发霉的药品，还可能由于毒素而引起肝、肾、神经系统、造血系统等方面的损害，严重者黄曲霉素可导致癌症。故俗语中的"霉药不治病"是有科学道理的。

（2）虫蛀。虫蛀是指饮片被昆虫啮蚀的现象，在中药储存过程中危害最为严重。饮片中含淀粉、糖、脂肪、蛋白质等成分，是有利于害虫生长繁殖的营养，故最易生虫，如白芷、山药、天花粉、前胡、大黄、桑螵蛸、肉豆蔻等。一般而言，当温度在 18～35℃，空气相对湿度在 70％以上，富含淀粉、糖类、蛋白质等成分的中药，其含水量达 13％以上时，最适宜害虫的生长。因此，中药虫害以每年 6—8 月最严重。

（3）泛油。泛油习称"走油"，是指因饮片中所含挥发油、油脂、糖类等，在受热或受潮时其表面返软、发黏、颜色变浑、呈现油状物质并发出油败气味的现象。一般动物性药材油败气味更强烈些。饮片泛油是一种酸败变质现象，影响疗效，甚至会使饮片失去药用价值。

含油脂多的饮片常因受热而使其内部油脂溢出表面而造成走油现象，如柏子仁、桃仁、杏仁、炒苏子、当归、丁香、炒酸枣仁、蛤蚧、刺猬皮、蛤蟆油等。含糖量大的饮片，常因受潮而造成返软从而出现类似"泛油"现象，也常称"泛糖"，如枸杞子、麦冬、天冬、熟地、黄精等。

（4）变色。变色是指饮片的固有色泽发生了变化，如由浅变深、由鲜变暗，或转变为其他颜色的现象。由于保管不善或储存日久，某些药物的颜色由浅变深，如泽泻、白芷、山药、天花粉等由白色变为黄色；有些药物由鲜艳变暗淡，如花类药红花、菊花、金银花、腊梅花等。因此，色泽是中药品质好坏的标志之一，色泽的变化不仅改变饮片的外观，也预示着药物内在质量的变化。

（5）气味散失。气味散失是指饮片固有的气味在外界因素的影响下，或因储藏日久，气味变淡薄或散失。药物固有的气味，是由其所含的各种成分决定的，这些成分大多是治病的主要物质，如果气味变淡薄或散失，就会使药性受到影响，从而影响药效。如含挥发油的药物，如肉桂、沉香等，由于受温度和空气等影响，也会逐渐失去油润而干枯，以致气味散失；豆蔻、砂仁粉碎后，气味会逐渐挥发散失等。

（6）风化。风化是指某些含结晶水的矿物类药物，在干燥空气中逐渐失去结晶水变为粉末状的变异现象。风化会影响饮片的外观形状及质量，如胆矾、硼砂、芒硝等。

（7）潮解。潮解是指某些含结晶水或盐类成分的中药饮片，吸收潮湿空气中的水分，其表面慢慢湿润，甚至溶化成液体状态的现象。因潮解变软，形态破坏，难以储存，且黏附包装、污染商品，使药用价值降低，如昆布、海藻、盐全蝎等药物。

（8）粘连。粘连是指某些熔点较低的固体中药因受热受潮而黏结成块的现象，多为树脂类胶类药物，如芦荟、没药、阿胶、乳香、鹿角胶、龟甲胶、儿茶等。

（9）腐烂。腐烂是指某些新鲜的饮片，因受温度和空气中微生物的影响，引起阀热，导致微生物繁殖而腐烂败坏的现象，如鲜姜、鲜生地、鲜芦根、鲜石斛等。饮片一旦腐烂，即不能再入药。

4. 中药饮片的储存养护方法

（1）加热干燥养护

1）晾晒法。晾晒法适用于芳香叶类、花类、果皮类等药材，如紫苏叶、橘皮、薄荷、红花等。

2）暴晒法。暴晒法一般适用于根及根茎类较难干燥，暴晒后对质量影响不大的中药材，如大黄、地黄、何首乌等。

3）烘炕法。对含水量过高的中药，也可采用火炕、烘箱、烘房等设施进行干燥，适用于阴天不能日晒或晒不透的药材。

4）热蒸法。热蒸法是指利用蒸汽杀灭害虫、霉菌及其他菌的方法。如根及根茎类的郁金、天南星、川乌、何首乌、锁阳、肉苁蓉，以及筋皮类的动物类药材等。

（2）容器密封养护。即对仓库及容器进行密封，防止中药材吸潮、软化、虫蛀、霉变等。

（3）容器对抗养护（对抗同贮养护法）。利用不同中药所含成分及散发的特殊气味，同贮时相互克制起到防蛀、防霉、保色等作用。容器对抗养护一般适合数量不太大的中药保存。例如，藏红花与冬虫夏草同贮，可防冬虫夏草生虫；泽泻、山药与牡丹皮同贮，可防泽泻、山药生虫，防牡丹皮变色。

（4）密封吸潮养护。即采用吸湿剂和机械除湿法。吸湿剂如生石灰、木炭、硅胶、无水氯化钙、草木灰等。机械除湿常用空气去湿机和空调。

（5）通风养护。即利用空气流动规律，使库内外空气发生对流的一种调节库房温湿度的措施，以起到降湿防潮的作用。

（6）清洁养护。对于具有初霉现象的药材，利用淘洗法、沸水烫洗法、醋洗法、酒洗法、油擦法、撞刷法等除霉，利用暴晒、烘干、摊晾干燥等方法防霉、灭霉。

（7）冷藏养护。即采用低温（2～10℃）的冷藏库或冷藏箱储藏中药。其主要用于贵重中药和极易霉蛀药材的储存。

（8）气调养护。此法是将中药置于密封环境中，通过控制空气中的氧浓度进行储藏保管的方法。这种方法不仅对不同质地的中药均适用，而且操作安全，能维持药材原有的色泽和气味。

（9）远红外加热干燥养护。远红外加热干燥养护主要是将电能转化为远红外线辐射出去，药物分子干燥后，吸收远红外线产生共振，引起分子原子的运动，导致物体发热，而后通过热扩散、蒸发现象或化学变化，最终达到干燥养护的目的。通常在密闭箱内进行，因而受大气中杂菌污染机会少，有较高的杀虫、灭卵及杀菌效率。这种方法具有成本低、干燥快、脱水率高的优点。但应注意，对于厚度超过 10 mm 的药材，该法干燥的效果一般较差。

（10）微波干燥养护。微波干燥是一种感应加热和介质加热，中药材中的水和脂肪等不同程度地吸收微波能量，并将它转化为热能，利用其杀菌作用，抑制药材发霉、生虫。其特点是无污染、用时短、受热均匀、杀微生物及霉菌效率强。

（11）气幕防潮。气幕也称气帘，是一种装载在中药仓库房门上，配合自动门以防止库内冷空气排出库外、库外热空气侵入库内装置，从而达到防潮的目的。使用本法的前提是库房结构必须密封。

此外，化学药剂养护技术作为曾经普遍使用的方法，因在药材中残留毒性较大，将逐步被淘汰。目前，部分企业尚在使用的主要为相对高效低毒的磷化铝熏仓养护法。磷化铝为灰绿色粉末，通常为片剂，主要成分为磷化铝和氨基甲酸铵及其他赋形剂。磷化铝对人畜具毒性，主要作用于神经系统、呼吸系统、心血管系统和肝脏，会导致痉挛、昏迷，甚至死亡。

5. 中药饮片的分类保管和养护

中药饮片来源广泛，成分复杂，品种繁多，性质各异，有的怕热，有的怕光，有的怕冻，有的易吸湿，应根据各种饮片的特性妥善养护。在储存保管养护时应注意以下几点。

（1）控制饮片的含水量。中药饮片的水分应控制在 7%～13% 之间（特殊饮片除外）。

（2）控制库房温湿度。中药饮片库房应保存阴凉、通风、干燥，避免日光直射，室温宜控制在 25℃ 以下，相对湿度保持在 75% 以下。

（3）选择合适的储存容器。中药饮片一般可储藏于木箱、纸箱中，需密闭储藏的最好置严密封口的陶瓷罐、缸或桶中，加入石灰、无水氯化钙、硅胶等干燥剂。

（4）选择适宜的储存方法。由于中药饮片化学成分及炮制方法不同，应依据各种饮片的性能，分别采取合理的储存方法。

1）对含淀粉多的药材，如泽泻、山药、天花粉、粉葛等切成饮片后要及时干燥，储存在通风、干燥、凉处，防虫蛀、防潮。

2）对含挥发油多的药材，如薄荷、当归、木香、川芎等切成饮片后，储藏温度不能太高，否则易散失香气或泛油，应置阴凉干燥处保存。

3）对含糖分及黏液质较多的饮片，如肉苁蓉、熟地黄、天冬、党参等，应储存在通风干燥处，以免变软、发黏、霉烂、虫蛀。

4）种子类药材经炒制后增加了香气，如紫苏子、柏子仁、莱菔子、薏苡仁等，应储藏在缸、罐中封闭保管，防虫害及鼠咬。

5）凡酒制饮片，如当归、常山、大黄等，醋制饮片，如芫花、大戟、香附、甘遂等均储于密闭容器中，置阴凉处。

6）凡盐灸的饮片，如泽泻、知母、车前子、巴戟天等，易吸收空气中的湿气而受潮变软，若温度高就会析出盐分，故应储于密闭容器内，置通风干燥处。

7）蜜灸的饮片，如款冬花、甘草、枇杷叶等，炮制后糖分大，较难干燥，特别容易受潮变软或粘连成团且易被污染，虫蛀、霉变及鼠咬，应储于缸、罐内，尽量密闭以免吸潮，置通风干燥处保存。

8）某些矿物类饮片，如硼砂、芒硝等在干燥空气中，容易失去结晶水而风化，故应储于密封的缸罐中，置于阴凉处养护。

9）动物类药材易生虫泛油，并易酸败产生腥臭气，应密封防鼠，置阴凉通风处存放。

10）易软化、升华的药材，如冰片、樟脑、阿魏、芦荟等，宜用坛、铁桶、木箱密封后置阴凉干燥处低温储存。

（5）特殊中药饮片的储存

1）毒性中药的储存。应严格遵守《中华人民共和国药品管理法》和《医疗用毒性药品管理办法》的有关规定，做到专人、专库、专柜储存，双人、双锁、双账、双领取、双复核管理。

2）贵细中药的储存。因价值昂贵，贵细中药应与一般饮片分开储存，专人管理，注意防虫防霉，密封后置阴凉、通风、干燥处储存。麝香、牛黄宜瓶装密闭，人参可放入石灰缸内储存。

3）易燃中药的储存。药材中遇火极易燃烧的品种，如硫黄、火硝、樟脑、干漆、海金沙等，必须按照消防管理要求，储存在安全地点，远离火源，由专人保管。饮片应干燥，空气要流通，堆垛不宜太高。

各类中药饮片的特点及养护措施见表2—2。

表2—2　　　　　　　　　各类中药饮片的特点及养护措施

药材分类	特点	养护措施
果实种子类	成分复杂，性能各异，浆果、核果富含糖分，易黏结、泛油、霉变、虫蛀；含挥发油的果皮易散失香气，变色；含油脂的柏子仁易泛油、生虫，颜色变深并有油哈气味	储存保管应选干燥通风的库房，以防潮为主，避免高温火烤、暴晒，货垛不宜过高，对于枸杞子、瓜蒌、大枣、桂圆肉等质地较软润，不耐重压的中药，宜使用硬质材料包装盛放
花类	含有花色素并具有较强的亲水性，有吸潮霉变及变色的缺点；含挥发油的花类储久易散气走味；质地疏松的花有易"散瓣"等娇气特性	储存保管应选用干燥凉爽的库房，重点做好防潮工作，货垛不宜太高，避免重压。常用阴干或晾晒法干燥，避免火烤、暴晒及硫黄熏蒸
全草类	薄荷、藿香等含有挥发油及叶绿素，储久会使香气散失及褪色	不宜暴晒或长久通风，堆垛注意垫底防潮，避免重压，注意"倒垛"，防潮，以减少质变和损耗
根及根茎类	含水分大，且富含淀粉、糖分等，易返潮霉变、虫蛀、变色、糖化黏结等	选择阴凉干燥的库房，注意通风散潮，高温梅雨季节来临之前应进行熏仓防霉杀虫
树脂干膏类	受热易融化、变软、黏结等，常黏附包装或生虫、变色等	储存于防潮容器密封或干燥、阴凉、避光的库房。定期检查，防止包装破损、受热膨胀外溢
动物类	富含脂肪、蛋白质等营养成分，极易滋生霉菌或出现泛油酸败、异臭、脱足断体等现象	储存于带空调的小型密闭库房的专用容器中，并具有防潮、通风和熏仓防虫的条件
贵细药	如人参、番红花、冬虫夏草等，价格贵，易虫蛀霉变	专用库房和容器，实行双人双锁保管，注重防变质、防盗
易燃类药物	如硫黄、樟脑、干漆、海金沙等，遇火极易燃烧	须按照消防管理要求，储存在阴凉安全专库
毒麻药	具有毒性或成瘾性	按照国家有关规定进行管理，须做到专仓、专柜、专账、双人双锁管制

第二节　中医基础知识

 培训目标

➤ 了解中医学的基本特点。

➤ 熟悉阴阳五行学说的基本概念和在中医药学中的应用。

➤ 掌握阴阳五行学说的基本内容。

➤ 熟悉精、气、血、津液的基本概念，掌握其生理功能及气血之间的关系。

➤ 熟悉脏腑的概念。

➤ 掌握五脏六腑的生理功能及特点，六淫的含义、性质及致病特点，七情含义及致病特点，痰饮的基本概念、形成及致病特点，瘀血的基本概念、形成及致病特点。

➤ 了解脏腑之间的相互关系，饮食失宜、劳逸过度、外伤，病机学说。

➤ 掌握表证、里证、半表半里证、寒证、热证、虚证、实证、阴虚证、阳虚证的含义及临床表现。

➤ 熟悉表证与里证、寒证与热证、虚证与实证的鉴别要点。

➤ 了解亡阴证、亡阳证的含义与临床表现。

➤ 熟悉八纲辨证之间的相互关系。

➤ 了解扶正与祛邪的概念，缓则治本、急则治标，因时、因地、因人制宜。

➤ 熟悉扶正与祛邪的关系，标本同治，正治、反治的含义，泻其有余、补其不足的含义及使用范围。

➤ 掌握扶正祛邪的运用原则，正治与反治的具体应用。

一、中医学的基本特点

中医学在中国有悠久的历史，是中国传统文化的重要组成部分，是中华民族在长期的生产、生活实践中认识生命、维护健康、战胜疾病的经验总结。中医学经过长期的医疗实践的验证，形成了中医学独特的理论体系。

中医学独特的理论体系有两个特点：一是整体观念，二是辨证论治。

1. 整体观念

整体观念是关于事物和现象的完整性、统一性和联系性的认识。整体是由其组成部分以一定的联系方式构成的，整体性就是统一性、完整性和联系性。整体性表现为整体联系的统一性，即整体与部分、部分与部分、系统与环境联系的统一性。整体思维是中国古代所具有的独特的思维形态，它强调整体、和谐和协调。中医学以阴阳、五行学说来阐明人体脏腑组织之间的协调完整性，以及机体与外界环境的统一关系，从而形成了独具特点的中医学的整体观念。中医学的整体观念是关于人体自身以及人与环境之间的统一性、完整性和联系性的认识，是中医学的基本特点之一，它贯穿于中医学生理、病理、诊法、辨证、治疗等整个理论体系之中，具有重要的指导意义。

中医学把人体内脏和体表各部组织、器官看成是一个有机的整体，同时认为四时气候、地土方宜、周围环境等因素对人体生理病理有不同程度的影响，既强调人体内部的统一性，又重视机体与外界环境的统一性，这就是中医学整体观念的主要内容。

（1）人是一个有机整体。人体以五脏为中心，通过经络系统，把六腑、五体、五官、九窍、四肢百骸等全身组织器官有机地联系起来，构成一个表里相关、上下沟通、密切联系、协调共济、井然有序的统一整体，并且通过精、气、血、津液的作用来完成机体统一的机能活动。

1）形体结构上，人体以五脏为中心，配以六腑，通过经络将五体、五官、九窍、四肢百骸等全身组织器官相连，构成不可分割、相互关联的统一整体。

2）生命物质上，气、血、精、津、液是组成人体并维持人体生命活动的基本物质。它们相互转化，在全身各脏腑器官中分布、运行，保证了各脏腑器官机能活动的统一性。

3）生理上，人体各个脏器、组织或器官都有各自不同的生理功能，同时，它们又都是整体机能活动的组成部分，从而决定了机体的整体统一性。

人体各个组成部分之间，在结构上是不可分割，在生理上是相互联系、相互制约的，在病理上是相互影响的。

（2）人与自然环境的统一性。人产生于自然，生活在自然界之中，与自然界密切相关，因此人类的生命活动规律必然受自然界的规定和影响。自然界的运动变化（如季节更替、气候变幻、昼夜更替、地域等）直接或间接地影响着人体，机体则相应地发生生理和病理上的变化。人类通过适应自然、改造自然，达到人体与自然环境的统一性。这主要表现在以下几个方面。

1）人与季节气候相统一。一年四季有春、夏、秋、冬的季节更替，四时气候有温、热、燥、寒的节律变化。因而人体生理功能与四时气候变化相适应，如天气炎热，阳气浮越，气血运行加速，腠理开疏，津液外泄，代谢为汗，则汗多；天气寒冷，阳气内敛，气血运行缓慢，腠理固密，津液内化，代谢为尿，则汗少。疾病的发生、发展与变化与季节变化密切相关。人类适应自然环境的能力是有一定限度的，如果气候剧变或机体的调节机能失常，以致人体对自然变化适应性调节不足，疾病就会发生。有些季节性的多发病或时令性的流行病有着明显的季节倾向，如春常见温病，夏多发中暑，秋病多燥，冬病多伤寒。

2) 人与昼夜晨昏相统一。人体不仅随着季节气候的变化而变化，而且也随着昼夜的变化而发生节律性的变化。一日之中白昼为阳，夜晚为阴，早晨阳气始生，中午阳气最盛，下午阳气始弱，夜晚阳气内敛，人体阳气亦随一日之阳气"平旦生，日中隆，日西虚"的盛衰波动，发生规律性的变化。在病理上，某些疾病也会呈现白天病情较轻，傍晚加重，夜间最重的周期性变化。

3) 人与地域相统一。在一定程度上，地域差异、地理环境、风俗习惯等的不同，同样也影响着人的生理机能和心理活动。生长有南北，地势有高低，体质有阴阳，天时有寒热，饮食有习惯，故受病有深浅。如东南气候多湿热，人体腠理多疏松，体格多瘦削；西北气候多燥寒，人体腠理多致密，体格多壮实。总之，地域环境不同，形成了生理上、体质上的不同特点，因而不同地区的发病情况也不尽一致。

（3）人与社会环境的统一性。人既有自然属性，又有社会属性，人的成长过程就是由自然人变为社会人的过程。人生活在社会环境之中，社会生态变迁与人的身心健康有着密切关系。角色、地位、工作环境的变动影响人们的心身机能。因此要加强人性修养，建立理想人格，与社会环境相统一。但是，人的适应能力是有限的，一旦环境变化过于剧烈，或个体适应调节能力较弱，不能对社会环境的变化做出相应的调整，则人就会进入非健康状态，乃至发生病理变化。良好的社会环境，有利于身体健康；不良的社会环境，亦可成为致病因素。

2．辨证论治

辨证论治为辨证和论治的合称，是中医学认识疾病和治疗疾病的基本原则，又是诊断和防治疾病的基本方法，是中医学术特点的集中表现，也是中医学理论体系的基本特点之一。

（1）辨证论治的基本概念

1) 症、证、病的概念。任何疾病的发生、发展，总是通过一定的症状、体征等疾病现象表现出来的，人们也总是透过疾病的现象去揭示疾病的本质。中医学认为：疾病的临床表现以症状、体征为基本组成要素。

症，又称症状，是疾病的外在表现，是病人主观感觉到的异常感觉。

证，又称证候，是对疾病处于某一阶段的病理概括，包含疾病的致病因素、病变部位、疾病的性质和发展趋势，以及机体的抗病反应能力等。如"痰热蕴肺证"，其病位在肺，病因是痰邪，病性为热，病势属实。这样，病位之肺，病因病性之痰热，病势之实，有机地组合在一起，就构成了"痰热蕴肺证"。又如"外感风寒表虚证"，其病位在表（肺卫），病因是风寒，病性为寒，病势属虚。这样，病位之肺卫，病因病性之风寒，病势之实，有机地组合在一起，就构成了"外感风寒表虚证"。证，不是将若干症状简单相加，而是弄清症状之间的内在联系，抓住其根本，揭示疾病的本质。因此证比症状更全面、更深刻、更正确地揭示了疾病的本质，所以症与证的概念不同。证是中医学的特有概念，是中医学认识和治疗疾病的核心。

病，又称疾病，是在致病因素的作用下，出现具有一定发展规律的演变过程，表现出若干特定的症状和各阶段的相应证候。

症，是疾病的表面现象；证，将症状与疾病联系起来，揭示了症与病之间的内在联系，反映了疾病某个阶段的病理变化；病，反映了病理变化的全部过程。三者均统一在人体病理变化的基础之上。

2）辨证和论治的含义及其关系。辨证，就是将四诊（望、闻、问、切）所收集的资料、症状和体征，通过分析、综合，辨清疾病的原因、性质、部位，以及邪正之间的关系，概括、判断为某种性质的证候。辨证的关键是"辨"，核心是"证"。论治，又称施治，就是根据辨证的结果，确定相应的治疗原则和方法。

辨证论治是在中医学理论指导下，对四诊所获得的资料进行分析综合，概括判断出证候，并以证为据确立治疗原则和方法，付诸实施的过程。辨证是决定治疗的前提和依据，论治是治疗疾病的手段和方法。通过论治可以检验辨证的正确与否。辨证论治的过程，就是认识疾病和解决疾病的过程。辨证和论治，是诊治疾病过程中相互联系不可分割的两个方面，是理论和实践相结合的体现，是理、法、方、药在临床上的具体运用，是指导中医临床工作的基本原则。

（2）辨证论治的运用

1）常用的辨证方法。常用的辨证方法有：八纲辨证、脏腑辨证、气血津液辨证、六经辨证、卫气营血辨证、三焦辨证、病因辨证等。根据中华人民共和国中药调剂员职业标准的要求，本书仅介绍八纲辨证。

2）辨证论治的过程。中医临床辨证论治的基本过程是运用四诊对病人进行仔细的资料收集，辨证求因进行推理，判断其发病的病因，再结合地理环境、时令、气候、病人的体质、性别、职业等情况具体分析，找出疾病的本质，得出辨证的结论，最后确定治疗法则，选方遣药进行治疗。

3）辨证与辨病。中医临床治疗疾病既要辨病，又要辨证，而辨证更重于辨病。中医治病主要不是着眼于"病"的异同，而是着眼于"证"的区别，通过辨证来进一步认识疾病。证是疾病不同阶段、不同病理变化的反映。在疾病发展过程中，可出现不同的证候，要根据不同证候进行治疗，因此出现了"异病同治"与"同病异治"。"异病同治"是指不同的疾病在其发展过程中出现了相同的证，采用基本相同的治法，即所谓"证同治亦同"。如胃下垂、脱肛、子宫下垂、便溏等，虽是不同的病，但如果均伴随有少气懒言、倦怠乏力等症状，可辨证为中气下陷证，可用升提中气的方法治疗。"同病异治"是指相同的疾病在其发展过程中出现了不同的证，采用基本不同的治法，即所谓"证异治亦异"。如同为感冒咳嗽，有的表现为风寒犯肺证，治当宣肺止咳，疏风散寒；有的表现为风热犯肺证，又宜化痰止咳，清热解表，这就是所谓同病异治。

二、阴阳学说

阴阳学说是研究阴阳的内涵及其运动变化规律，并用以阐释宇宙间万事万物的发生、发展和变化的一种古代哲学理论。阴阳学说，包括中国古代唯物论和辩证法的辩证思想，是中国古代朴素的对立统一理论，是古人探求宇宙本原和解释宇宙变化的一种世界观和方法论。阴阳学说认为，世界是物质的，阴阳是事物的两个属性，世界万物是在阴阳对立统一的相互作用下发生、发展和变化的。

阴阳学说不仅是中医学特有的思维方法之一，而且在中医学理论体系中占有地位，可用来阐释人体的组织结构、生理活动、疾病的发生原因和病理变化，并指导着疾病的诊断和防治。

1. 阴阳学说的基本概念

阴阳，是中国古代哲学的一对范畴，是对自然界相互关联的某些事物或某一事物或现象内部对立双方属性的概括。

阴阳最初的含义是指日光的向背，朝向日光为阳，背向日光为阴。如山南水北为阳，山北水南为阴。当时阴阳的含义是原始朴素的，后来阴阳的朴素含义逐渐得到引申。如对温暖与寒冷、明亮与晦暗、上与下、内与外、运动与静止等分阴阳，逐渐把自然界几乎所有的事物和现象都划分为阴与阳两个方面，阴阳就成为一个概括自然界具有对立属性的事物和现象双方的抽象概念。

事物内部存在着阴阳两种对立的力量，而且这两种力量是在不断运动变化、相互作用的。阴阳的相互作用推动着宇宙中一切事物和现象的产生和变化，是事物发生、发展变化的根源，如四时与昼夜的更替、日出日落、月圆月缺，皆是阴阳双方运动变化、相互作用的结果。存在于事物内部的阴阳两方面的运动是事物发生、发展、变化的根本原因，而且阴阳的相互作用、对立统一、消长转化是事物运动变化的基本规律，因而标志着阴阳学说作为古人认识世界的一种方法论的形成。

2. 事物的阴阳属性

阴阳学说认为，可以用阴阳来概括和分析宇宙间相互关联且又相互对立的事物或现象，或同一事物内部相互对立的两个方面的属性。阴阳，既可以表示相互对立的事物或现象，又可以表示同一事物或现象内部对立着的两个方面。前者如天与地、日与月、上与下、水与火等；后者如寒与热、升与降、里与外、明与暗等。一般地说，凡是运动的、外向的、上升的、温热的、无形的、明亮的、兴奋的都属于阳的范畴；相对静止的、内守的、下降的、寒冷的、有形的、晦暗的、抑制的都属于阴的范畴。如以天地而言，天气清轻向上为阳，地气重浊凝滞为阴。以水火而言，水性寒而润下为阴，火性热而炎上为阳。阴和阳的相对属性引入医学领域，具有外向、弥散、推动、温煦、兴奋、升举等特性的物质和功能，均属于阳，而具有内守、凝聚、宁静、凉润、抑制、沉降等特性的物质和功能，均属于阴。如脏在内藏而不泻为阴，腑在外泻而不藏为阳；具有滋润作用在脉内的营气为阴，具有温煦作用在脉外的卫气为阳。事物阴阳属性归类见表2—3。

表2—3 　　　　　　　　　　　**事物阴阳属性归类表**

属性	空间					时间	季节	温度	重量	性状	事物运动状态
阳	上	外	左	南	天	昼	春夏	温热	轻	清	上升、运动、兴奋
阴	下	内	右	北	地	夜	秋冬	寒凉	重	浊	下降、静止、抑制

事物阴阳属性的确认，可根据其功能属性、运动趋势、空间和时间等相互比较而归纳出来。事物的阴阳属性，既有绝对性又有相对性。若该事物的总体属性未变，那么它的阴阳属性也是固定不变的。事物阴阳属性的绝对性，主要表现在其属阴或属阳的不可变性。如水与火，水属阴，火属阳，水不论多热，对火来说，仍属阴；火不论多弱，对水来说，仍属阳。天与地、日与月、上与下、升与降、动与静、寒与热、明与暗、温煦与凉润、兴奋与抑制、推动与宁静、弥散与凝聚等，其阴阳属性具有不可变性，在某种意义上是绝对的。若事物的阴阳属性可随其总体属性变化而变化，在某种意义上又是相对的。事物阴阳属性的相对性，主要表现在以下三个方面。

（1）互相转化。事物的阴阳属性在一定条件下，可以发生相互转化。如感受寒邪，入里从阳化热，属阴的寒证在一定条件下可以转化为属阳的热证；感受热邪，失治误治，出现大汗淋漓，面色苍白、手足厥冷，属阳的热证在一定条件下也可以转化为属阴的寒证。

（2）无限可分性。属性相反的两种事物或一事物内部相互对立的两个方面可以划分阴阳，而其中的任何一方又可以再分阴阳，即"阴中有阳，阳中有阴"。如昼为阳，夜为阴；上午因阳气升腾为阳中之阳，下午因阳气渐衰为阳中之阴；前半夜因阴气趋盛为阴中之阴，后半夜因阴气渐衰为阴中之阳。自然界中相互关联又相互对立的事物可以概括为阴阳两类，一事物内部又可分为阴和阳两个方面，而每一事物内部的阴或阳的任何一方，还可以再分阴阳，可见事物的阴阳无限可分性。

（3）事物阴阳属性因比较对象不同而改变。划分事物阴阳属性的前提改变，其阴阳属性亦发生改变。如季节气候中，春天与冬天比较，其气温而属阳；若与夏天比较，则其气凉而属阴。可见，事物的比较对象发生了改变，则其阴阳属性也可以发生改变。

3. 阴阳学说的基本内容

阴阳学说的基本内容，可以从阴阳对立制约、阴阳互根互用、阴阳消长、阴阳转化四个方面加以说明。阴阳的对立制约与互根互用是阴阳关系中最基本的关系，阴阳的相互消长和相互转化是阴阳的运动形式。由于阴阳之间存在着对立制约、互根互用、消长变化、相互转化，才不断推动事物的发展，实现量变到质变的变化和运动。

（1）阴阳对立制约。阴阳对立制约，是指属性相反的阴阳双方在一个统一体中相互斗争、相互制约和相互排斥。阴阳学说认为，自然界一切事物或现象都存在着相互对立的阴阳两个方面，如上与下、左与右、天与地等。阴阳双方既是对立的，又是统一的，对立统一是相反相成的。

阴阳的相互对立，主要表现于它们之间的相互斗争、相互制约。正是由于阴与阳之间的这种相互对立制约才维持了阴阳之间的动态平衡，因而促进了事物的发生、发展和变化。如一年有四季，四季有四气的变化，春夏之所以温热，是因为春夏阳气上升抑制了秋冬的寒凉之气；秋冬之所以寒冷，是因为秋冬阴气上升抑制了春夏的温热之气的缘故。这是自然界阴阳相互制约、相互消长的结果。

人体处于正常生理状态下，相互对立着的阴阳两个方面，也是处于相互制约、相互排斥、相互消长的动态变化的。如人体的阳气能推动和促进机体的生命活动，加快新陈代谢，而人体的阴气能调控和抑制机体的代谢和各种生命活动，阴阳双方相互制约而达到协调平衡，则人体生命活动健康有序。人体阴阳之间的动态平衡，是阴阳双方相互对立、相互制约的结果，所谓"阴平阳秘，精神乃治"。

如果阴阳之间的对立制约关系失调，动态平衡遭到了破坏，则标志着疾病的产生。阴阳双方中的一方过于亢盛，则过度制约另一方而致其不足，即所谓"阴胜则阳病，阳胜则阴病"。阴阳双方中的一方过于虚弱，无力抑制另一方而致其相对偏盛，即"阳虚则阴盛""阴虚则阳亢"，或"阳虚则寒""阴虚则热"。

（2）阴阳互根互用。阴阳互根，是指一切事物或现象中相互对立着的阴阳两个方面，具有相互依存，互为根本的关系。即阴和阳任何一方都不能脱离另一方而单独存在，每一方都以相对的另一方的存在作为自己存在的前提和条件。如上为阳，下为阴，没有上也就无所谓下，没有下也就无所谓上。热为阳，寒为阴，没有热也就无所谓寒，没有寒也就无所谓热等。所以说阳依存于阴，阴依存于阳。中医学把阴阳的这种相互依存关系，称为"互根"。

阴阳互用，是指阴阳双方具有相互资生、促进和助长的关系。《素问·阴阳应象大论》说："阴在内，阳之守也；阳在外，阴之使也。"指出阳以阴为基，阴以阳为偶；阴为阳守持于内，阳为阴役使于外，阴阳相互为用，不可分离。"阳气根于阴，阴气根于阳，无阴则阳无以生，无阳则阴无以化。"

阴阳学说运用阴阳互根互用关系，广泛地用来阐释自然界的气候变化和人体的生命活动。例如：1）春夏阳气生而渐旺，阴气也随之增长，天气虽热而雨水增多；秋冬阳气衰而渐少，阴气随之潜藏，天气虽寒而降水较少，如此维持自然界气候的相对稳定。2）就构成人体和维持人体生命活动基本物质的精与气而言，精有形而属阴，气无形而属阳。精能化气，精是气的化生本原；气能生精，气的运动促使精的产生；气还能摄精，使精藏于脏腑之中而不妄泄。精与气之间存在着相互资生和相互促进的关系。3）兴奋与抑制两种功能，既是相互制约的，又是相互为用的。人与自然界相统一，白天人体阳气随自然界的阴阳变化而旺盛，兴奋功能占主导地位，但须以夜晚充足的睡眠为前提；夜晚人体阳气衰少而阴气渐盛，抑制功能占主导地位，但须以白天的充分兴奋为条件。

阳依赖于阴而存在，阴也依赖于阳而存在。如果由于某些原因，阴和阳之间的互根关系遭到破坏，就会导致"孤阴不生，独阳不长"，甚则"阴阳离决，精气乃绝"而死亡。如果人体阴阳之间的互滋互用关系失常，就会出现"阳损及阴"或"阴损及阳"的病理变化。

（3）阴阳消长。阴阳消长，是指对立互根的阴阳双方不是一成不变的，而是处于不断增长和消减的运动变化之中。阴阳双方在彼此消长的运动过程中保持着动态平衡。阴阳消长变化可表现为阴阳互为消长，或阴长阳消，或阳长阴消；亦可表现为阴阳皆消皆长，或此长彼亦长，或此消彼消。

1）阴阳互为消长。在阴阳双方彼此对立制约的过程中，阴与阳之间可出现某一方增长而另一方消减，或某一方消减而另一方增长的互为消长的变化。前者称为阳长阴消或阴长阳消，后者称为阳消阴长或阴消阳长。如以四时气候变化而言，从冬至春及夏，气候从寒冷逐渐转暖变热，这是阳长阴消的过程；由夏至秋及冬，气候由炎热逐渐转凉变寒，这是阴长阳消的过程。四时气候的变迁，寒暑的更易，反映了阴阳消长的过程。以人体的生理活动而言，白天阳气盛，故机体的生理功能以兴奋为主；夜晚阴气盛，故机体的生理功能以抑制为主。子夜一阳生，日中阳气隆，机体的生理功能由抑制逐渐转向兴奋，这是阳长阴消的过程；日中至黄昏，阴气渐生，阳气渐衰，机体的生理功能也由兴奋逐渐转向抑制，这是阴长阳消的过程。由此可以看出，阴与阳之间的互为消长是不断进行着的，是绝对的；而阴与阳之间的平衡则是相对的，是动态的平衡。

2）阴阳皆消皆长。在阴阳双方互根互用的过程中，阴与阳之间又会出现某一方增长而另一方亦增长，或某一方消减而另一方亦消减的皆消皆长的消长变化。前者称为阴长阳长或阳长阴长，后者称为阴消阳消或阳消阴消。如四季气候变化中，随着春夏气温的逐渐升高而降雨量逐渐增多，为阴阳皆长变化；随着秋冬气候的转凉而降雨量逐渐减少，即是阴阳皆消的消长变化。人体生理活动中，饥饿时出现的气力不足，属阴消阳消的消长变化；而补充营养物质产生能量增加气力，则属阳长阴长的消长变化。

阴阳消长只是阴阳变化的过程和形式，而导致这种过程和形式出现的根本原因则是阴阳的对立制约与互根互用。某些事物中的阴阳关系以互根互用为主，如精与气、气与血等；另一些事物中的阴阳关系却以对立制约为主，如寒与热、水与火等。一旦出现阴阳消长变化失常时，前者多表现为此消彼亦消、此长彼亦长，而后者多表现为此消彼长、此长彼消。

阴阳双方在一定限度内的消长变化，反映了事物之间对立制约和互根互用关系的协调平衡。若阴阳的消长变化超越了正常的限度，在自然界表征异常的气候变化，在人体则表明疾病的发生。阳盛则阴病、阴盛则阳病、阳虚阴盛、阴虚阳亢等，皆属阴阳对立制约关系失常而出现的超过正常限度的此长彼消或此消彼长，而精气两虚、气血两虚等，则属阴阳互根互用关系失常而出现的异常的阴阳皆消。

(4) 阴阳转化。阴阳转化，是指事物的总体属性，在一定条件下可以向其相反的方向转化，即属阳的事物可以转化为属阴的事物，属阴的事物可以转化为属阳的事物。例如，一年四季气候的变化，属阳的夏天可以转化为属阴的冬天，属阴的冬天又可以转化成属阳的夏天。人体的病证，属阳的热证可以转化为属阴的寒证，属阴的寒证又可以转化为属阳的热证。

阴阳转化是阴阳运动的又一基本形式。阴阳双方的消长运动发展到一定阶段，事物内部阴与阳的比例出现了颠倒，则该事物的属性即发生转化，所以说转化是消长的结果。阴阳相互转化，一般都产生于事物发展变化的"物极"阶段，即"物极必反"。因此，在事物的发展过程中，如果说阴阳消长是一个量变的过程，则阴阳转化则是在量变基础上的质变。

古人用"重阴必阳，重阳必阴""寒极生热，热极生寒"来阐释阴阳转化的机制和事物发生发展的规律。任何事物都处在不断的运动变化之中，事物的发生发展规律总是由小到大，由盛而衰，即是说事物发展到极点就要向它的反面转化。

阴阳的相互转化，既可以表现为渐变形式，又可以表现为突变形式。如一年四季之中的寒暑交替，一天之中的昼夜转化等，即属于"渐变"的形式；夏季酷热天气的骤冷和下冰雹，急性热病中由高热突然出现体温下降、四肢厥冷等，即属于"突变"的形式。

在疾病的发展过程中，阴阳的转化常常表现为在一定条件下表证与里证、寒证与热证、虚证与实证的相互转化。如高热、面红、咳喘、气粗、烦渴、脉数有力等的实热阳证，会由于邪热极盛耗伤正气，出现面色苍白、四肢厥冷、精神萎靡、脉微欲绝等虚寒阴证。再寒饮停留日久，郁滞不行，可以化热，则属阴证转为阳证。

综上所述，阴阳的对立制约、互根互用、消长及转化，是从不同角度来说明阴阳之间的相互关系及其运动规律的，表达了阴阳之间的对立统一关系。阴阳之间的这些关系及其运动规律并不是孤立的，而是彼此互相联系的。阴阳的对立互根是阴阳最普遍的规律，说明了事物之间既相反又相成的关系。事物之间的阴阳两个方面通过对立制约而取得了平衡协调，通过互根互用而互相促进，不可分离。阴阳的消长和转化是阴阳运动的形式。阴阳消长是在阴阳对立制约、互根互用基础上表现出的量变过程，阴阳转化则是在量变基础上的质变，是阴阳消长的结果。阴阳的动态平衡由阴阳之间的对立制约、互根互用及其消长转化来维系，而阴阳自和表达了其自动维持和自动恢复这一动态协调平衡的能力与趋势。如果阴阳的这种动态平衡遭到了破坏，又失去了自和的能力，在自然界就会出现反常现象，在人体则会由生理状态进入疾病状态，甚至死亡。

4．阴阳学说在中医药学中的应用

阴阳学说贯穿在中医学理论体系的各个方面，广泛用来说明人体的组织结构、生理功能、病理变化，并指导养生保健以及疾病的诊断和治疗。

（1）说明人体的组织结构。人体是一个有机整体。组成人体的所有脏腑经络形体组织，既是有机联系的，又都可以根据其所在部位、功能特点划分为相互对立的阴阳两部分。人体脏腑经络及形体组织结构的上下、内外、表里、前后各部分之间，无不包含着阴阳的对立统一。

脏腑形体分阴阳：脏腑及形体组织的阴阳属性，就大体部位来说，上部为阳，下部为阴；体表属阳，体内属阴。就其腹背四肢内外侧来说，则背为阳，腹为阴；四肢外侧为阳，四肢内侧为阴。以脏腑来分，五脏属里，藏精气而不泻，为阴；六腑属表，传化物而不藏，为阳。由于阴阳之中复有阴阳，所以分属于阴阳的脏腑形体组织还可以再分阴阳。如体表组织属阳，而皮肉为阳中之阳，筋骨为阳中之阴。再继续分，则皮肤为阳中之阳，肌肉为阳中之阴；筋为阴中之阳，骨为阴中之阴。再如五脏分阴阳：心肺居于上属阳，而心属火，主温通，为阳中之阳；肺属金，主肃降，为阳中之阴。肝、脾、肾居下属阴，而肝属木，主升发，为阴中之阳；肾属水，主闭藏，为阴中之阴；脾属土，居中焦，为阴中之至阴。

经络系统分阴阳：其中十二正经中有手足三阴三阳经。属腑而行于肢体外侧面的为阳经，一阳分为三阳，因行于上肢与下肢的不同而分称为手足阳明、少阳、太阳经；属脏而行于肢体内侧面的为阴经，一阴化为三阴，分称为手足太阴、厥阴、少阴经。督脉行于背，有总督一身之阳经的作用，称为"阳脉之海"。任脉行于腹，有总任一身之阴经的作用，称为"阴脉之海"。分布于内脏、肢体深层及身体下部的称为阴络。

（2）概括人体的生理功能。无论是生命活动的整体还是部分，都可以用阴阳来概括说明人体的生理活动。人体的整体生命活动，是由各脏腑经络形体官窍各司其职，协调一致来完成的，而脏腑经络的功能，是由贮藏和运行于其中的精与气为基础的。精藏于脏腑之中，主内守而属阴，气由精所化，运行于全身而属阳。精与气的相互资生、相互促进，维持了脏腑经络形体官窍的功能活动稳定有序。阴气主凉润、宁静、抑制、沉降，阳气主温煦、推动、兴奋、升发。正是由于人体内阴阳二气的相互作用，推动着人体内物质与物质之间、物质与能量之间的相互转化，推动和调控着人体的生命进程。同时又是由于体内阴阳二气的对立制约、互根互用和消长转化，维系着协调平衡的状态，人体的生命活动才能有序进行，各种生理功能才能得到稳定发挥。若人体内的阴阳二气不能相互为用而分离，人的生命活动也就终止了。故《素问·生气通天论》说："阴平阳秘，精神乃治；阴阳离决，精气乃绝。"

此外，阴阳学说还用来说明人体生命活动的基本形式。如人体内的阴阳二气，清阳主升，出上窍；浊阴主降，出下窍；清阳主出，发于腠理、四肢；浊阴主入，走于五脏、六腑。人体正是由于阴阳二气的升降出入运动，推动和维持着人的生命活动，也正是阴阳二气升降出入协调平衡，才推动和维持各种生理活动的正常进行。

（3）阐释人体的病理变化。人体的正常生命活动，是阴阳两个方面保持着对立统一的协调关系，处于动态平衡的结果。疾病的发生标志着这种协调平衡被破坏，故阴阳失调是疾病的基本病机之一。阴阳学说用来阐释人体的病理变化，主要表现在以下两个方面。

1）分析病因的阴阳属性。疾病是由于病邪作用于人体，引起邪正相争，导致机体阴阳失调、脏腑组织损伤和生理功能失常的结果。而病邪可以分为阴、阳两大类。一般而言，六淫属阳邪，饮食居处、情志失调等属阴邪。阴阳之中复有阴阳，六淫之中，风、暑、火（热）邪为阳，寒、湿邪为阴。

2）分析病理变化的基本规律。疾病的发生发展过程是邪正斗争的过程：阳邪侵犯人体，人体正气中的阴气奋而抗之；阴邪侵犯人体，正气中的阳气与之斗争。如此产生了邪正相搏，导致了阴阳失调而发生疾病，阴阳失调的主要表现形式是阴阳的偏盛偏衰和互损。

①阴阳偏盛。即阴偏盛、阳偏盛，是属于阴或阳任何一方高于正常水平的病理状态。《素问·阴阳应象大论》指出："阴胜则阳病，阳胜则阴病，阳胜则热，阴胜则寒。"

阳胜是指阳邪侵犯人体而使机体阳气亢盛所致的一类病证。由于阳气的特性是热，故说"阳胜则热"。如温热之邪侵犯人体，可出现高热、烦躁、面赤、脉数等热证。由于阳能制约阴，在阳气亢盛时必然要消耗和制约机体的阴气，致使津液减少，而出现脏腑、组织、器官失于滋润而干燥的表现，即所谓"阳胜则阴病"。故外感温热病在其发展过程中往往会出现口干唇燥、舌红少津等症。

阴胜是指阴邪侵犯人体而使机体阴气亢盛所致的一类病证。由于阴气的特性是寒，故说"阴胜则寒"。如寒邪直中，可出现面白形寒，脘腹冷痛，泻下清稀，舌质淡苔白，脉沉迟或沉紧等寒证。由于阴能制约阳，故在阴气亢盛时必然会损耗和制约机体的阳气，导致其虚衰，故说"阴胜则阳病"。随着病情的发展，可出现肢冷、蜷缩、脉迟伏或微细欲绝等症。

"邪气盛则实"，阴阳偏盛所形成的病证是实证，阳偏盛导致实热证，阴偏盛导致实寒证。

②阴阳偏衰。即阴虚、阳虚，是属于阴阳任何一方低于正常水平的病理状态。

阳虚是指人体之阳气虚衰，不能制阴，则阴气相对偏盛而出现寒象。如机体阳气虚弱，可出现面色苍白、畏寒肢冷、神疲蜷卧、自汗、脉微等虚寒证。

阴虚是指人体之阴气虚衰，不能制阳，则阳气相对偏亢而出现热象。如久病耗阴或素体阴虚，可出现潮热、盗汗、五心烦热、口干舌燥、脉细数等虚热证。

"精气夺则虚"，阴阳偏衰所导致的病证是虚证，阴虚出现虚热证，阳虚出现虚寒证。

③阴阳互损。由于阴阳之间互根互用，所以在阴阳偏衰到一定程度时，就会出现阴损及阳，阳损及阴的阴阳互损的情况。

当阳虚至一定程度，阳虚不能生阴，继而出现阴虚的现象，称为阳损及阴；当阴虚至一定程度，阴虚不能生阳，继而出现阳虚的现象，称为阴损及阳。无论阳损及阴还是阴损及阳，最终都导致阴阳两虚。

综上所述，阴阳偏胜偏衰主要用来概括说明阴阳对立制约关系失调而出现的寒热性病理变化。"阳胜则热，阴胜则寒"，"阳胜则阴病，阴胜则阳病"，"阳虚则寒，阴虚则热"，是寒热性疾病的病理总纲。阴阳互损主要用来说明精与气或气与血之间的互根互用关系失调的虚性病变。若用阴阳消长来说明，则前者属于由阴阳对立制约关系失常而出现的互为消长，后者属于因阴阳互根互用关系失常而表现的阴阳皆消。

（4）用于疾病的诊断。中医诊断疾病的过程包括诊察疾病和辨识证候两个方面。"善诊者，察色按脉，先别阴阳。"阴阳学说用于疾病的诊断，主要包括分析四诊所收集的资料和概括各种证候的阴阳属性两个方面。

1）分析四诊资料。即将望、闻、问、切四诊所收集的各种资料，包括即时的症状和体征，以阴阳理论辨析其阴阳属性。观察色泽的明暗，可以辨别病情的阴阳属性，色泽鲜明为病属于阳；色泽晦暗为病属于阴。观察呼吸气息的动态，听其发出的声音，可以区别病情的阴阳属性，语声高亢洪亮、多言而躁动者，多属实、属热，为阳；语声低微无力、少言而沉静者，多属虚、属寒，为阴。呼吸微弱，多属于阴证；呼吸有力，声高气粗，多属于阳证。了解患者的动静、喜恶等情况，也可以区分病证的阴阳属性，躁动不安属阳，蜷卧静默属阴；身热恶热属阳，身寒喜暖属阴等。辨脉也可以分辨病证的阴阳属性，如寸为阳，尺为阴；至者为阳，去者为阴；数者为阳，迟者为阴；浮大洪滑为阳，沉涩细小为阴。

2）概括疾病证候。辨证论治是中医学的基本特点之一，确定证候是中医学诊断疾病的核心。在临床辨证中，阴阳学说用阴阳来概括分析错综复杂的各种证候。只有分清阴阳，才能抓住疾病的本质。所以辨别阴证、阳证是诊断疾病的重要原则，在临床诊断中具有重要意义。如八纲辨证中，阴阳是八纲辨证的总纲，表证、热证、实证属阳；里证、寒证、虚证属阴。脏腑辨证中，如在虚证分类中，肾有肾精虚、肾气虚、肾阴虚和心肾阳虚之分。

总之，阴阳学说广泛应用于四诊和辨证之中，只有辨清阴阳，才能正确分析和判断疾病的阴阳属性。

（5）用于疾病的防治。调整阴阳，使之保持或恢复相对平衡，达到阴平阳秘，是防治疾病的基本原则，也是阴阳学说用于疾病防治的主要内容。

1）指导养生。养生，即保养生命之意。养生的目的，一是延年，二是防病。注重养生是保持身体健康无病的重要手段，而其最根本的原则就是要"法于阴阳"，即遵循自然界阴阳的变化规律来调理人体之阴阳，使人体中的阴阳与四时阴阳的变化相适应，以保持人与自然界的协调统一。依据"春夏养阳，秋冬养阴"的原则，对阳虚阴盛体质者，夏用温热之药预培其阳，则冬不易发病；对阴虚阳亢体质者，冬用凉润之品预养其阴，则夏不得发病。此即所谓"冬病夏治""夏病冬养"。

2）确定治疗原则。由于阴阳失调是疾病的基本病机，因而在把握阴阳失调状况的基础上，用药物等方法调整其偏盛偏衰和互损，恢复阴阳的协调平衡，是治疗疾病的基本原则之一。

阴阳偏盛的治疗原则是实则泻之，即损其有余。阳偏盛而导致的实热证，用"热者寒之"的治疗方法；阴偏盛而导致的寒实证，用"寒者热之"的治疗方法。

若在阳盛或阴盛的同时，由于"阳胜则阴病"或"阴胜则阳病"而出现阴虚或阳虚时，则又当兼顾其不足，于"实者泻之"之中配以滋阴或助阳之品。

阴阳偏衰的治疗原则是虚则补之，即补其不足。阴偏衰产生的是虚热证，治疗当滋阴制阳，用"壮水之主，以制阳光"的治法。阳偏衰产生的是虚寒证，治疗当扶阳抑阴，用"益火之源，以消阴翳"的治法。

阴阳互损的治疗原则是阴阳双补，阴阳互损导致阴阳两虚，对阳损及阴导致的以阳虚为主的阴阳两虚证，当补阳为主，兼以补阴；对阴损及阳导致的以阴虚为主的阴阳两虚证，当补阴为主，兼以补阳。如此则阴阳双方相互资生，相互为用。

3）分析和归纳药物的性能。药物的性能，一般地说，主要靠它的气（性）、味和升降浮沉来决定，而药物的气、味和升降沉浮，又皆可以用阴阳来归纳说明。

药性，主要是寒、热、温、凉四种药性，又称四气。其中寒凉属阴，温热属阳。一般来说，属于寒性或凉性的药物，能清热泻火，减轻或消除机体的热象，阳热证多用之；属于热性或温性的药物，能散寒温里，减轻或消除机体的寒象，阴寒证多用之。

五味，就是酸、苦、甘、辛、咸五种味。有些药物具有淡味或涩味，故实际上不止五味，但习惯上仍称为"五味"。辛味有发散之性，甘味能滋补与缓急，淡味有渗泄作用，酸味能收敛，苦味能降能坚，咸味能软坚和泻下。故认为辛、甘、淡三味属阳，酸、苦、咸三味属阴。如《素问·至真要大论》说："辛甘发散为阳，酸苦涌泄为阴，咸味涌泄为阴，淡味渗泄为阳。"在临床用药过程中，一般都依据证候的性质将药物的气与味综合考虑以处方。每味药都具有气与味两个方面的特性，配方时主要根据证候的性质来决定是主用其气还是味，还是气味皆用。如苦味药一般有降下等作用，若与温性相配，能降气化痰，痰饮等阴性病多用之；若与寒性相合，能清热泻下，实热等阳证多用之。

升降浮沉，是指药物在体内发挥作用的趋向。升是上升，浮为向外浮于表，升浮之药，其性多具有上升发散的特点，故属阳；降是下降，沉为向内沉于里，沉降之药，其性多具有收涩、泻下、重镇的特点，故属阴。药物阴阳属性归类见表2—4。

表 2—4 　　　　　　　　　　　　药物阴阳属性归类表

	阴	阳
药性	寒、凉	热、温
五味	酸、苦、咸	辛、甘、淡
升降浮沉	沉、降	升、浮

总之，阴阳学说在疾病的防治方面具有重要的指导作用。养生防病，须根据四时阴阳的变化情况；治疗疾病，则要根据病证的阴阳偏盛偏衰等情况，确定治疗原则：阴阳偏盛者，损其有余；阴阳偏衰者，补其不足。然后再根据药物四气五味和升降浮沉的阴阳属性选择适当的药物，调整疾病过程中的阴阳失调，使之向恢复平衡方面发展，从而达到治愈疾病和减缓病情之目的。

三、五行学说

五行，是指木、火、土、金、水五种物质及其运动变化。五行学说，是研究木、火、土、金、水五行的概念、特性、生克乘侮规律，可用来阐释宇宙万物发生、发展、变化及相互关系的一种古代哲学思想，属于中国古代唯物论和辩证法范畴。五行学说认为：第一，世界是物质的。宇宙间的一切事物都是由木、火、土、金、水五种基本物质所构成的。第二，世界是永恒运动的。自然界各种事物和现象不是孤立的、静止的，而是在不断运动、发展、变化的，维持相对协调平衡。

1. 五行学说的基本概念

（1）五行的含义。五行中的"五"，是指木、火、土、金、水五种基本物质；"行"，是指行动、运动；"五行"，是指木、火、土、金、水五种物质及其运动变化。

（2）五行的特性。五行的特性，是古代劳动人民在长期的生活和生产实践中，通过对木、火、土、金、水五种物质的观察和认识，形成了对五行的抽象和理性概括，用以识别各种事物的五行属性。

"木曰曲直"："曲"，屈也；"直"，伸也。曲直，是指树木的枝条具有生长、柔和、能屈能伸的特性，故引申为凡具有生长、升发、条达、舒畅等性质或作用的事物和现象，皆归属于木。

"火曰炎上"："炎"，是炎热、光明之义；"上"，是上升。炎上，是指火具有炎热、上升、光明的特性，故引申为凡具有温热、上升、光明等性质或作用的事物和现象，皆归属于火。

"土爰稼穑"："爰"，通"曰"；"稼"，即种植谷物，播种；"穑"，即收获谷物。稼穑，泛指人类种植和收获谷物的农事活动，故引申为凡具有生化、承载、受纳性质或作用的事物和现象，皆归属于土。

"金曰从革"："从"，顺也；"革"，即变革。从革，是指金有刚柔相济之性。金之质地虽刚硬，可作兵器以杀戮，但有随人意而更改的柔和之性，故引申为凡具有沉降、肃杀、收敛等性质或作用的事物和现象，皆归属于金。

"水曰润下"："润"，即滋润、濡润；"下"即向下、下行。润下，是指水具有滋润、下行的特性，故引申为凡具有滋润、下行、寒凉、闭藏等性质或作用的事物和现象，皆归属于水。

（3）五行归类。五行学说以五行特性为依据，运用取象比类和推演络绎的方法，将自然界千姿百态、千变万化的各种事物和现象分别归属于木、火、土、金、水五大类，而每一类事物和现象之间都有着相同的或相似的特定属性，彼此构成了一定的联系。

事物和现象五行归类的方法，主要有取象比类法和推演络绎法两种。

1）取象比类法。从事物的形象（形态、作用、性质）中找出能反映本质的特有征象，即为"取象"；以五行各自的抽象属性为基准，与某种事物所特有的征象相比较，以确定其五行归属，即为"比类"。事物或现象的某一特征与金的特性相类似，则将其归属于金；与土的特性相类似，则将其归属于土；其他以此类推。例如，以方位配五行：日出东方，与木升发特性相似，故东方归属于木；南方炎热，与火特性相类似，故南方归属于火；日落于西方，与金之沉降相类似，故西方归属于金；北方寒冷，与水之特性相类似，故北方归属于水；中原地带土地肥沃，万物繁茂，与土之特性相类似，故中央归属于土。

2）推演络绎法。根据已知的某些事物的五行归属，推演归纳其他相关的事物，从而确定这些事物的五行归属。例如，已知肝属木，由于肝与胆互为表里、在体合筋、其华在爪、开窍于目，因此可推演络绎胆、筋、爪、目皆属于木；心属火，则心与小肠互为表里、在体合脉、其华在面、开窍于舌，故小肠、脉、面、舌皆属于火；同理，脾属土，胃、肌肉、唇、口皆属于土；肺属金，大肠、皮肤、毛发、鼻皆属于金；肾属水，膀胱、骨、发、耳、二阴亦皆属于水。

中医学在天人相应思想指导下，以五行为中心，以五方、五季、五脏为基本框架，按其属性对各种事物、现象及生理病理规律进行归纳，将人体的生命活动与自然界环境统一起来。事物五行属性归类简表见表2—5。

表2—5　　　　　　　　　　　　　事物属性的五行归类表

自然界							五行	人体						
五音	五味	五色	五化	五气	五方	五季		五脏	五腑	五官	形体	情志	五声	五脉
角	酸	青	生	风	东	春	木	肝	胆	目	筋	怒	呼	弦
徵	苦	赤	长	暑	南	夏	火	心	小肠	舌	脉	喜	笑	洪
宫	甘	黄	化	湿	中	长夏	土	脾	胃	口	肉	思	歌	缓
商	辛	白	收	燥	西	秋	金	肺	大肠	鼻	皮	悲	哭	浮
羽	咸	黑	藏	寒	北	冬	水	肾	膀胱	耳	骨	恐	呻	沉

2．五行学说的基本内容

五行学说的基本内容包括五行相生与相克、五行相乘与相侮两个方面。其中五行的相生相克是指五行间存在着动态有序的相互资生和相互制约的关系；五行的制化和胜复，是指五行系统中具有的自我调节机制。由于五行之间存在着相生、相克与制化胜复的关系，从而维持五行结构系统的平衡与稳定，促进事物的生生不息。五行的相乘相侮是五行之间异常的生克变化，主要用于阐释某些异常的气候变化和人体的病理变化。

（1）五行相生与相克

1）五行相生。生，是指滋生、助长、促进。相，是指按一定次序，递相之意。五行相生，是指木、火、土、金、水五行之间存在着有序的资生、助长和促进。

五行相生次序是：木生火，火生土，土生金，金生水，水生木。在五行相生关系中，任何一行都具有"生我"和"我生"两个方面的关系。相生关系又称为母子关系，"生我"者为"母"，"我生"者为"子"。故五行相生，实际上是指五行中的某一母行对其子行的资生、促进和助长。如以水为例，由于金生水，故"生我"者为金，金为水之"母"；由于水生木，故"我生"者为木，木为水之"子"。金与水是母子关系，水与木亦是母子关系。其余四行，亦可类推。五行相生关系如图1—1所示。

2）五行相克。克，克制、约束、制约。五行相克，是指木、火、土、金、水五行之间存在着有序的递相克制、制约。

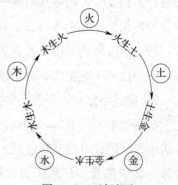

图1—1　五行相生

五行相克次序是：木克土、土克水、水克火、火克金、金克木。在五行相克关系中，任何一行都具有"克我"和"我克"两个方面的关系。相克关系又称为"所胜""所不胜"关系，"克我"者为"所不胜"，"我克"者为"所胜"。故五行相克，实际上指五行中的某一行对其所胜行的克制和制约。如以水为例，由于水克火，故"我克"者为火，水为火之"所胜"；由于土克水，故"克我"者为土，土为水之"所不胜"。其余四行，亦可类推。五行相克关系如图 1—2 所示。

3）五行制化。五行制化，是五行生克关系的结合，指五行之间既相互资生，又相互制约，维持动态平衡，推动事物稳定有序的变化与发展。

五行的相生和相克是不可分割的两个方面：如果只有相克而无相生，就没有事物的生成和发展；只有相生而无相克，就无法正常维持事物间的协调关系。因此，必须生中有克，克中有生，相生中有克制，在克制中求发展，相生相克相反相成，才能维持事物间的平衡协调，促进稳定有序的变化与发展。

五行制化的规律是：木克土，土生金，金克木；火克金，金生水，水克火；土克水，水生木，木克土；金克木，木生火，火克金；水克火，火生土，土克水。如此循环往复，五行制化规律如图 1—3 所示。

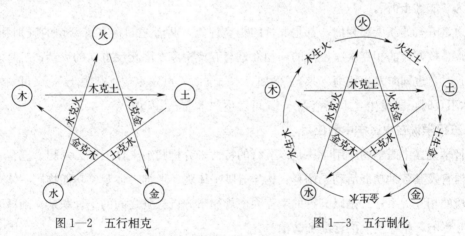

图 1—2 五行相克　　　　　　　　图 1—3 五行制化

（2）五行相乘相侮。五行相乘相侮是五行正常关系失去平衡的异常情况。

1）五行相乘。乘，恃强凌弱之意。五行相乘，是指五行中一行对其所克一行过度制约或克制。

五行相乘的次序与相克的次序相同：即木乘土，土乘水，水乘火，火乘金，金乘木。但也有区别：相克是正常情况下五行之间的制约关系，相乘则是五行之间的异常制约现象；在人体，相克表示生理现象，相乘表示病理变化。

导致五行相乘的原因有"太过"和"不及"两种情况。一是太过导致的相乘，是指五行中的某一行过于亢盛，对其所胜行过度克制，引起其所胜行的虚弱。以木克土为例，正常情况下，木克土，土为木之所胜，木为土之所不胜。若木气升发太过，对土过分克制，可致土的不足。这种由于木的亢盛而引起的相乘现象，称为"木旺乘土"。二是不及所致的相乘，是指五行中某一行过于虚弱，所不胜行乘虚而侵，使其难以抵御。以木克土为例，正常情况下，木克土，若土气过于不足，木虽然处于正常水平，土仍难以承受木的克制，因而造成木乘虚侵袭，使土更加不足。这种由于土的不足而引起的相乘，称为"土虚木乘"。

2）五行相侮。侮，欺侮、凌侮之意。五行相侮，是指五行中所胜一行对其所不胜的反向制约和克制，又称"反克"或"反侮"。

五行相侮的次序与相克次序相反，即木侮金，金侮火，火侮水，水侮土，土侮木。

导致五行相侮的原因，亦有"太过"和"不及"两种情况。

一是太过所致的相侮，是指所胜行过于强盛，对所不胜行不仅不能克制，反受其反向克制。例如，木气过于亢盛，其所不胜行金不仅不能克木，反而受到木的欺侮，出现"木反侮金"的逆向克制现象，这种现象称为"木亢侮金"。二是不及所致的相侮，是指所不胜行过度虚弱，不仅不能约束所胜行，反而受到所胜行的反向克制。如正常情况下，金克木，木克土，但当木过度虚弱时，则不仅金来乘木，而且土也会因木的衰弱而"反克"之。这种现象，称为"木虚土侮"。

总之，五行的相乘和相侮，都是异常的相克现象，两者之间存在着密切的区别和联系：一是相乘是按五行的相克次序发生的，相侮是与五行相克次序相反方向的克制；二是发生相乘（侮）时，也同时发生相侮（乘）。例如，木过强时，可发生"木旺乘土"，又可"木亢侮金"；木不及时，既发生"木虚金乘"，又可发生"木虚土侮"。

3．五行学说在中医学中的应用

五行学说在中医学的应用，一是以五行的特性来分析归纳人体五脏、六腑、五官、九窍等组织器官及其各种功能活动，阐释、构建五脏一体观、形神一体观、功能物质一体观及与自然环境的相互关系；二是以五行的生克乘侮规律来分析五脏之间的生理联系，阐释五脏病变的相互影响，指导疾病的诊断和防治。

（1）说明五脏的生理功能及其相互关系

1）说明五脏的生理功能。五行学说运用取象比类方法，将人体的五脏分别归属于五行，并以五行的特性来说明五脏的生理功能。

木曰曲直，有生长、升发、舒畅、条达之性，肝喜条达而恶抑郁，有疏通气血、调畅情志之功，故肝属木。火性炎热，有温热、向上、光明之性，心主血脉，推动血液循行不息，维持体温恒定，故心属火。土爱稼穑，性敦厚，有生化万物之性，脾主运化，为气血生化之源，故脾属土。金曰从革，性清肃、收敛，肺主宣发肃降，以肃降为顺，故肺属金。水曰润下，具有滋润、下行、闭藏之性，肾有藏精、主水之功，故肾属水。

2）构建天人一体的五脏系统。五行学说除以五行特性类比五脏的生理特点，确定五脏的五行属性外，还以五脏为中心，推演络绎整个人体的各种组织结构与功能，将人体的形体、官窍、精神、情志等分归于五脏，构建以五脏为中心的生理病理系统。同时又将自然界的五方、五气、五色、五味等与人体的五脏联系起来，建立了以五脏为中心的天人一体的五脏系统，将人体内外环境联结成一个密切联系的整体。如以肝为例，《素问·阴阳应象大论》记载："东方生风，风生木，木生酸，酸生肝，肝生筋……肝主目。"《素问·金匮真言论》记载："东方青色，入通于肝，开窍于目，藏精于肝，其病发惊骇，其味酸，其类草木……是以知病之在筋也。"这样，把自然界的东方、春季、青色、风气、酸味等，通过五行的木与人体的肝、筋、目联系起来，构筑了联系人体内外的肝木系统，体现了天人相应的整体观念。

3）说明脏腑之间的生理联系。五脏之间存在着相互资生、相互制约的关系，其功能活动不是孤立存在，而是互相联系的。脏腑生理功能特点及内在联系可用五行特性和五行生克制化理论来说明及阐释。

以五行相生说明五脏之间的资生关系：木生火，肝属木，心属火，肝藏血主疏泄，心主血脉，故肝藏血以济心，肝之疏泄以助心行血，肝生心；火生土，心属火，脾属土，心主血脉，脾主运化，故心阳温煦脾土，助脾运化，心生脾；土生金，脾属土，肺属金，脾主运化为气血生化之源，肺主气，司呼吸，故脾气运化，化气以充肺，脾生肺；金生水，肺属金，肾属水，肺气布散，通调水道，肾注水，主纳气，故肺之精津下行以滋肾精，肺气肃降以助肾纳气，肺生肾；水生木，肾属水，肝属木，肾藏精，肝藏血，故肾藏精以滋养肝血，肾阴资助肝阴以防肝阳上亢，肾生肝。

以五行相克说明五脏之间的制约关系：水克火，肾属水，心属火，肾水上济于心，可防止心火亢烈，故肾制约心；火克金，心属火，肺属金，心火阳热，可抑制肺气清肃太过，故心制约肺；金克木，肺属金，肝属木。肺气清肃，可抑制肝阳上亢，故肺制约肝；木克土，肝属木，脾属土，肝气条达，可疏泄脾气壅滞，故肝制约脾；土克水，脾属土，肾属水，脾运化水液，可防肾水泛滥，故脾制约肾。

以五行制化说明五脏之间的协调平衡：依据五行学说，五脏中的每一脏都具有生我、我生和克我、我克的关系。五脏之间的生克制化，说明每一脏在功能上因有他脏的资助而不至于虚损，又因有他脏的制约和克制，而不至于过亢；本脏之气太盛，则有他脏之气制约；本脏之气虚损，则又可由他脏之气补之。如脾（土）之气，其虚，则有心（火）生之，其亢，则有肝（木）克之；肺（金）气不足，脾（土）可生之；肾（水）气过亢，脾（土）可克之。这种制化关系把五脏紧紧联系成一个整体，从而保证了人体内环境的统一。

可用五行的特性、相生相克规律来论述五脏的生理功能及其相互资生、相互制约关系。但是五行的特性并不能完全说明五脏的所有功能，五行的相生相克也难以完全阐释五脏间复杂的生理功能及联系。

（2）说明五脏病变的相互影响。五行学说，不但用来说明脏腑间的生理相互联系，而且也可以说明脏腑间的病理相互影响。某脏有病传至他脏，他脏疾病传至本脏，这种病理上的相互影响称之为传变。五行学说说明五脏病变的相互传变，可分为相生关系的传变和相克关系的传变两类。

1）相生关系的传变。相生关系的传变包括"母病及子"和"子病及母"两个方面。

母病及子，是指母脏之病传及子脏，即先有母脏病变，后有子脏病变，其结果易致母子两脏皆虚。如水不涵木证，是指肾属水，肝属木，肾为肝之母，因肾阴亏虚致肝木不得滋养，出现的肝肾阴虚，肝阳上亢，甚则肝风内动的病理变化。其临床表现主要有耳鸣、腰膝酸软、遗精、颧红、五心烦热、眩晕、肢体麻木，或手足蠕动、震颤抽掣等症状。水不生木，其病由肾及肝，由母传子。他脏之间的母病及子传变，可以此类推。

子病及母，是指从子脏之病传及母脏，即先有子脏病变，后有母脏病变，其结果易致母子两脏皆虚。如心肝火旺证，是指肝属木，心属火，木生火，肝为母脏，心为子脏，因心火旺盛引动肝火而形成的。临床表现主要有有烦躁易怒、头痛眩晕、面红目赤、心烦或狂躁谵语、口舌生疮、舌尖红赤等症状。子病及母，既有子脏虚或实引起母脏虚或实的虚证或实证，也有子脏盛导致母脏虚的虚实夹杂病变，又称"子盗母气"，如肝病犯肾、肺病犯脾、脾病犯心，肾病犯肺。

2）相克关系的传变。相克关系的传变包括"相乘"和"相侮"两个方面。

相乘，是某脏过盛（太过），其所胜之脏受到过分克伐，或某脏过弱（不及），不能耐受其所不胜之脏的正常克制。如肝木脾土之间相乘传变，有"木旺乘土"（肝气乘脾）和"土虚木乘"（脾虚肝乘）两种情况。由于肝气郁结或肝气上逆，影响脾胃的运化功能，称为"木旺乘土"，症状主要有：胸胁苦满、脘腹胀痛、泛酸、泄泻等；由于脾胃虚弱，不能耐受肝气的克伐，称为"土虚木乘"，症状主要有：头晕乏力、纳呆嗳气、胸胁胀满、腹痛泄泻等。

相侮，是指由于某脏过于亢盛（太过），其所不胜无力克制而反被克或某脏虚损（不及），其所胜之脏出现反克的病理现象。如肺金肝木之间相侮传变，由于暴怒而致肝火亢盛，肺金无力制约肝木，反遭肝火之反向克制，称为"木火刑金"，症状主要有：急躁易怒，面红目赤，甚则咳逆上气，咯血等。

五脏病变的相互影响，可用五行乘侮和母子相及规律来阐释。如肝脏有病，病传至心，为母病及子；病传至肾，为子病及母；病传至脾，为乘；病传至肺，为侮。其他四脏，以此类推。

五行学说认为，按相生规律传变时，母病及子病情轻浅，子病及母病情较重，如清代徐大椿《难经经释》说："邪挟生气而来，则虽进而易退""受我之气者，其力方旺，还而相克，来势必甚"。按照相克规律传变时，相乘传变病情较深重，而相侮传变病情较轻浅。如《难经经释》说："所不胜，克我者也。脏气本已相制，而邪气挟其力而来，残削必甚，故为贼邪""所胜，我所克也。脏气既受制于我，则邪气亦不能深入，故为微邪"。

此外，运用五行学说还可以阐释五脏发病与季节的关系。五脏外应五时，所以五脏发病的一般规律，是在其所主之时受邪而发病，即春天多发肝病，夏天多发心病，长夏多发脾病，秋天多发肺病，冬天多发肾病。即"五脏各以其时受病……乘秋则肺先受邪，乘春则肝先受之，乘夏则心先受之，乘至阴则脾先受之，乘冬则肾先受之"。

由于五行生克规律不能完全阐释五脏间复杂的生理关系，因而用五行乘侮和母子相及规律也难完全说明五脏间病变的相互影响。故对于疾病的五脏传变，不能完全受五行生克乘侮规律的束缚，而应从实际情况出发去把握疾病的传变。

（3）指导疾病的诊断。人体是一个有机整体，当内脏有病时，其功能活动及其相互关系的异常变化，可以反映到体表相应的组织器官，出现色泽、声音、形态、脉象等诸方面的异常变化，即所谓"有诸内者，必形诸外"。五行学说将人体五脏与自然界的五色、五音、五味等都做了相应联系，构成了天人一体的五脏系统，因而观察分析望、闻、问、切四诊所搜集的外在表现，依据事物属性的五行归类和五行生克乘侮规律，可确定五脏病变的部位，推断病情进展和判断疾病的预后。即所谓"视其外应，以知其内脏"。

由于脏腑具有五行特性，因此可用五行学说来确定脏腑病变的部位，主要用于三个方面：诊断本脏病，诊断疾病传变，判断疾病的预后。

1）诊断本脏病。以本脏所主之色、味、脉来诊断本脏之病和以他脏所主之色、味、脉来确定五脏相兼病变。如面见青色，喜食酸味，脉见弦象，可以诊断为肝病；面见赤色，口味苦，脉象洪，是心火亢盛之病。

2）诊断疾病传变。若脾虚病人，而面见青色，为木来乘土，是肝气犯脾；心脏病人，而面见黑色，为水来乘火，多见于肾水上凌于心等。由于内脏疾病及其相互关系的异常变化，皆可从面部色泽的变化中表现出来。因此，我们可以根据"主色"和"客色"的变化，以五行的生克关系为基础，来推测病情的顺逆。"主色"是指五脏的本色，"客色"为应时之色。"主色"胜"客色"，其病为逆；反之，"客色"胜"主色"，其病为顺。

3）判断疾病的预后。色诊和脉诊结合起来，色脉合参，从色与脉之间的生克关系进行判断，来推断疾病的预后。若是生色之脉，主预后良好；克色之脉，主预后不良。如脾病，面色黄，见缓脉，色脉相符；若见洪脉，则属生色之脉（火生土），为顺，主预后良好；如不见缓脉，而见弦脉，则属相胜之脉，即克色之脉（木克土），为逆，主预后不良。其余四脏，亦可类推。即"见其色而不得其脉，反得其相胜之脉，则死矣。得其相生之脉，则病已矣"。

疾病的表现千变万化，要做出正确的诊断，必须坚持"四诊合参"，切不可拘泥于以五行理论的推断，以免贻误正确的诊断和有效的治疗。

（4）指导疾病的治疗。五行学说指导疾病的治疗，主要表现在根据药物的色、味，按五行归属指导脏腑用药；按五行的生克乘侮规律，控制疾病的传变；确定治则治法；指导针灸取穴和情志疾病的治疗等几个方面。

1）指导脏腑用药。不同的药物，有不同的属性。色有青、赤、黄、白、黑五色，味有酸、苦、甘、辛、咸五味。按照药物不同性能与归经，归纳五行归属。五色、五味与五脏的关系是以天然色味为基础，以其不同性能与归经为依据，按照五行归属来确定的。即青色、酸味入肝，赤色、苦味入心，黄色、甘味入脾，白色、辛味入肺，黑色、咸味入肾。如白芍、山茱萸味酸入肝经以补肝之精血，丹参味苦色赤入心经以活血安神，石膏色白味辛入肺经以清肺热，白术色黄味甘以补益脾气，玄参、生地色黑味咸入肾经以滋养肾阴等。临床脏腑用药，除色味外，还必须结合药物的四气（寒、热、温、凉）和升降浮沉等理论综合分析，辨证应用。

2）控制疾病的传变。根据五行生克乘侮理论，五脏中一脏有病，可以传及其他四脏而发生传变。如肝有病可以影响到心、肺、脾、肾等脏。心、肺、脾、肾有病也可以影响肝脏。不同脏腑的病变，其传变规律不同。因此，临床治疗时除对所病本脏进行治疗之外，还要依据其传变规律，治疗其他脏腑，以防止其传变。如肝气太过，或郁结或上逆，木亢则乘土，病将及脾胃，此时应在疏肝平肝的基础上预先培其脾气，使肝气得平，脾气得健，则肝病不得传于脾。如《难经悬解·七十七难》所说："见肝之病，则知肝当传之于脾，故先实其脾气。"这里的"实其脾气"，是指在治疗肝病的基础上佐以补脾、健脾。

疾病的传变与否，主要取决于脏气的有盛有衰。"盛则传，虚则受"，是五脏疾病传变的基本规律。在临床实践中，我们既要根据五行的生克乘侮关系掌握五脏病变的传变规律，调整太过与不及，控制其传变，防患于未然，同时又要依据具体病情辨证施治，切勿将其作为刻板公式而机械地套用。

3）确定治则治法。五行学说不仅用以说明人体脏腑的生理功能和病理传变，指导疾病的诊断和预防，而且还以五行相生相克规律来确定疾病的治疗原则和方法。

①依据五行相生规律确定治则和治法。临床上运用五行相生规律来治疗疾病，其基本治疗原则是补母和泻子，即"虚则补其母，实则泻其子"。

补母，补母适用于母子关系的虚证，是指通过补益母脏治疗子脏虚弱或母子同虚之证。如肝血不足，除须用补肝血的药物（如白芍等）外，还可以用补肾益精（如何首乌等）的方法，通过补母脏（水为木之母）作用促使肝血的恢复；肺气虚弱，可以通过健脾（土为金之母）的方法，达到生养肺气的目的。

泻子，泻子适用于母子关系的实证，是指泻其子脏，以抑除母脏的亢盛之气，治疗母脏实证或母子皆实之证。如肝火炽盛，除须用清泻肝火的药物（如龙胆草、柴胡等）外，还可用清泻心火（如生地、木通等）的方法，通过泻心火（火为木之子），以消除肝火的亢盛状态。

依据五行相生规律确定的治法，常用的有滋水涵木法、益火补土法、培土生金法和金水相生法四种。

滋水涵木法：是滋补肾阴以涵养肝阴的治法，又称滋肾养肝法、滋补肝肾法。其适用于肾阴亏损而肝阴不足，甚或肝阳上亢之证。

益火补土法：是温肾阳以补脾阳的治法，又称温肾健脾法、温补脾肾法。其适用于肾阳衰微而致脾阳不振之证。在此，火指的是肾阳（命门之火），因此临床上多将"益火补土"法用于肾阳（命门之火）衰微而致脾失健运之证。

培土生金法：是健脾生气以补益肺气的治法，亦称补养脾肺法。其主要用于脾气虚衰，生气减少，以致肺气虚弱之脾肺气虚证，若肺气虚衰，兼见脾运不健之脾肺气虚证，亦可用。

金水相生法：是滋养肺肾阴虚的治法，亦称滋养肺肾法。其主要用于肺阴亏虚，不能滋养肾阴，或肾阴亏虚，不能滋养肺阴的肺肾阴虚证。

②依据五行相克规律确定治则和治法。临床上运用五行相克规律来治疗疾病，其基本治疗原则是抑强扶弱。

人体五脏出现的相乘、相侮等病理变化，其原因主要有太过和不及两个方面。太过者，表现为机能亢进；不及者，表现为机能衰退。因而治疗上采取抑强扶弱的治疗原则，究其原因方能确定是以抑强为主，还是扶弱为主。

抑强，适用于相克太过引起的相乘和相侮。如"木旺乘土"，是指肝气横逆，横犯脾胃，出现肝脾不调、肝胃不和之证，治疗应以疏肝平肝为主。又如"土壅木郁"，是指脾胃湿热或寒湿壅脾致土气壅滞，土不受木之所克，反而侮木，致使肝气不疏，治疗应以运脾祛邪除湿为主。

扶弱，适用于相克不及引起的相乘和相侮。如"土虚木乘"，是指脾胃虚弱，肝气乘虚而入，导致肝脾不和之证，治疗应以健脾益气为主。又如"土虚水侮"，是指由于脾气虚弱，不能制水，遭肾水反克而出现水湿泛滥之证，治疗应以健脾为主。

依据五行相克规律确定的治法，常用的有抑木扶土法、培土制水法、佐金平木法和泻南补北法四种。

抑木扶土法：又称疏肝健脾或平肝和胃法，是指以治疗肝脾不和或肝气犯胃病证的治法。其适用于木旺乘土或土虚木乘之证。临床应用时，木旺乘土之证，则以抑木为主，扶土为辅；土虚木乘之证，则应以扶土为主，抑木为辅。

培土制水法：又称为敦土利水法，是指健运脾胃以治疗水湿停聚病证的治法。其适用于脾虚不运，水湿泛滥而致水肿胀满之证。

佐金平木法：又称为滋肺清肝法，是指滋肺阴，清肝火以治疗肝火犯肺病证的治法。其适用于肺阴不足，肝火犯肺证。若属肝火亢盛，左升太过，上炎侮肺，耗伤肺阴的肝火犯肺证，当清肝平木为主，兼以滋肺阴以肃降肺气为治。

泻南补北法：又称为泻火补水法、滋阴降火法，是指泻心火补肾水以治疗心肾不交病证的治法。其适用于肾阴不足，心火偏旺，水火不济，心肾不交之证。因心主火，火属南方；肾主水，水属北方，故称泻南补北法。若由于心火亢盛，不能下交于肾，则以泻心火为主；若因肾水不足，不能上济于心，则应以滋肾水为主。

根据五行相生相克规律可以确立有效的治则和治法，指导临床用药。但在具体运用时又须分清主次，要依据双方力量的对比进行全面考虑，切忌生搬硬套，贻误病情。

4）指导情志疾病的治疗。人的情志活动，属五脏功能之一，而情志活动异常，又会损伤相应内脏。由于五脏之间存在相生相克的关系，故人的情志变化也有相互抑制作用。临床上可以运用不同情志变化的相互抑制关系来达到治疗目的。如"怒伤肝，悲胜怒……喜伤心，恐胜喜……思伤脾，怒胜思……忧伤肺，喜胜忧……恐伤肾，思胜恐"。这就是情志病治疗中的所谓"以情胜情"之法。

以五行生克规律阐释疾病的治疗，有其一定的实用价值，但是并非所有疾病的治疗都能用五行生克规律来解释。临床上既要正确地掌握五行生克规律，又要根据具体病情进行辨证论治。

四、脏腑学说

1. 脏腑的概念

五脏，即心、肝、脾、肺、肾的合称。五脏的共同生理特点是化生和储藏精气，并能藏神。五脏的职能虽各有所司，但彼此协调，共同维持生命进程。五脏的生理活动与自然环境的变化及精神情志因素又是密切相关的。

2. 五脏

（1）心。心为五脏之一，位于胸中，两肺之间，膈膜之上，外有心包卫护；其形圆而下尖，如未开的莲花。心的主要生理功能是主血脉，主藏神。由于心的主血脉和主藏神功能起着主宰人体整个生命活动的作用，故称心为"君主之官""五脏六腑之大主"。心的生理特性是为阳脏而主通明。在体合脉，其华在面，在窍为舌，在志为喜，在液为汗。心经与小肠经相互属络，互为表里。心在五行属火，与自然界夏气相通应。

1）主要生理功能

①主血脉。心主血脉，即指心气推动和调控血液在脉管中运行，流注全身，发挥营养和滋润作用。心主血脉包括心主血和主脉两个方面。

心主血是指心气能推动血液运行，以输送营养物质于全身脏腑形体官窍。在心气的推动和调控作用下，通过心脏正常的搏动作用，推动血液运行，使血液输布到人体各脏腑器官、四肢百骸、肌肉皮毛，以及心脉自身，在血液的濡养作用下，发挥正常的生理功能，维持生命活动。血液的运行与五脏功能密切相关。心气充沛，心阴与心阳协调，心脏搏动有力，频率适中，节律一致，血液才能正常地输布全身，发挥其濡养作用。若心气不足，心脏搏动无力，易出现心悸、怔忪、气短自汗、面白等症；心阴不足，心脏搏动过快而无力，易出现心悸、失眠健忘等症；心阳不足，心脏搏动迟缓而无力，易出现心悸、怔忪、心胸憋闷、畏寒肢冷等症。

心主脉是指心气推动和调控心脏的搏动和脉管的舒缩，使脉道通利，血流通畅。脉是容纳和运输血液的通道，为"血之府"，血液在脉管中正常运行需要具备的条件是：心气充沛、脉道通利及血液充盈。脉管的舒缩与心气的推动和调控作用有关。心气充沛，心阳与心阴协调共济，心脏搏动有节，脉管舒缩有度，经脉中血流通畅，既不过速妄行，又不过缓致瘀，循环往复，人体各脏腑组织器官才能源源不断地获得血液供给的营养，呈现面色红润光泽、脉象和缓从容有力等征象，人体正常的生命活动得以维系。若心气不充，或心脉不通，或心血亏虚，则血液不能正常输送，人体得不到血液濡养，常见心悸、怔忡或心胸憋闷疼痛，唇舌青紫，脉细涩或结代等症。

②主藏神（又称主神明）。心主藏神，即指心主宰生命活动和主司精神、意识、思维、情志等心理活动的功能，故有"心为主之官，神明出焉"之说。

神，有广义与狭义之分。心所藏之神，既有广义之神，又有狭义之神。广义之神，是指整个人体生命活动的主宰和总体现；狭义之神，是指人的精神、意识、思维、情感活动等精神活动。

心为"五脏六腑之大主"。人体的脏腑、经络、形体、官窍，虽各有不同的生理功能，但它们都必须在心神的主宰和调节下分工合作，共同完成整体生命活动。心神正常，则人体各脏腑的功能互相协调，彼此合作，全身安泰。心之所以称为"五脏六腑之大主"，还与其主血脉功能，即生血和运血功能有一定关系。心主血脉的功能正常，血气通过脉管到达全身各处，血气充养全身各脏腑形体官窍，人体的生理功能及神志活动才能发挥正常，生命活动得以继续。心神通过驾驭协调各脏腑之气以达到调控各脏腑功能之目的。若心主血脉的功能发生障碍，就会影响各脏腑形体官窍；一旦心脏搏动停止，全身脏腑、形体、官窍的功能也即丧失，生命活动也随之结束。

心为神明之脏，主宰精神、意识、思维及情志活动。心在心神主导下，对外界客观事物做出反应，由五脏协作共同完成心理、意识和思维活动。由于心为藏神之脏、君主之官、生之本、五脏六腑之大主，故情志所伤首伤心神，次及脏腑。

心主血脉与心藏神功能在生理上是密切相关的。血是神志活动的物质基础，心血充足则能化神养神而使心神灵敏不惑，而心神清明，则能驭气以调控心血的运行，濡养全身脏腑、形体、官窍及心脉自身。病理上，两者相互影响，如血虚，可导致失眠不寐、健忘、多梦等；如血热，则表现为烦躁、心神不宁、谵语，甚至不省人事等；如痰火扰心，则会出现少寐多梦、狂躁妄动、打人毁物等狂病症状。

2）生理特性。心的生理特性是为阳脏而主通明。心为阳脏，是指心位于胸中，五行属火，心之阳气有推动心脏搏动，温通全身血脉，兴奋精神的作用。心主通明，是指通畅心脉，清明心神。在心阳温煦和推动、心阴凉润和宁静作用下，心脉畅通；在心阳鼓动和兴奋、心阴宁静和抑制作用下，心神清明。心阳与心阴，相互协调，心脏搏动有节，脉管舒缩有度，气血运行通畅，精神内守。若心阳不足，则温煦鼓动不力，可导致血液运行迟缓，瘀滞不畅，出现面色滞暗、形寒肢冷、心胸憋闷、精神萎靡、神志模糊等表现；心阴不足，则心失凉润宁静，心阳出现虚性亢奋，出现心烦、心悸、失眠多梦、颧红、手足心热、舌红、脉细数等表现。

3）与形、窍、志、液、时的关系

①在体合脉，其华在面。心在体合脉，是指全身的血脉统属于心，由心主血脉所司。脉象可反映心气的强弱和心血的盛衰。若心的功能正常，则脉来去和缓从容有力；若脉细无力，则反映心脉气血不足。

其华在面，是指心脏精气的盛衰，可体现在面部的色泽变化。内在脏腑精气的盛衰及其机能的强弱，可显露于外在相应的体表组织器官。由于头面部的毛细血管分布极为丰富，全身血气皆上注于面，故心的精气盛衰及其生理功能正常与否，可以显露于面部的色泽变化。心气旺盛，血脉充盈，则面部红润而有光泽。若心气不足，则面色㿠白；若心血亏虚，则见面色无华；若心脉痹阻，则面色青紫；若心火亢盛，则见面色红赤。

②在窍为舌。心在窍为舌，又称舌为心之苗，是指舌的变化可以反映心的精气盛衰及其功能变化，通过观察舌的变化可以了解心的主血脉及藏神等功能活动是否正常。

舌的功能主要有两个方面：一是主司味觉，二是表达语言。心的经脉上通于舌，舌体表面无表皮覆盖，分布着丰富的血脉，而心主血脉，因此心的气血通过经脉上荣于舌，通过舌色可直接察知气血变化，能灵敏地反映心主血脉的功能状态。舌与心，在生理上密切相关。心的主血、藏神功能正常，则舌体红活荣润，柔软灵活，味觉灵敏，语言流利；若心有病变，亦可从舌上反映出来。如心阳气虚，则舌质淡，舌体胖大而嫩；如心血不足，则舌色淡而舌体瘦薄；心火炽盛，则舌色红而舌体糜烂生疮；如心血瘀阻，则舌质暗红，或有紫色瘀斑、瘀块。若心主神志功能失常，则可见舌强、语謇，甚或失语等。

③在志为喜。心在志为喜，是指心的生理功能与情志活动的喜志有关。喜，是对外界刺激，所产生的良性反应，喜乐愉悦有益于心主血脉的功能；但喜乐过度，则可使心神受伤。从心主神志的功能来分析，又有太过与不及的两种变化：一是精神太过兴奋，可使人喜笑不休；二是精神萎靡不振，可使人易于悲伤。但是，心为神明之主，不仅喜能伤心，而且五志过极均能损伤心神。

④在液为汗。心在液为汗，是指心血为汗液化生之源。汗，是体内津液通过阳气的气化作用，经汗孔排于体表的液体。汗液的生成、排泄与心的功能活动密切相关。一是汗液的生成、排泄与心主血脉功能相关。"汗血同源"，是指津液与血液互化过程中血液中的水液渗出脉外则为津液，津液化生为汗液。血液的化生又与心主血脉密切相关，心血充盈，津液充足，汗化有源；汗出过多，津液大伤，必然伤及心血，导致心阴血亏虚，表现为心悸、失眠、健忘等症。二是汗液的生成、排泄又与心藏神功能相关，受心神的主宰与调节。心主神明，对情绪紧张、激动、劳动、运动及气候炎热等刺激做出反应，随体内生理情况和外界气候的变化而调节，完成汗液的排泄。

⑤与夏气相通应。心与夏气相通应，是因为夏季以炎热为主，心为火脏而阳气最盛，故夏季与心相应。根据中医学整体观念中与自然环境相统一的特点，人体的阳气应随着自然界阳气的变化而变化，四季在夏季炎热，阳气隆盛，因此人体阳气最盛，生机最旺。从五脏而言，心属火，故心之阳气在夏季最旺盛。在夏季尽量增加户外活动时间，使人的身心符合阳气隆盛状态，使心的机能达到最大限度的扩展，发挥生命的潜能。

附：心包络

心脏外面有一层保护心脏的包膜，称心包络，亦称"膻中"，简称心包，其经络与三焦经相为表里。

中医学认为若外邪侵心，则心包络当先受病，故心包有"代心受邪"之功用。在温病学说中，将外感热病中出现的因热邪引起的神昏谵语等神志失常的病理变化，称为"热入心包"或"痰蒙心窍"。如传统的凉开三宝"安宫牛黄丸""紫雪丹""至宝丹"等即可针对热入心包证的治疗。心包受邪所出现的病证，实际上是心的病证。

（2）肺。肺位于胸腔，左右各一，覆盖于心之上，与喉、鼻相连，故称喉为肺之门户，鼻为肺之外窍。肺在五脏六腑中位置最高，覆盖诸脏，故有"华盖"（原指古代帝王的车盖）之称；肺叶娇嫩，不耐寒热燥湿诸邪之侵，肺又上通鼻窍，外合皮毛，与自然界息息相通，易受外邪侵袭，故有"娇脏"之称。肺的主要生理功能有主气司呼吸，主宣发肃降，主通调水道，主朝百脉，主治节。其生理特性是肺为华盖，肺为娇脏。在体合皮，其华在毛，在窍为鼻，在志为悲（忧），在液为涕。肺经与大肠经相互属络，互为表里。肺在五行中属金，与自然界秋气相通应。

1）主要生理功能

①主气，司呼吸。肺主气，包括主呼吸之气和主一身之气两个方面。

肺主呼吸之气，是指通过肺的呼吸作用，不断吸进自然界的清气，排出体内浊气，实现体内外的气体交换，以维持人体的生命活动。肺既是呼吸运动的器官，又是内外气体交换的场所。肺主呼吸之气，完成清气吸入、浊气呼出的人体内气体交换过程。肺主呼吸之气功能正常，除与肺本身的生理功能正常外，还与肺系（气管、支气管等）是否通畅有关，如气道阻塞，呼吸异常，则发生为胸闷、气急、气逆或哮喘等症。

肺主一身之气，是指肺有主持、调节全身脏腑经络之气的作用。其有两个方面的体现：一是体现为宗气的生成。宗气属后天之气，同先天之气一起构成一身之气；宗气由肺吸入的自然界清气与脾胃运化的水谷精气在肺中相结合而生成；宗气积存于胸中，其作用是上走息道出喉咙以促进肺的呼吸，下贯心脉以助心推动血液运行；宗气是一身之气的重要组成部分，宗气的生成与肺、脾的生理功能关系密切，关系着一身之气的盛衰，在机体生命活动中占有非常重要的地位。肺的呼吸功能正常与否，直接影响宗气的生成，影响一身之气的盛衰。二是体现于对全身气机的调节作用。肺通过有节律的一呼一吸，调节完成全身之气的升降出入，肺的呼吸通畅，各脏腑经络之气升降出入运动也会通畅协调。肺的呼吸异常，影响宗气及一身之气的生成，如肺气不足，则声低气怯、气短不得续、肢倦乏力等；如肺气壅闭，则呼吸急促、咳喘、胸闷等；而且也会影响一身之气的运行，导致调节各脏腑经络之气作用异常，出现全身性的气虚表现，如少气懒言、声低气怯、肢倦乏力、自汗等。若肺丧失了呼吸功能，清气不能入，浊气不能出，宗气不能生，人的生命活动也就终结了。

②主宣发与肃降。肺气的升降运动实现肺的宣发与肃降功能，故称"肺气宣发"和"肺气肃降"。

肺主宣发是指肺气具有能将气与津液"向上升宣"和"向外布散"的作用。其主要有以下三个方面的体现：一是呼出浊气，将体内浊气排出体外；二是将脾所转输来的津液和部分水谷精微，上输头面诸窍，外达全身皮毛肌腠；三是宣发卫气于皮毛肌腠，调节腠理开阖，将代谢后的津液化为汗液排出体外。若肺的宣发功能异常，则可出现咳嗽、咳喘、胸闷、呼吸不畅，吐痰、呼吸困难及恶寒、无汗、喷嚏、鼻塞等症。

肺主肃降是指肺气具有能将气与津液"向内清肃"和"向下通降"的作用。其主要有以下三个方面的体现：一是吸入自然界之清气，并将吸入之清气与水谷精气融合成宗气，并将宗气向下布散；二是将脾转输至肺的津液及部分水谷精微向下向内布散，将代谢后产生的浊液化为尿液排出体外；三是肃降肺和呼吸道内的异物。若肺的肃降功能失常，则可出现咳喘、气逆、呼吸表浅或短促、胸闷等症。

肺气的宣发和肃降功能是肺的生理功能相互制约、相互为用的两个方面。两者相互制约、相互依存，共同维持呼吸运动、水液代谢的正常运行。若宣发与肃降失调，病理上常以气病与津液病变为主。如感受外邪，肺的宣发功能异常，可见胸闷、鼻塞、喷嚏、恶寒发热、无汗、呼吸不畅等症；同时，肺的宣发功能异常亦引起肺的肃降功能失常，而伴有咳嗽、喘息、咳痰等症。宣发与肃降失常又是相互影响，同时并见的。

③主通调水道。肺主通调水道，是指通过肺气的宣发与肃降作用，疏通和调节体内水液代谢。肺主通调水道主要有两个方面的体现：一是通过肺气的宣发作用，排汗。肺气宣发，将脾转输至肺的津液和水谷精微，向上向外布散，外达周身及体表，通过卫气的作用使外达周身及体表的津液代谢为汗液，排出体外。二是通过肺气的肃降作用，排尿。肺气肃降，将脾转输至肺的津液和水谷精微，向内向下输布，经肾和膀胱的气化作用，成为尿液，排出体外。因肺气的宣发与肃降在水液输布和代谢中发挥着重要作用，故有"肺主行水"及"肺为水之上源"之说。

外邪袭肺，肺失宣发，可致水液向上向外输布失常，出现无汗、全身水肿等症。内伤及肺，肺失肃降，可致水液不能下输其他脏腑，浊液不能下行至肾或膀胱，出现咳逆上气，小便不利，或水肿。肺气行水功能失常，导致脾转输到肺的水液不能正常布散，聚而为痰饮水湿；水饮蕴积肺中，阻塞气道，则影响气体交换，一般都有咳喘痰多的表现，甚则不能平卧。病情进一步发展，可致全身水肿，并能影响他脏的功能。临床上对水液输布失常的痰饮、水肿等病证，可用"宣肺利水"和"降气利水"的方法进行治疗。由于水液输布障碍主要是因外邪侵袭而致肺气的宣发作用失常，故临床上多用宣肺利水法来治疗。

④朝百脉，主治节。肺朝百脉，是指全身的血液汇聚于肺，经肺的呼吸，进行体内外清浊之气的交换，然后再通过肺气宣降作用输送到全身。血液的正常运行，要依赖于心主血脉和肺主气司呼吸功能，要依赖于心气、肺气的推动和调节作用，需要肺气助心行血。肺主呼吸之气，主一身之气，通过肺的呼吸，全身气机得以调节，血液循行正常。同时，血液的正常循行，还有赖于宗气贯心脉以行气血的作用。肺气充沛，脾胃运化的水谷精微充足，宗气的生成旺盛，气机调畅，血运正常。

肺主治节，是指肺气具有治理调节气、血、津液的作用。其主要表现在三个方面：一是治理调节呼吸，调理全身气机。肺气的宣发与肃降作用协调，肺主气司呼吸功能维持呼吸通畅，保持全身气机调畅；宣发与肃降作用使体内外气体得以正常交换。二是治理调节血液的运行。通过肺朝百脉和气的升降出入运动，助心行血。三是治理调节津液代谢。通过肺气的宣发与肃降及通调水道作用，治理和调节全身水液的输布与排泄。由此可见，肺主治节，是对肺的主气司呼吸、宣发与肃降、通调水道三个生理功能的高度概括。

2）生理特性

①肺为华盖。肺覆盖五脏六腑，位置最高，因而有"华盖"之称。肺能宣发卫气于体表，具有保护诸脏免受外邪侵袭的作用。由于肺位最高，与外界相通，故温邪外侵，首先被犯；肺又外合皮毛，风寒燥湿外袭，皮毛受邪，亦内合于肺。故肺为诸邪易侵之脏。

②肺为娇脏。肺为娇脏，是对肺的生理病理特征的概括。生理上，肺脏清虚而娇嫩，吸之则满，呼之则虚，为脏腑之华盖，百脉之所朝会；病理上，外感六淫之邪从皮毛或口鼻而入，常易犯肺而为病；其他脏腑病变，亦常累及于肺，而发生咳嗽、气喘、咯血、失音、肺痨、肺痿等病症。若肺脏一旦被邪侵犯，治疗当以"治上焦如羽，非轻不举"为法则，用药以轻清、宣散为贵，过寒过热过润过燥之剂皆所不宜。

3）与形、窍、志、液、时的关系

①在体合皮，其华在毛。皮毛，包括皮肤、汗腺、毫毛等组织，是一身之表。其作用为防御外邪、调节津液代谢、调节体温和辅助呼吸。肺与皮毛相合，是指肺与皮毛的相互为用关系。肺对皮毛的作用，主要有两个方面的表现：一是肺气宣发，宣散卫气，防御外邪、温养和润泽皮毛；二是肺气宣发，将津液和水谷精微向外布散，输精于皮毛，温养和润泽全身皮毛肌腠。同样，皮毛对肺的作用也有两个方面的表现：一是皮毛能宣散肺气，以调节呼吸；二是皮毛受邪，可内合于肺。如寒邪侵犯机体，常从皮毛而入，体表卫气被郁遏，出现恶寒、发热、头身疼痛、鼻塞、咳喘等症。故治疗外感表证时，解表与宣肺常同时并用。若肺气虚，则宣发功能失常，卫气不得输布，则易感受外邪，而见自汗；津液不得输布，则肌表不得滋润濡养，而见皮毛枯槁不泽、肌肤苍白等症。

②在窍为鼻。肺开窍于鼻，鼻在呼吸道的最上端，通过喉咙、气管等与肺相连，为气体出入的通道，具有主通气和主嗅觉的功能。其通气和嗅觉功能，依赖肺气的宣发作用。肺气宣畅，则鼻窍通利，呼吸平稳，嗅觉灵敏；若邪气犯肺，从口鼻而入，致使肺失宣发，则鼻的通气和嗅觉功能失常，除常见鼻塞不通，呼吸不利，鼻痒、鼻燥、嗅觉不敏等症状外，亦见发热、咳嗽、鼻翼翕动等症。临床上治疗鼻塞流涕、嗅觉失常等病证，多从治肺入手，采用辛散宣肺之法。

③在志为忧（悲）。忧和悲同属肺志，悲忧皆为人体正常的情绪变化或情感反映，由肺气所化生，是肺气生理功能的表现形式。过度悲哀或过度忧伤，属不良的情志刺激，对人体的影响主要是损伤肺气，导致肺气的宣降运动失调。悲伤过度，可出现呼吸气短等肺气不足的现象。反之，肺气宣降失调时，机体对外来非良性刺激的耐受能力下降，易于产生悲忧的情绪变化。

④在液为涕。涕为鼻黏膜的分泌液，有润泽鼻窍的作用。鼻涕由肺气的宣发作用布散于

鼻窍，肺气的作用是否正常，亦从涕的变化中得以反映。如正常情况下肺气充足，则鼻涕润泽鼻窍而不外流。若寒邪袭肺，则鼻流清涕；若风热犯肺，则流黄浊涕；若燥邪犯肺，则又可见鼻干无涕。

⑤与秋气相通应。五脏与自然界四时阴阳相通应，肺主秋。肺与秋同属于五行之金。时令至秋，暑去而凉生，草木皆凋。人体肺脏主清肃下行，与秋气相应。秋季肃杀，以削夏气生长太过；肺气肃降，是制心火上炎太过。秋季治疗肺病时，应顺其敛降之性，不可过分发散肺气。此外，秋季气候多清凉干燥，易见肺燥之证，临床常见干咳无痰、口鼻干燥、皮肤干裂等症。

（3）脾。脾位于中焦，在膈之下，胃的左方。脾的主要生理功能是主运化，统摄血液。脾胃同居中焦，是人体对饮食物进行消化、吸收并输布其精微的主要脏器，故称脾胃为"后天之本"。脾气的运动特点是主升举；脾主运化水液而喜燥恶湿，故脾的生理特性是主升，喜燥而恶湿。脾在体合肌肉而主四肢，在窍为口，其华在唇，在志为思，在液为涎。脾经与胃经相互属络，互为表里。脾在五行属土，与长夏之气相通应，旺于四时。

1）主要生理功能

①主运化。运，运输；化，化生。脾主运化，是指脾具有把饮食水谷转化为水谷精微和津液，并把水谷精微和津液吸收、转输到全身的功能。脾的运化功能可分为运化水谷和运化水液两个方面。

运化水谷，是指脾具有促进食物的消化和吸收，并转输其精微物质的功能。饮食入于胃，经胃的受纳腐熟，进行初步消化后，转变为食糜，然后下传小肠进行进一步消化，再由小肠泌别清浊，脾气转输至其他四脏，化为精、气、血、津液。由此可见，在胃和小肠中对食物进行消化及食糜由胃传入小肠，须赖脾气的推动；精微物质布散脏腑、经络、四肢百骸、皮毛肌肉，须赖脾气转输。只有脾的运化功能健全，水谷精微运化有源，气血津液生成有源，五脏、六腑、经络、四肢、百骸，以及筋肉皮毛等组织器官才能得到濡养，功能活动才能正常发挥。

运化水液，是指脾气对水液的吸收、输布和排泄功能。其主要有两个方面的体现：一是体内的津液（胃和小肠消化吸收的津液及大肠吸收的水液）经脾气的转输作用上输于肺，再由肺宣发肃降将津液输布全身，滋润、濡养全身。二是在水液的代谢过程中，将五脏、六腑、经络、四肢、百骸及筋肉皮毛等组织器官利用后的水液，经脾气转输，代谢为汗和尿排出体外。

运化食物和运化水液是同时进行的。若脾运化功能在正常，食物的消化、吸收、转输功能旺盛，精、气、血、津液的生成充沛，才能充分营养五脏、六腑、四肢、百骸，使其发挥正常功能，不易受邪侵袭，促进人体的生长、发育、生殖，维持人体生命活动。临床常见的脾失健运，即指脾气的运化功能减退，而出现脘腹胀满、便溏、食欲不振、倦怠乏力、形体消瘦等症。若脾运化水液的功能失常，必然导致水液在体内停聚而产生水湿痰饮等病理产物，甚至导致水肿，一般采用健脾燥湿和健脾利水之法。

②主统血。统，统摄、控制。脾主统血，是指脾气有统摄、控制血液在脉中正常运行而不逸出脉外的功能。脾气统摄血液的功能，实际上是气的固摄作用的体现。脾气健旺，运化有权，气血生成有源，气能摄血，故血液能循脉运行而不逸出脉外。若脾气虚弱，运化无力，气生无源，气衰而固摄功能减退，血液失去统摄而导致出血，出现便血、尿血、崩漏及皮下出血等脾不统血症状。

2）生理特性

①脾气主升。升，上升。脾气主升，是指脾气以上升为主，具体表现为两个方面：升清和升举内脏。

升清：清，是指水谷精微；升清，是指脾气将水谷精微上输于心肺濡润全身。脾气的升清作用是脾气运化功能的表现。若脾气虚弱，运化无力，水谷精微输布运行失常，气血化生无源，输布障碍，全身得不到精气血津液的濡润，因而出现各种各样的代谢失常的病变。如升清作用失司，出现濡养不力的头晕目眩；若清阳不升，清浊不分，发生泄泻、带下等症；若时间日久，则伴有脾气虚的症状。

升举内脏：是指脾气升提内脏，维持内脏位置的相对稳定，防止内脏下垂的作用。脾气主升是防止内脏下垂的重要保证。若脾气虚弱，升举无力，当升不升，脏器下陷，可导致某些下垂病症，如出现坠胀感、胃下垂、子宫脱垂（阴挺）、脱肛（直肠脱垂）等。临床治疗内脏下垂病证，常采用健脾，升阳举陷的方法，如补中益气汤。

②喜燥恶湿。脾喜燥恶湿的特性与其主运化的生理功能密切相关。脾气健旺，运化水液功能发挥正常，水精四布，自然无痰饮水湿的停聚。若脾气虚衰，运化水液失常，水液不得运化，聚水成饮，聚饮成痰，聚痰成湿，致使痰饮水湿内生，水湿产生之后，又反过来困遏脾气，即湿困脾。由于湿易阻遏脾气，影响脾运化功能的发挥，因此脾喜燥而恶湿。临床上，对脾虚生湿兼湿困脾的病证，一般是健脾与利湿同治，如参苓白术散。

3）与形、窍、志、液、时的关系

①在体合肉，主四肢。脾在体合肉，是指肌肉的壮实及其功能发挥与脾气的运化功能密切相关。在脾胃运化的水谷精微及津液的营养滋润下，肌肉才能壮实丰满，并发挥其收缩运动的功能。如脾胃的运化功能失常，水谷精微及津液的营养无法滋润濡养肌肉，必致肌肉软弱无力，甚至痿废不用。

四肢，又称"四末"，是人体之末。脾主四肢，是指人体四肢正常生理活动的维系，同肌肉一样也需水谷精微及津液的营养和滋润。脾气健运，四肢充足，活动轻劲有力；若脾失健运，四肢营养缺乏，可见倦怠无力，甚或痿废不用。

②在窍为口，其华在唇。口腔在消化道的最上端，功能是接纳和咀嚼食物，食物经咀嚼后，才有利于胃的受纳腐熟；脾的经脉"连舌本，散舌下"，舌又主司味觉，可见，食欲和口味都可反映脾的运化功能是否正常。因此脾开窍于口，是指人的食欲、口味与脾的运化功能密切相关。脾气健旺，则食欲旺盛，口味正常；若脾失健运，湿浊内生，则见食欲不振，口味异常，如口淡乏味、口腻、口甜等。

脾之华在唇，是指口唇的色泽可以反映脾气功能的盛衰。脾气健旺，气血充足，则口唇红润光泽；脾失健运，则气血衰少，口唇淡白不泽。

③在志为思。脾在志为思，是指脾的生理功能与思志相关。思即思虑，属人体的情志活动之一，正常的思虑，是人人皆有的情志活动，对机体并无不良影响。但思虑过度，则会影响气机的正常活动，产生气滞或气结。从脏腑而言，思虑太过，致使脾胃之气结滞，脾气不能升，胃气不能降，因而出现脘腹胀闷、不思饮食、头目眩晕等症。

④在液为涎。脾在液为涎，涎为唾液中较清稀的部分，作用是保护口腔黏膜、润泽口腔、助食物的咀嚼和消化。在正常情况下，涎液化生适量，上行于口而不溢于口外；在进食时分泌旺盛。若脾气推动无力，则涎液分泌量少，口干舌燥；若脾虚湿胜，或脾气不摄，则涎液化生异常增多，可见口角流涎。

⑤与长夏之气相通应。脾与四时之外的"长夏"（夏至到处暑）相通应。长夏之季，气候炎热，雨水较多，湿为热蒸。若长夏之湿太过，易湿困脾，使脾运不展，脾为湿伤，此时热邪仍重，湿热兼挟，多见身热不扬、肢体困重、脘闷不舒、纳呆泄泻等症状。治疗应因时制宜，除湿而热自退。

（4）肝。肝位于腹腔，横膈之下，右胁之内。肝的主要生理功能是主疏泄和主藏血。肝的生理特性是主升主动，喜条达而恶抑郁，故称之为"刚脏"。肝在体合筋，其华在爪，在窍为目，在志为怒，在液为泪。胆附于肝，肝经与胆经相互属络，互为表里。肝在五行属木，与自然界春气相通应。

1）主要生理功能

①主疏泄。疏，疏通、畅达；泄，排泄。肝主疏泄反映了肝为刚脏、主动、主升的生理特点，肝主疏泄的功能，主要表现在调畅情志、促进精血津液的运行输布、脾胃之气的升降、胆汁的分泌排泄等作用。

肝主疏泄，是指肝气具有疏通、畅达全身气机。肝气的疏泄功能，协调各脏腑经络之气升降出入运动的平衡，维持全身脏腑、经络、形体、官窍等功能活动的有序进行。肝气的疏泄功能正常发挥，则气机调畅，气血和调，经络通利，机体的功能活动稳定有序。肝气的疏泄功能失常，称为肝失疏泄。根据其所致病证的不同表现，可分为两个方面：一为不及，即肝气的疏泄功能不及，又称"肝气郁结"，常因抑郁伤肝，肝气不舒，疏泄失职，气机不得畅达，形成气机郁结的病理变化，多以闷闷不乐、善太息、胸胁两乳或少腹等部位胀痛不舒等为临床表现；二是太过，即肝气的疏泄功能太过，又称"肝气上逆"，或因暴怒伤肝，或因气郁日久化火，导致肝气亢逆，升发太过，多表现为急躁易怒、面红目赤、胸胁乳房胀痛，或吐血、咯血，甚则猝然昏厥。

调畅情志：肝气的疏泄功能，能使气机调畅，使人心情舒畅。情志活动，是指人的情感、情绪变化，是精神活动的一部分。情志活动分属五脏，但由心所主。心之所以有主神志的功能，是与心主血脉密切相关的。而血的正常运行，又要依赖于气机的调畅，因肝主疏泄，调畅气机，所以肝具有调畅情志的功能。肝气的疏泄功能正常，则气机调畅，气血和调，心情舒畅，情志活动正常；若肝气的疏泄功能不及，肝气郁结，可见心情抑郁不乐，悲忧善虑；若肝气郁而化火，或大怒伤肝，肝气上逆，常见烦躁易怒，亢奋激动。反之，情志活动异常，又多导致气机失调的病变。由于情志异常与肝气的疏泄功能失常有密切关系，故治疗情志病时应着重调理肝气，肝气的疏泄功能失常，可引起情志活动的异常，而强烈或持久的情志刺激，亦可影响肝的疏泄功能，导致肝气郁结或肝气上逆的病理变化。

促进血液与津液的运行输布：血液的运行和津液的输布代谢，有赖于气机的调畅。肝的疏泄功能，能调畅气机，使全身脏腑经络之气的运行畅达有序。气能运血，气行则血行，故说肝气的疏泄作用能促进血液的运行，使之畅达而无瘀滞。若气机郁结，则血行障碍，血运不畅，血液瘀滞停积而为瘀血，或为症积，或为肿块，在女子可出现经行不畅、经迟、痛经、经闭等。若肝气上逆，迫血上涌，又可使血不循经，出现呕血、咯血等出血，或女子月经过多、崩漏不止等症。气能行津，气行则津布，故说肝的疏泄作用能促进津液的输布代谢，使之无聚湿成水生痰化饮之患。若肝气疏泄功能失常，气机郁结，亦会导致津液的输布代谢障碍，形成水湿痰饮等病理产物，出现水肿、痰核等病症。因此，疏肝理气是治疗瘀血内阻和痰饮水湿内停的常法，而相对于健脾升陷是治疗下出血的常用方法，平肝降气是治疗上出血的首要方法。

促进脾胃的运化功能和胆汁分泌排泄：脾气以升为健，胃气以降为和。脾胃的运化功能，体现在脾胃之气的升降相因，平衡协调，这与肝气的疏泄功能有密切的关系。因为肝气疏泄，调畅气机，有助于脾胃之气的升降，从而促进脾胃的运化功能。另外，食物的消化吸收还要借助于胆汁的分泌和排泄，因为胆汁是参与饮食物消化和吸收的"精汁"。胆汁乃肝之余气所化，其分泌和排泄受肝气疏泄功能的影响。肝气的疏泄功能正常发挥，全身气机调畅，胆汁才能够正常地分泌与排泄。如果肝气的疏泄功能失常，出现肝气郁结或肝气上逆，胆汁则不能正常地分泌与排泄，可导致胆汁郁滞，影响饮食物的消化吸收，临床可出现食欲减退、口苦、黄疸、厌食油腻、腹胀、腹痛等症。正因为肝的疏泄作用与脾胃的运化功能和胆汁的分泌排泄有着密切的关系，所以肝病常影响脾胃及胆的功能，出现肝木乘土（脾胃）及胆汁郁滞不畅的病变。若肝病以影响脾土为主，多称之为"肝脾不调"或"肝脾不和"，导致脾失健运，谷食不化，可出现胸胁胀满、腹胀腹痛等症；若引起脾气不升，"清气在下，则生飧泄"，可出现肠鸣、腹泻等症。治宜疏肝健脾，肝脾同调之法。若肝病以影响胃土为主，多称之为"肝气犯胃"或"肝胃不和"，导致胃失受纳和降，可出现胸胁脘腹胀满或疼痛、纳呆等症；导致胃气不降，可出现嗳气、恶心、呕吐、泛酸等症。治宜疏肝和胃之法。若肝病影响胆腑，胆汁排泄失常而出现郁滞，则见腹痛腹胀、饮食不化等症，重者可见高热、潮热、腹部绞痛；胆汁郁滞日久，则易生结石。治疗则当疏肝理气以促进胆汁的分泌排泄。

促进男子排精与女子排卵行经：男子的排精、女子的排卵与月经来潮等，与肝气的疏泄功能有密切的关系。男子精液的储藏与施泄，是肝肾二脏之气的闭藏与疏泄作用相互协调的结果。肝气的疏泄功能发挥正常，则精液排泄通畅有度；肝失疏泄，则排精不畅。女子的按时排卵，也是肝气疏泄和肾气闭藏功能相互协调的体现。气机调畅又是女子行经能否通畅有度的重要条件，因而亦受肝气的疏泄功能的影响。肝气的疏泄功能正常发挥，则月经周期正常，经行通畅；若肝失疏泄，气机失调，则见月经周期紊乱，经行不畅，甚或痛经。治疗此类病证，常以疏肝为第一要法。由于肝气的疏泄功能对女子的生殖机能尤为重要，故有"女子以肝为先天"之说。

②主藏血。肝藏血，是指肝脏具有储藏血液、调节血量和防止出血的功能。肝藏血的生理意义有以下五个方面。

一是涵养肝气。肝血充盈，肝气得以化生和涵养。肝气冲和畅达，疏泄功能方能正常发挥，不至于疏泄太过而亢逆。

二是调节血量。肝储藏充足的血液，可根据生理需要调节人体各部分血量的分配。在正常情况下，人体各部分所需的血量是相对恒定的，但是随着机体活动、情绪、气候环境的变化，通过肝藏血和疏泄功能动态调整人体各部分的血量。当机体活动剧烈或情绪激动时，在肝气疏泄作用下，肝脏将所储藏的血液向外周输布，以供机体需要；当人体处于安静或情绪稳定时，机体外周对血液的需求量相对减少，部分血液归藏于肝。

三是濡养肝及筋目。肝藏血功能正常，血濡养功能正常发挥，肝体和形体官窍得以濡养。若肝脏有病，藏血减少，可出现肝血虚亏，濡养功能减退的病变，出现目疾、震颤等症。若肝血不足，不能濡养筋脉，则筋脉拘急，肢体麻木，屈伸不利；若不能濡养目，则两目干涩昏花，或为夜盲。

四是为经血之源。肝储藏充足的血液，为女子月经来潮的重要保证。肝藏血而称为"血海"，冲脉起于胞中而通于肝，与女子月经来潮密切相关，也称为"血海"。女子以血为本，肝藏血充足，冲脉血液充盛，是其月经按时来潮的重要保证。肝血不足时，可见月经量少，甚则闭经。

五是防止出血。气有固摄血液之能，肝气充足，则能固摄肝血而不致出血。

若肝藏血功能失常，则会引起各种出血，出现肝不藏血证。其病机表现为肝气虚弱，致气摄血无力；肝阴不足，阴不制阳致肝阳偏亢，血动出血；肝火亢盛，灼伤脉络，迫血妄行，造成离经之血。临床症状多见吐血、衄血、咯血，或月经过多甚至崩漏等。治疗时，气虚者宜补肝气健脾；阴虚者宜滋肝补气；火旺者宜泻清肝降气。

肝有"体阴而用阳"之说，是因其体，主藏血属阴；其用，主疏泄属阳。肝的疏泄功能和藏血功能是相辅相成、不可分割的。肝主疏泄，调畅气机；肝主藏血，储藏和调节血量，肝疏泄与肝藏血的关系就体现为气与血的关系。肝疏泄功能正常，气机调畅，血运通达，藏血功能才有保障；肝藏血功能正常，则发挥血的濡养作用，不使肝气亢逆，才能保持全身气机疏通畅达。若肝的疏泄功能减退，肝气郁滞，可导致气滞血瘀证；气郁化火，迫血妄行，或肝气上逆，血随气逆，可见吐衄或妇女崩漏等出血证。肝阴不足，失其柔和凉润之能，可致肝阳升泄太过，甚或导致阳亢风动等病变。肝血亏虚，失其濡养之能，可致筋目失养的病变。

2）生理特性

①肝为刚脏。肝为刚脏是指肝气主升主动，具有刚强躁急的生理特性。肝在五行属木，具有冲和条达、伸展舒畅之能；肝有主疏泄的生理功能，性喜条达而恶抑郁；肝内寄相火，主升主动，皆反映了肝为刚脏的生理特性。

肝病常表现为肝气升动太过的病理变化，如肝气上逆、肝火上炎、肝阳上亢和肝风内动等，临床多出现眩晕、面赤、烦躁易怒、筋脉拘挛，甚则抽搐、角弓反张等症状。

②肝主升发。肝主升发是指肝具有升发阳气以调畅气机的作用。肝在五行属木，通于春气，具有条达疏畅、升发生长和生机盎然的特性。其气机的升降出入运动，具体体现在脏腑经络的各种功能活动中。其中肝气对气机的影响主要表现为升举、疏通之作用。由于肝气主升发之特性，决定了肝的病变以升泄太过为多见，临床多表现肝阳上亢、肝气上逆的病理变化。

3）与形、窍、志、液、时的关系

①在体合筋，其华在爪。筋即筋膜，连接关节与肌肉，附着于骨而聚于关节，包括肌腱和韧带，主司关节运动的组织。关节运动自如要赖于筋的屈伸。因此，筋的内涵应包括现代医学中的有收缩功能的肌肉和有传导支配作用的条索样组织（如神经）。肝精血充足，筋得其养，则筋力强健，运动灵活，能耐受疲劳，并能较快地解除疲劳，故称肝为"罢极之本"。老年人由于肝精血不足，筋不得濡养，故出现动作迟缓、不灵活，动则易疲劳，甚至出现

"血虚生风"，症见手足震颤、肢体麻木、屈伸不利等。若邪热过盛，燔灼肝之筋脉，耗伤肝之精津，使筋不得滋养，出现"热极生风"，症见手足震颤、抽搐，甚则角弓反张等表现。

"爪为筋之余。"爪即爪甲，是筋的延续，包括指甲和趾甲。观察爪甲的荣枯，又可以测知肝脏功能正常与否。肝精肝血充足，则爪甲坚韧，红润光泽；若肝精肝血不足，则爪甲萎软而薄，枯而色夭，甚则变形、脆裂。

②在窍为目。目为视觉器官，具有视物功能，故又称"精明"。目之所以具有视物功能，依赖肝精肝血之濡养和肝气之疏泄。肝的经脉上连目系，肝之精血气循此经脉上注于目，使其发挥视觉作用。肝之精血充足，肝气调和，目才能正常发挥其视物辨色的功能。若肝精肝血不足，则会导致两目干涩、视物不清、目眩、目眶疼痛等症；肝经风热则目赤痒痛；肝风内动则目睛上吊、两目斜视；因情志不畅，致肝气郁结，久而火动痰生，蒙阻清窍，可致二目昏蒙，视物不清。由于肝与目在生理病理上关系密切，临床上凡目疾主要以治肝为主。

目的视觉功能的发挥，还依赖于五脏六腑之精的濡养。五脏六腑之精气，上注于眼窠部位，分别滋养眼的各个组织。

③在志为怒。怒是人在情绪激动时的一种情志变化，由肝之精气所化，故说肝在志为怒。一般来说，怒志人人皆有，一定限度内的情绪发泄对维持机体的生理平衡有重要的意义，但大怒或郁怒不解，对于机体是一种不良的刺激，既可引起肝气郁结，气机不畅，精血津液运行输布障碍，痰饮瘀血及癥瘕积聚内生，又可致肝气上逆，血随气逆，发为出血或中风昏厥。大怒暴怒，可导致肝气升发太过，表现为烦躁易怒，激动亢奋，称为大怒伤肝；郁怒不解，则易致肝气郁结，表现为心情抑郁，闷闷不乐，称为"郁怒伤肝"。怒由肝之精气所生，若肝之精血不足，不能涵养怒志，或肝阴不足，肝阳偏亢，则稍有刺激，即易发怒。临床辨证属郁怒者，当以疏肝解郁为治；属大怒者，当以平肝降逆为治。

④在液为泪。泪由肝精肝血所化，肝开窍于目，泪从目出。泪有濡润、保护眼睛的功能。在正常情况下，泪液的分泌，是濡润而不外溢，但在异物侵入目中时，泪液即可大量分泌，起到清洁眼目和排出异物的作用。在病理情况下，可见泪液分泌异常。如肝血不足，泪液分泌减少，常见两目干涩；如风火赤眼，肝经湿热，可见目眵增多，迎风流泪等。此外，在极度悲哀的情况下，泪液的分泌也可大量增多。

⑤与春气相通应。五脏与自然界四时阴阳相通应，肝主春。肝与春气相通应，是因为春季为一年之始，阳气始生，自然界生机勃发，一派欣欣向荣的景象。而肝主疏泄，恶抑郁而喜条达，为"阴中之少阳"，故肝与春气相通应。因此春季养生，在精神、饮食、起居诸方面，都必须顺应春气的生发和肝气的畅达之性：保持情志舒畅，力戒暴怒忧郁，夜卧早起，免冠披发，松缓衣带，广庭信步，舒展形体。春季天气转暖而风气偏胜，人体之肝气应之而旺，故素体肝气偏旺、肝阳偏亢或脾胃虚弱之人在春季易发病，可见眩晕、烦躁易怒、中风

昏厥，或情志抑郁、焦虑，或两胁肋部疼痛、胃脘痞闷、嗳气泛恶、腹痛腹泻等症状。

（5）肾。肾位于腰部脊柱两侧，左右各一，腰为肾之府。肾的主要生理功能是：主藏精，主水，主纳气。由于肾藏先天之精，主生殖，为人体生命之本原，故称肾为"先天之本"。肾精化肾气，肾气分阴阳，肾阴与肾阳能资助、促进、协调全身脏腑之阴阳，故肾又称为"五脏阴阳之本"。肾的主要生理特性是主蛰守位。肾在体合骨，生髓，通脑，其华在发，在窍为耳及二阴，在志为恐，在液为唾。肾经与膀胱经相互属络，互为表里。肾在五行属水，为阴中之阴，与自然界冬气相通应。

1）主要生理功能

①藏精，主生长、发育、生殖。肾藏精，是指肾具有储存、封藏精气的生理功能。在肾气的闭藏作用和激发作用下，肾精得以发挥其生理效应而不无故流失。

精，又称精气，是构成人体和维持人体生命活动的最基本物质，是脏腑、形体、官窍功能活动的物质基础。

精，有先天之精和后天之精。先天之精藏于肾中，是遗传自父母的生殖之精，是禀受于父母的生命遗传物质。先天之精是形成胚胎的重要物质，是构成生命的本原，是人体生长发育和生殖的物质基础。后天之精来源于脾胃化生的水谷之精。后天之精，是机体由脾胃的运化作用从饮食物中摄取的营养物质。后天之精经脾气的转输成为各脏腑之精。各脏腑之精支持其生理功能后的剩余部分，则输送到肾中，充养先天之精，因此肾精的构成，是以先天之精为基础，加之部分后天之精的充养而化成的。先天之精是肾精的主体成分，后天之精仅起充养作用。

先、后天之精相互资助，相互为用。人出生后，后天之精在先天之精的资助下，才能不断地化生，以输布全身，营养脏腑及其形体官窍；先天之精在后天之精的不断培育和充养下，才能日渐充盛，充分发挥其生理效应。此外，当机体发育到一定阶段，生殖机能成熟时，肾精又可化为生殖之精以施泄。如果肾气虚衰，闭藏精功能减退，可导致肾失封藏的遗精、早泄等失精的病理变化。

肾主生长发育和生殖，是肾精及其所化肾气的生理作用。精是构成人体和维持人体生命活动，促进人体生长发育和生殖的最基本物质。肾藏精，精化气，肾精所化之气为肾气，肾精足则肾气充，肾精亏则肾气衰。因而人体的生、长、壮、老、已的生命过程，以及在生命过程中的生殖能力，都取决于肾精及肾气的盛衰。

《素问·上古天真论》记述了肾气由未盛到逐渐充盛，由充盛到逐渐衰少继而耗竭的演变过程："女子七岁，肾气盛，齿更发长。二七而天癸至，任脉通，太冲脉盛，月事以时下，故有子。三七，肾气平均，故真牙生而长极。四七，筋骨坚，发长极，身体盛壮。五七，阳明脉衰，面始焦，发始堕。六七，三阳脉衰于上，面皆焦，发始白。七七，任脉虚，太冲脉衰少，天癸竭，地道不通，故形坏而无子也。丈夫八岁，肾气实，发长齿更。二八，肾气盛，天癸至，精气溢泻，阴阳和，故能有子。三八，肾气平均，筋骨劲强，故真牙生而长极。四八，筋骨隆盛，肌肉满壮。五八，肾气衰，发堕齿槁。六八，阳气衰竭于上，面焦，发鬓颁白。七八，肝气衰，筋不能动，天癸竭，精少，肾藏衰，形体皆极。八八，则齿发去。"人体的生长发育情况，可以从"齿、骨、发"的变化体现出来。人体的生、长、壮、老、已的生命过程，可分为幼年期、青年期、壮年期和老年期等几个阶段，而每一阶段机体的生长发育或衰退情况，都取决于肾精及肾气的盛衰。人自出生之后，肾精及肾气逐渐充盛，到幼年期，在生长发育方面表现为头发生长较快而渐稠密，更换乳齿，同时骨骼逐渐生长而身体增高；青年期，肾精及肾气更加充盛，表现为长出智齿，骨骼长成，人体达到一定高度，开始具有生殖能力；壮年期，肾精及肾气充盛至极，表现为筋骨坚强，头发黑亮，身体壮实，精力充沛的状态；老年期，随着肾精及肾气的逐渐衰减，表现为面色憔悴，头发脱落，牙齿枯槁及生育能力丧失等现象。因此，肾精及肾气在人体生长发育过程中起着十分重要的作用。若肾精及肾气不足时，则表现为小儿生长发育不良，五迟（站迟、语迟、行迟、发迟、齿迟），五软（头软、项软、手足软、肌肉软、口软）；在成人则为早衰。

人体生殖器官的发育、性机能的成熟与维持，以及生殖能力等，都与肾精及肾气盛衰密切相关。人出生后随着肾精及肾气的不断充盈，产生天癸。天癸是肾精及肾气充盈到一定程度而产生的一种精微物质，具有促进人体生殖器官的发育成熟和维持人体生殖机能的作用。天癸来至，女子月经来潮，男子出现排精现象，说明性器官已经成熟，具备了生殖能力。其后，肾精及肾气不断充盈，从而维持人体生殖机能旺盛。中年以后，肾精及肾气逐渐衰少，天癸亦随之衰减，以至竭绝。没有了天癸的激发作用，生殖机能逐渐衰退，生殖器官日趋萎缩，最后丧失生殖机能而进入老年期。

依据肾精及肾气主司人体生长发育和生殖的理论，临床上防治某些先天性疾病、生长发育迟缓、生殖机能低下或一些原发性不孕症，以及优生优育、养生保健、防止衰老等，都应从补养肾精肾气入手调理。

脏腑气化，是指由脏腑之气的升降出入运动推动和调控着各脏腑形体官窍的功能，进而推动和调控着机体精气血津液各自的新陈代谢及其与能量的相互转化的过程。肾精、肾气及其分化的肾阴、肾阳在推动和调控脏腑气化过程中起着极其重要的作用。

肾气由肾精所化，也是一身之气分布到肾的部分。由于肾精的主体成分是先天之精，肾气也主要属先天之气，与元气的概念大致相同，故为脏腑之气中最重要者，称为脏腑之气的根本。肾气也含有阴阳两种成分：肾阴是其中具有凉润、宁静、抑制、凝结等作用的部分，肾阳是其中具有温煦、推动、兴奋、宣散等作用的部分。肾阴与肾阳对立统一，协调共济，则肾气冲和畅达。

肾阳为一身阳气之本，"五脏之阳气，非此不能发"，能推动和激发脏腑经络的各种机能，温煦全身脏腑形体官窍，进而促进精血津液的化生和运行输布，加速机体的新陈代谢，并激发精血津液化生为气或能量，即促进"有形化无形"的气化过程。肾阳充盛，脏腑、形体、官窍得以温煦，其功能活动得以促进和推动，各种生理活动得以正常发挥，同时机体代谢旺盛，产热增加，精神振奋。若肾阳虚衰，温煦、推动等功能减退，则脏腑功能减退，机体的新陈代谢减缓，产热不足，精神不振，发为虚寒性病证。

肾阴为一身阴气之源，"五脏之阴气，非此不能滋"，能抑制和调控脏腑的各种机能，凉润全身脏腑、形体、官窍，进而抑制机体的新陈代谢，调控机体的气化过程，减缓精血津液的化生及运行输布，产热相对减少，并使气凝聚成形而为精血津液，所谓"无形化有形"。肾阴充足，脏腑、形体、官窍得以濡润，其功能活动得以调控而不亢奋，同时机体代谢减缓，产热减少，精神宁静内守。若肾阴不足，抑制、宁静、凉润等功能减退，则致脏腑机能虚性亢奋，新陈代谢相对加快，产热相对增多，精神虚性躁动，发为虚热性病证。

肾精以先天之精为主，可称为元精或真精。肾气为肾精所化，与元气、真气的概念大致相同。肾气所分化的肾阴称为元阴、真阴，肾阳称为元阳、真阳。肾因藏先天之精而倍受重视，故将肾精、肾气及其分化的肾阴、肾阳称为机体生命活动的根本，肾阴肾阳又称为"五脏阴阳之本"。在人体生命过程中，肾之精、气、阴、阳与他脏之精、气、阴、阳之间，存在着相互资助和相互为用的动态关系，在病理变化过程中，两者之间又可相互影响。尤其是各脏之精、气、阴、阳不足的病变，最终必然会累及肾之精、气、阴、阳，故有"久病及肾"之说。

②主水。肾主水，是指肾气具有主司和调节全身水液代谢的功能。水液的输布和排泄是一个十分复杂的生理过程。肾气对于水液代谢的主司和调节作用，主要体现在以下两个方面。

一是肾气对参与水液代谢脏腑的促进作用。肾气及肾阴肾阳对水液代谢过程中各脏腑之气的功能，尤其是脾肺之气的运化和输布水液的功能，具有促进和调节作用。水液代谢过程中，胃、小肠、大肠中的水液，经脾气的运化转输作用，吸收并输送至肺，再经肺气的宣发肃降作用输布周身，以发挥滋润和濡养作用，并将宣发至皮毛肌腠的水液化为汗液排泄；脏腑、形体、官窍代谢后所产生的浊液，由肺的肃降作用输送到肾或膀胱，再经肾气的蒸化作用，吸收可再利用者，而将剩余的化为尿液排泄。可见，机体水液的输布与排泄，是在肺、脾、肾、胃、大肠、小肠、三焦、膀胱等脏腑的共同参与下完成的。但各脏腑之气必须在其阴阳协调平衡的状态下才能正常参与水液代谢，而肾气分化的肾阴肾阳是各脏腑阴阳的根本。肾气及肾阴肾阳通过对各脏腑之气及其阴阳的资助和促进作用，主司和调节着机体水液代谢的各个环节。

二是肾气的生尿和排尿作用。尿的生成和排泄是水液代谢的一个重要环节。水液代谢过程中，各脏腑、形体、官窍代谢后产生的浊液，通过三焦水道下输于肾或膀胱，在肾气的蒸化作用下，分为清浊。清者被吸收，由脾气的转输作用通过三焦水道上腾于肺，重新参与水液代谢；浊者则化为尿液，在肾与膀胱之气的推动作用下排出体外。肾气的蒸化和推动作用发挥正常，输于肾或膀胱的水液才能升清降浊，化生尿液和排泄尿液。

尿液的生成和排泄在维持机体水液代谢平衡过程中，起着极其关键的作用。膀胱是人体储尿和排尿的器官，但尿液的生成和排泄都必须依赖于肾气的作用。只有肾气的蒸化功能发挥正常，膀胱开合有度，尿液才能正常地生成和排泄。肾气对于机体水液代谢起着主司和调节作用，故说肾主水。

③主纳气。肾主纳气，是指肾气有摄纳肺所吸入的自然界清气，保持吸气的深度，防止呼吸表浅的作用。人体的呼吸功能，由肺所主，其中呼气主要依赖肺气的宣发作用，吸气主要依赖肺气的肃降作用。但吸入的清气，由肺气的肃降作用下达于肾，必须再经肾气的摄纳，使其维持一定的深度，以利于气体的交换。因此，无论是肾气虚衰，摄纳无权，气浮于上，还是肺气久虚，久病及肾，均可导致肾气的纳气功能失常。

肾的纳气功能，实际上是肾气的封藏作用在呼吸运动中的具体体现。肺吸入的清气在肾气的封藏作用下下达于肾，维持一定的深度，有利于清浊气体的内外交换。肾精充足，肾气充沛，摄纳有权，则呼吸均匀和调。若肾精亏虚，肾气衰减，摄纳无力，肺吸入之清气不能下纳于肾，则会出现呼吸表浅，或呼多吸少，动则气喘等病理表现，称为"肾不纳气"。

在肾的上述功能中，藏精是其基本功能，肾精化肾气，肾精与肾气主司人体的生长发育和生殖。肾气分阴阳，肾阴与肾阳是脏腑阴阳的根本，对脏腑气化具有促进和调节作用，并主司和调节全身水液代谢。肾气的封藏与摄纳作用，维持呼吸的深度，以利气体交换。

2）生理特性。肾的主要生理特性是主蛰守位。主蛰，喻指肾有潜藏、封藏、闭藏之生理特性，是对其藏精功能的高度概括。肾的藏精、主纳气、主生殖、主二便等功能，都是肾主蛰藏生理特性的具体体现。

肾气封藏则精气盈满，人体生机旺盛，若肾气封藏失职，则会出现滑精、喘息、遗尿，甚则小便失禁、多汗、大便滑脱不禁及女子带下、崩漏、滑胎等。

守位，是指肾中相火（肾阳）涵于肾中，潜藏不露，以发挥其温煦、推动等作用。相火与君火相对而言。君火，即心之阳气，又称心火；相对于心火，其他脏腑之火皆称为相火，生理状态下是各脏腑的阳气，又称"少火"，病理状态下是各脏腑的亢盛之火，又称"壮火"。君火在心，主发神明，以明著为要；相火在肝肾，禀命行令，以潜藏守位为要，即所谓"肝之相火寓于肝阴中，肾之相火藏于肾阴中"。

3）与形、窍、志、液、时的关系

①在体合骨，生髓，其华在发。肾主骨生髓的生理功能，实际上是肾精及肾气促进机体生长发育功能的具体体现。肾藏精，精生髓，髓居于骨中称骨髓，骨的生长发育，有赖于骨髓的充盈及其所提供的营养。只有肾精充足，骨髓生化有源，骨骼得到髓的滋养，才能坚固有力；若肾精不足，骨髓生化无源，不能营养骨骼，便会出现小儿囟门迟闭，骨软无力，以及老年人骨质脆弱，易于骨折等。

髓分骨髓、脊髓和脑髓，皆由肾精化生。肾精的盛衰，不仅影响骨骼的发育，而且也影响脊髓及脑髓的充盈。脊髓上通于脑，脑由髓聚而成，故有"脑为髓之海""诸髓者，皆属于脑"之说。因此，肾精充足，髓海得养，脑发育健全，则思维敏捷，精力充沛；反之，肾精不足，髓海空虚，脑失所养。可见，脑的功能虽然总统于心，但与肾亦有密切关系。脑的病变，尤其是虚性病变，常采用补肾填精法治疗。

齿与骨同出一源，亦由肾精充养，故称"齿为骨之余"。牙齿松动、脱落及小儿齿迟等，多与肾精不足有关。温热病中望齿的润燥和有无光泽，又是判断肾精及津液盛衰的重要标志。

发的生长，赖血以养，故称"发为血之余"，但发的生机根源于肾。肾藏精，精化血，精血旺盛，则毛发粗壮而润泽。由于发为肾之外候，所以发之生长与脱落、润泽与枯槁，常能反映肾精的盛衰。青壮年精血旺盛，发长而润泽；老年人精血衰少，发白而脱落，皆属常理。但临床所见的未老先衰，年少而头发枯萎，早脱早白等，则与肾精不足有关，应考虑从肾论治。

②在窍为耳及二阴。肾开窍于耳。耳是听觉器官，耳的听觉功能灵敏与否，与肾精、肾气的盛衰密切相关。因此，只有肾精及肾气充盈，髓海得养，才能听觉灵敏，分辨力高；反之，若肾精及肾气虚衰，则髓海失养，出现听力减退，或见耳鸣，甚则耳聋。人到老年，由于肾精及肾气衰少，则多表现为听力减退。临床常以耳的听觉变化作为判断肾精及肾气盛衰的重要标志，故说肾开窍于耳。

肾开窍于二阴。二阴，是指前阴和后阴，前阴是指排尿和生殖的器官，后阴是指排泄粪便的通道。尿液的储藏和排泄虽在膀胱，但尿液的生成及排泄必须依赖于肾气的蒸化和固摄作用协调。肾气之蒸化及固摄作用失常，则可见尿频、遗尿、尿失禁、尿少或尿闭等小便异常的病证。粪便的排泄，本属大肠的传化糟粕功能，但亦与肾气的推动和固摄作用有关。若肾气不足，则推动无力而致气虚便秘，或固摄无权而致大便失禁，久泄滑脱。前阴是人体的外生殖器，其生殖功能与肾精、肾气的关系密切，故前阴性器官又有"外肾"之称。前阴，在男子是精窍与溺窍合而为一的阴茎，在女子则有阴户、阴道之分，以主房事和生殖。肾精充足，肾气充盛，则精液及时溢泻，男女阴阳合而有子。肾精、肾气的生理功能失常，则可导致人体性器官的发育不良和生殖能力减退，从而导致男子阳痿、早泄、少精、滑精、遗精、精瘀及不育等，女子则见梦交、月经异常及不孕等。

③在志为恐。恐，是一种恐惧、害怕的情志活动，与肾的关系密切。由于肾藏精而位居下焦，肾精化生的肾气，必须通过中上二焦，才能布散全身。恐使精气却而不上行，反而令气下走，使肾气不得正常布散，所以说"恐伤肾""恐则气下"。

恐与惊相似，都是指处于一种惧怕的心理状态，但两者又有区别。恐为自知而胆怯，乃内生之恐惧；惊为不自知，事出突然而受惊慌乱，乃是外来之惊惧。恐和惊，是人体对外界刺激的生理和心理反应，人人皆有。过度的惊恐，则损伤脏腑精气，导致脏腑气机逆乱。

④在液为唾。唾，是唾液中较稠厚的部分，多出于舌下，有润泽口腔、滋润食物及滋养肾精的功能。唾由肾精化生，经肾气的推动作用，沿足少阴肾经，从肾向上经过肝、膈、肺、气管，直达舌下之金津、玉液二穴，分泌而出。由于唾源于肾精，若咽而不吐，则能回滋肾精；若多唾久唾，则能耗伤肾精。故古代养生家主张"吞唾"以养肾精。

唾与涎，虽然都是口腔分泌的液体，但是二者有一定区别。涎为脾精所化，出自两颊，质地较清稀，可自口角流出；唾为肾精所生，出自舌下，质地较稠厚，多从口中唾出。故临床治疗口角流涎多从脾治，唾多频出多从肾治。

⑤与冬气相通应。五脏与自然界四时阴阳相通应，肾主冬。冬季是一年中气候最寒冷的季节，一派霜雪严凝、冰凌凛冽之象。自然界的物类，则静谧闭藏以度冬时。人体中肾为水脏，有润下之性，藏精而为封藏之本。同气相求，故以肾应冬。冬季养生，当早睡晚起，日出而作，以保证充足的睡眠时间，同时食用补阴潜阳的膳食，以利阳气潜藏，阴精积蓄。冬季气候寒冷，水气当旺，若素体阳虚，或久病阳虚，多在阴盛之冬季发病，即所谓"能夏不能冬"；若患阳虚性慢性疾病如肺病、心脏病、胃肠病、骨关节病等，则易在冬季寒冷时复发。

3. 六腑

六腑，是胆、胃、小肠、大肠、膀胱、三焦的总称。它们的生理功能是"传化物"，生理特点是"泻而不藏"，"实而不能满"。饮食物入口，通过食道入胃，经胃的腐熟，下传于小肠，经小肠的分清别浊，其清者由脾吸收，转输于四脏，布散于全身；其浊者下传于大肠，经大肠的传导，形成粪便排出体外；脏腑代谢产生的浊液，则经三焦注入肾和膀胱，在肾气的蒸化作用下生成尿液，排出体外。

六腑的共同生理特点是受盛和传化水谷，因而其气具有通降下行，实而不满的特性。每一腑都必须适时排空其内容物，才能保持六腑通畅，功能协调，故有"六腑以通为用，以降为顺"之说。

（1）胆。胆居六腑之首，又为奇恒之腑。胆位于右胁下，附于肝之短叶间。胆与肝由足少阳经和足厥阴经相互属络，构成表里关系。

1）主要生理功能。胆的生理功能主要有储藏、排泄胆汁和主决断。

①储藏和排泄胆汁。胆汁来源于肝，由肝之余气凝聚而成。胆汁生成后，进入胆腑，由胆腑浓缩并储藏。胆汁在肝气的疏泄作用下排泄而注入肠中，以促进饮食水谷的消化和吸收。若肝胆的功能失常，胆汁的分泌排泄受阻，就会影响脾胃的受纳腐熟和运化功能，而出现厌食、腹胀、腹泻等症状；若湿热蕴结肝胆，以致肝失疏泄，胆汁外溢，浸渍肌肤，则发为黄疸，出现目黄、身黄、小便黄等症状；若胆气不利，气机上逆，则可出现口苦、呕吐黄绿苦水等症状。

②主决断。胆主决断，是指胆在精神意识思维活动中，具有判断事物、做出决定的作用。胆的这一功能对于防御和消除某些精神刺激的不良影响，以维持精气血津液的正常运行和代谢，确保脏腑之间的协调关系，有着极为重要的作用。胆气豪壮之人，剧烈的精神刺激对其所造成的影响较小，且恢复也较快；胆气虚怯之人，在受到不良精神刺激的影响时，则易于形成疾病，出现胆怯易惊、善恐、失眠、多梦等精神情志异常的病变。

2）胆为奇恒之腑。胆的形态结构与其他五腑相同，皆属中空有腔的管状或囊状器官，为六腑之一；但因其内盛精汁，与五脏"藏精气"的功能特点相似，且与饮食水谷不直接接触，只是排泄胆汁入肠道以促进饮食物的消化和吸收，故又为奇恒之腑之一。

（2）胃。胃是机体对饮食物进行消化吸收的重要脏器，主受纳腐熟水谷，有"太仓""水谷之海"之称。胃与脾同居中焦，"以膜相连"，由足阳明胃经与足太阴脾经相互属络，构成表里关系。胃与脾在五行中皆属土：胃为阳明燥土，属阳；脾为太阴湿土，属阴。

胃位于腹腔上部，上连食道，下通小肠。胃腔称为胃脘，分为上、中、下三部：胃的上部为上脘，包括贲门；胃的下部为下脘，包括幽门；上、下脘之间的部分称为中脘。贲门上连食道，幽门下通小肠，是饮食物出入胃腑的通道。胃的主要生理功能是主受纳和腐熟水谷，生理特性是主通降、喜润恶燥。

1）主要生理功能

①主受纳水谷。胃主受纳水谷，是指胃气具有接受和容纳饮食水谷的作用。饮食入口，经过食管（咽）进入胃中，在胃气的通降作用下，由胃接受和容纳，暂存于其中，故胃有"太仓""水谷之海"之称。机体精气血津液的化生，都依赖于饮食物中的营养物质，故胃又有"水谷气血之海"之称。胃气的受纳水谷功能既是其主腐熟功能的基础，也是饮食物消化吸收的基础。胃气受纳水谷功能的强弱，可以通过食欲和饮食多少反映出来。

②主腐熟水谷。胃主腐熟水谷，是指胃气将饮食物初步消化，并形成食糜的作用。容纳于胃中的饮食物，经过胃气的磨化和腐熟作用后，精微物质被吸收，并由脾气转输而营养全身，未被消化的食糜则下传于小肠做进一步消化。

胃气的受纳、腐熟水谷功能，必须与脾气的运化功能相互配合，纳运协调才能将水谷化为精微，进而化生精气血津液，供养全身。

2）生理特性

①主通降。胃主通降，是指胃气宜保持通畅下降的运动趋势。胃气的通降作用，主要体现于饮食物的消化和糟粕的排泄过程中：一是饮食物入胃，胃容纳而不拒之；二是经胃气的腐熟作用而形成的食糜，下传小肠做进一步消化；三是食物残渣下移大肠，燥化后形成粪便；四是粪便有节制地排出体外。藏象学说以脾胃之气的升降运动来概括整个消化系统的生理功能。脾宜升则健，胃宜降则和，脾升胃降协调，共同促进饮食物的消化吸收。

胃主通降是降浊，降浊是受纳的前提条件。所以，胃失通降，则出现纳呆脘闷，胃脘胀满或疼痛、大便秘结等胃失和降之症。若胃气不降反而上逆，则出现恶心，呕吐、呃逆、嗳气等胃气上逆之候。脾胃居中，为人体气机升降的枢纽。胃气通降与脾气升举相互为用，胃失和降与脾气不升也可相互影响。胃失和降，不仅影响六腑的通降，还会影响全身气机的升降，从而出现各种病理变化，故有"胃不和则卧不安"之说。

②喜润恶燥。胃喜润恶燥，是指胃当保持充足的津液以利饮食物的受纳和腐熟。胃的受纳腐熟，不仅依赖胃气的推动和蒸化，亦需胃中津液的濡润，胃中津液充足，则能维持其受纳腐熟的功能和通降下行的特性。胃为阳土，喜润而恶燥，故其病易成燥热之害，胃中津液每多受损。所以在治疗胃病时，要注意保护胃中津液。即使必用苦寒泻下之剂，也应中病即止，以祛除实热燥结为度，不可妄施，以免化燥伤阴。

（3）小肠。小肠，包括十二指肠、空肠和回肠，是机体对饮食物进行消化，吸收其精微，下传其糟粕的重要脏器。小肠与心由手太阳小肠经与手少阴心经相互属络而构成表里关系。

小肠位于腹中，其上口与胃在幽门相接，下口与大肠在阑门相连，是一个比较长的、呈迂曲回环叠积之状的管状器官。小肠的主要生理功能是主受盛化物和泌别清浊。

1）主受盛化物。小肠的受盛化物功能表现在以下两个方面：一是指小肠接受由胃腑下传的食糜而盛纳之，即受盛作用；二是指食糜在小肠内必须停留一定的时间，由脾气与小肠的共同作用对其进一步消化，化为精微和糟粕两部分，即化物作用。小肠受盛化物功能失调，表现为腹胀、腹泻、便溏等。

2）主泌别清浊。泌别清浊，是指小肠中的食糜在做进一步消化的过程中，随之分为清浊两部分：清者，即水谷精微和津液，由小肠吸收，经脾气的转输作用输布全身；浊者，即食物残渣和部分水液，经胃和小肠之气的作用通过阑门传送到大肠。小肠在吸收水谷精微的同时，还吸收了大量的水液，与水谷精微融合为液态物质，由脾气转输全身脏腑、形体、官窍。其中较清稀者上输于肺，经肺气的宣发肃降作用，布散于全身皮毛肌腠和内在脏腑，并将脏腑代谢后产生的浊液下输肾和膀胱，以成尿液生成之源。由于小肠参与了人体的水液代谢，故有"小肠主液"之说。

小肠泌别清浊的功能正常，则水液和糟粕各走其道而二便正常。若小肠泌别清浊的功能失常，清浊不分，水液归于糟粕，就会导致水谷混杂而出现便溏泄泻等症。临床上治疗泄泻采用"利小便所以实大便"的方法，就是"小肠主液"理论在临床治疗中的应用。

（4）大肠。大肠，包括结肠和直肠，是对食物残渣中的水液进行吸收、形成粪便并有度排出的脏器。大肠与肺由手阳明大肠经与手太阴肺经的相互属络而构成表里关系。

大肠居腹中，其上口在阑门处接小肠，其下端连肛门。大肠是一个管腔性器官，呈回环叠积之状，主要有传化糟粕与主津的生理功能。

1）主传化糟粕。大肠接受由小肠下传的食物残渣，吸收其中多余的水液，形成粪便。大肠之气的运动，将粪便传送至大肠末端，并经肛门有节制地排出体外，故大肠有"传导之官"之称。如大肠传导糟粕功能失常，则出现排便异常，常见的有大便秘结或泄泻；若湿热蕴结大肠，大肠传导功能失常，还会出现腹痛、里急后重、下痢脓血等。

大肠的传化糟粕功能，实为对小肠泌别清浊功能的承接。除此以外，尚与胃气的通降、肺气的肃降、脾气的运化、肾气的蒸化和固摄作用有关。胃气的通降，实际上涵括了大肠对糟粕排泄的作用；肺与大肠相表里，肺气的肃降有助于糟粕的排泄；脾气的运化，有助于大肠对食物残渣中水液的吸收；肾气的蒸化和固摄作用，主司二便的排泄。

2）大肠主津。大肠接受由小肠下传的含有大量水液的食物残渣，将其中的水液吸收，使之形成粪便，即所谓燥化作用。大肠吸收水液，参与体内的水液代谢，故说"大肠主津"。大肠主津功能失常，则大肠中的水液不得吸收，水与糟粕俱下，可出现肠鸣、腹痛、泄泻等症；若大肠实热，消烁津液，或大肠津亏，肠道失润，又会导致大便秘结不通。

（5）膀胱。膀胱，是储存和排泄尿液的器官。膀胱与肾由足太阳膀胱经与足少阴肾经相互属络而构成表里关系。

膀胱位于下腹部，居肾之下，大肠之前，是一个中空的囊状器官。其上有输尿管与肾相连，其下有尿道，开口于前阴。膀胱的生理功能是储存和排泄尿液。

1）储存尿液。人体的津液通过肺、脾、肾等脏的作用，布散全身，发挥其滋养濡润机体的作用。其代谢后的浊液（废水）则下归于肾，经肾气的蒸化作用，升清降浊。清者回流体内，重新参与水液代谢，浊者下输于膀胱，变成尿液，由膀胱储存。

2) 排泄尿液。膀胱中尿液的按时排泄，由肾气及膀胱之气的激发和固摄作用调节。肾气与膀胱之气的作用协调，则膀胱开合有度，尿液可及时地从溺窍排出体外。

膀胱的储尿和排尿功能，依赖于肾气与膀胱之气的升降协调。肾气主上升，膀胱之气主通降。肾气之升，激发尿液的生成并控制其排泄；膀胱之气通降，推动膀胱收缩而排尿。若肾气和膀胱之气的激发和固摄作用失常，膀胱开合失权，既可出现小便不利或癃闭，又可出现尿频、尿急、遗尿、小便不禁等。

(6) 三焦。三焦是上焦、中焦、下焦的合称。三焦作为六腑之一，必有其特定的形态结构和生理功能，有名有形；三焦作为人体上中下三个部位的划分，有名无形，但有其生理功能和各自的生理特点。

1) 六腑之三焦。三焦作为六腑之一，位于腹腔中，与胆、胃、小肠、大肠、膀胱五腑相同，是有具体形态结构和生理功能的脏器，并有自身的经脉——手少阳三焦经。三焦与心包由手少阳三焦经和手厥阴心包经的相互属络而构成表里关系。

三焦的形态结构，大多认为是指腹腔中的肠系膜及大小网膜等组织。这些组织充填于腹腔脏腑之间，结构比较松散，能通透水液，可为胃肠中水液渗透到膀胱中去的通道，与六腑的中空有腔的形态结构特点相符。

作为六腑之一的三焦，其功能是疏通水道，运行水液。三焦充填于胃肠道与膀胱之间，引导胃肠中水液渗入膀胱，是水液下输膀胱之通路。三焦水道通畅，则胃肠中的水液源源不断渗入膀胱，成为尿液生成之源。

2) 部位之三焦。三焦作为人体上中下部位的划分，包含了上至头下至足的整个人体，已经超出了实体六腑的概念。

部位三焦的总体生理功能是通行诸气和运行水液。

①通行诸气。通行诸气是指部位三焦是诸气上下运行之通路。肾藏先天之精化生的元气，自下而上运行至胸中，布散于全身；胸中气海中的宗气，自上而下到达脐下，以资先天元气，合为一身之气，皆以三焦为通路。

②运行水液。运行水液是指部位三焦是全身水液上下输布运行的通道。在肺、脾、肾等脏协同作用下，以三焦为通道，才能进行全身水液的输布和排泄；如果三焦水道不通利，则肺、脾、肾等脏的输布调节水液代谢的功能将难以实现。

部位三焦的通行诸气和运行水液的功能，是相互关联的。水液的上下运行，全赖诸气的升降运动，而诸气又依附于津液而得以升降运行。因此，气运行的道路，必然是津液升降的通路，而津液升降的通路，也必然是气运行的通道。

3) 上中下三焦部位的划分及其生理特点

①上焦。上焦是指膈以上的胸部，包括心、肺两脏，以及头面部。上焦的生理特点是主

气的宣发和升散，即宣发卫气，布散水谷精微和津液以营养滋润全身。"上焦如雾"，指的是心肺输布气血的作用。

②中焦。中焦是指膈以下、脐以上的上腹部，包括脾胃和肝胆等脏腑。中焦具有消化、吸收并输布水谷精微和化生血液的功能。"中焦如沤"指的是脾胃肝胆等脏腑的消化饮食物的生理过程。

肝胆属中焦，但明清温病学以"三焦"作为辨证纲领后，将外感热病后期出现的一系列动风病证，归于"下焦"的范围，因"诸风掉眩，皆属于肝"，故肝又属下焦。

③下焦。下焦是指脐以下的部位，包括小肠、大肠、肾、膀胱、女子胞、精室等脏腑以及两下肢。下焦的功能主要是排泄糟粕和尿液。"下焦如渎"，指的是肾、膀胱、大肠等脏腑的生成和排泄二便的功能。

另外，三焦还作为温病的辨证纲领，称为辨证之三焦。清温病学将外感热病后期出现的一系列动风病证，归于"下焦"的范围，因"诸风掉眩，皆属于肝"，故肝又属下焦。三焦辨证的三焦，既不是六腑之一，也不是人体上中下部位的划分，而是温病发生发展过程中由浅及深的三个不同病理阶段。究其概念的来源，可能是由部位三焦的概念延伸而来的。

4. 奇恒之腑

奇恒之腑，是脑、髓、骨、脉、胆、女子胞的总称。它们都是储藏精气的脏器，似脏非脏，似腑非腑。奇恒之腑的形态似腑，多为中空的管腔或囊性器官，而功能似脏，主藏精气而不泻。其中除胆为六腑之外，余者皆无表里配合，也无五行配属，但与奇经八脉有关。

本书只介绍脑及女子胞，其他奇恒之腑已在"五脏"与"六腑"中述及，故不做介绍。

（1）脑。脑，又名髓海，深藏于头部，居颅腔之中，其外为头面，内为脑髓，是精髓和神明汇集发出之处，又称为元神之府。

1）主要生理功能。头居人身之高巅，外为颅骨，内涵脑髓，为人神之所居，清窍之所在，脑的主要生理功能有主宰生命活动、主精神意识和主感觉运动。

①主宰生命活动。"脑为元神之府"，是生命的枢机，主宰人体的生命活动。元神来自先天，由先天之精化生，先天元气充养，称为先天之神。人在出生之前，随形具而生之神，即为元神。元神藏于脑中，为生命之主宰。元神存则生命在，元神败则生命逝。得神则生，失神则死。

②主精神意识。人的精神活动，包括思维意识和情志活动等，都是客观外界事物反映于脑的结果。思维意识是精神活动的高级形式。人的思维意识，是在元神的调控下，于后天获得的思维识见活动，属识神的范畴。识神，是思维认知之神，属后天之神。情志活动是人对外界刺激的情绪反应，与人的情感、欲望等心身需求有关，故属欲神范畴。因此，脑为精神

意识思维活动的枢纽。脑主精神意识的功能正常，则精神饱满，意识清楚，思维灵敏，记忆力强，语言清晰，情志正常。否则，便出现精神思维及情志方面的异常。

③主感觉运动。眼、耳、口、鼻、舌等五脏外窍，皆位于头面，与脑相通。人的视、听、言、动等，皆与脑有密切关系。脑主元神，神能驭气，散动觉之气于筋而达百节，令之运动，故脑能统领肢体运动。髓海充盈，主感觉运动功能正常，则视物精明，听力正常，嗅觉灵敏，感觉无碍，运动如常，轻劲多力；若髓海不足，主感觉运动功能失常，不论虚实，都会出现听觉失聪，视物不明，嗅觉不灵，感觉障碍，运动不能，懈怠安卧。

总之，脑髓充则神全，神全则气行，气行则有生机、感觉和运动。

2）与脏腑精气的关系。脑，与脊髓相通，由精髓汇集而成，而髓由精化，精由肾藏，故脑与肾的关系密切。五脏六腑精气充盛，充养肾精，则肾精充盈。肾精充盈，则脑髓充满，故脑能正常发挥其各种功能。

另外，精神活动虽由脑与心主司，但精神活动分由五脏主司。"心藏神，肺藏魄，肝藏魂，脾藏意，肾藏志"，即精神思维由心主司，知觉主要由肝主司，运动主要由肺主司，意念智慧的产生主要由脾主司，意志坚定和记忆主要由肾主司，精神之所以由五脏分主，是由于五脏皆藏精之故。

（2）女子胞。女子胞，又称胞宫、子宫，位于小腹部，在膀胱之后，直肠之前，下口与阴道相连，呈倒置的梨形。女子胞，是女性的内生殖器官，有主持月经和孕育胎儿的作用。

1）主要生理功能

①主持月经。月经，又称月信、月事、月水，是女子生殖细胞发育成熟后周期性子宫出血的生理现象。健康女子，到 14 岁左右，天癸至，生殖器官发育成熟，子宫发生周期性变化，1 月（28 天）左右周期性排血一次，即月经开始来潮。到 49 岁左右，天癸竭绝，月经闭止。月经周期中还要排卵一次。月经的产生，是脏腑经脉气血及天癸作用于胞宫的结果。胞宫的功能正常与否直接影响月经的来潮，所以胞宫有主持月经的作用。

②孕育胎儿。胞宫是女性孕育胎儿的器官。女子在发育成熟后，月经来潮，经后排卵，因而有受孕生殖的能力。此时，两性交媾，两精相合，就构成了胎孕。受孕之后，月经停止来潮，脏腑经络血气皆下注于冲任，以养胞胎，培育胎儿以至成熟而分娩。

2）与脏腑经脉的关系。女子胞的生理功能与脏腑、天癸、经脉、气血有着密切的关系。女子胞主持月经和孕育胎儿，是脏腑、天癸、经脉、气血作用于胞宫的正常生理现象。

①与脏腑及天癸的关系。女子以血为本，经水为血液所化，而血液来源于脏腑。脏腑之中，心主血，肝藏血，脾统血，脾与胃同为气血生化之源，肾藏精，精化血，肺主气，朝百脉而输精微，它们分司血的生化、统摄、调节等重要作用。故脏腑安和，血脉流畅，血海充盈，则经候如期，胎孕乃成。在五脏之中，女子胞与肝、心、脾、肾的关系尤为密切。

天癸，是肾精肾气充盈到一定程度时体内出现的一种精微物质，有促进生殖器官发育成熟、女子月经来潮及排卵、男子精气溢泻，因而具备生殖能力的作用。女子胞的发育成熟、月经按时来潮及其后定时排卵，与天癸的来至和其对胞宫的作用有极其密切的关系。如《素问·上古天真论》对此也有论述。

②与经脉的关系。女子胞与冲、任、督、带及十二经脉，均有密切关系。其中，以冲、任、督、带脉为最。

冲脉上渗诸阳，下灌三阴，与十二经脉相通，为十二经脉之海。冲脉又为五脏六腑之海。脏腑经络之气血皆下注冲脉，故称冲为血海。因为冲为血海，蓄溢阴血，胞宫才能泄溢经血，孕育胎儿，完成其生理功能。

任脉为阴脉之海，蓄积阴血，为妇人妊养之本。任脉通畅，月经如常，方能孕育胎儿。因一身之阴血经任脉聚于胞宫，妊养胎儿，故称"任主胞胎"。任脉气血通盛是女子胞主持月经、孕育胎儿的生理基础。冲为血海，任主胞胎，二者相资。所以，胞宫的作用与冲任二脉的关系更加密切。

督脉为"阳脉之海"，督脉与任脉，同起于胞中，一行于身后，一行于身前，交会于龈交，其经气循环往复，沟通阴阳，调摄气血，并与肾相通，运行肾气，从而维持胞宫正常的经、孕、产的生理活动。

带脉下系于胞宫，既可约束、统摄冲任督三经的气血，又可固摄胞胎。

十二经脉的气血通过冲脉、任脉、督脉灌注于胞宫之中，而为经血之源，胎孕之本。女子胞直接或间接与十二经脉相通，禀受脏腑之气血，泄而为经血，藏而育胞胎，从而完成其生理功能。

5. 脏腑之间的相互关系

人体以五脏为中心，配以六腑，通过经络相连，以精气血津液为物质基础，共同构成一个有机整体。脏腑之间的密切联系，主要体现在生理上相互制约、相互依存、相互协同、相互为用，突出表现在五脏的系统分属关系、五脏的生克制化关系、五脏的精气阴阳关系等方面。脏腑之间的关系主要有：脏与脏之间的关系，腑与腑之间的关系，脏与腑之间的关系，脏与奇恒之腑之间的关系。

（1）脏与脏之间的关系。心、肺、脾、肝、肾五脏有各自的生理功能和特定的病理变化，但五脏之间又存在着密不可分的生理联系和病理影响。五脏之间的关系，应注重五脏生理功能之间的相互制约、相互为用、相互资生、相互协调。

1）心与肺。心肺同居上焦，心主血而肺主气，心主行血而肺主呼吸。心与肺的关系，主要表现在血液运行与呼吸吐纳之间的协同调节关系。

心主一身之血，肺主一身之气，两者相互协调，气血正常运行，机体各脏腑组织的生理活动得以维持。血液的正常运行，必须依赖于心气的推动、肺气的辅助。肺朝百脉，助心行血，是血液正常运行的必要条件。正常的血液循环，又能维持肺主气功能的正常进行。由于宗气具有贯心脉而司呼吸的生理功能，从而加强了血液运行与呼吸吐纳之间的协调平衡。因此，积于胸中的宗气是联结心之搏动和肺之呼吸的中心环节。在病理上，若肺气虚弱，行血无力或肺失宣肃，肺气壅塞，可影响心的行血功能，易致心血瘀阻；反之，若心气不足，心阳不振，血行不畅，也可影响肺的呼吸功能，导致胸闷、咳喘等症。

2）心与脾。心主血而脾生血，心主行血而脾主统血。心与脾的关系，主要表现在血液生成和血液运行。

①血液生成方面。心主一身之血，心血供养于脾以维持其正常的运化功能。水谷精微通过脾的转输升清作用，上输于心肺，贯注于心脉而化赤为血。脾气健旺，血液化生有源，则心血充盈；若脾失健运，化源不足，或统血无权，出现血虚则致心失所养；如劳神思虑过度，既耗心血，又损脾气，形成心脾两虚。临床多用归脾汤治心悸，失眠多梦，腹胀食少，体倦无力，面色无华等症。

②血液运行方面。血液在脉中正常运行，即有赖于心气的推动、脾气的固摄。心气充足，血行通畅；脾气统摄，血行脉中。血液的正常运行，全赖心主行血与脾主统血的协调。若心气不足，行血无力，或脾气虚损，统摄无权，均可导致血行失常的病理状态，或见气虚血瘀，或见气虚失摄的出血。

3）心与肝。心主行血而肝主藏血，心藏神而肝主疏泄、调畅情志。因此，心与肝的关系主要表现在行血与藏血，以及精神情志调节两个方面。

①行血与藏血。心主行血，肝藏血，两者相互配合，共同维持血液的正常运行与血量的调节。心血充盈，心气旺盛，血行正常，肝有所藏；肝藏血充足，疏泄有度，适应机体需求调节血量，利于心行血功能的正常进行。而全身血液的亏虚，主要表现为心肝血虚证。此外，心血瘀阻可累及肝，肝血瘀阻可累及心，最终导致心肝血瘀的病理变化。

②调节精神情志。心藏神，主宰精神、意识、思维及情志活动；肝主疏泄，调畅气机，维护精神情志的舒畅。心肝两脏，相互为用，共同维持正常的精神情志活动。心血充盈，心神健旺，有助于肝气疏泄，情志调畅；肝气疏泄有度，情志畅快，亦有利于心神内守。心与肝在病理上相互影响，若心神不安、肝气郁结，则可出现以精神恍惚、情绪抑郁等为主症的心肝气郁证；若心火亢盛与肝火亢逆，则出现以心烦失眠、急躁易怒为主症的心肝火旺证。

4）心与肾。心与肾在生理上的联系，主要表现为"心肾相交"。心肾相交的机制，主要从水火既济、精神互用来阐发。

①水火既济。心属火，居上焦属阳；肾属水，居下焦属阴。上者宜降，下者宜升，心位

居上，故心火（阳）必须下降于肾，使肾水不寒；肾位居下，故肾水（阴）必须上济于心，使心火不亢。肾无心火之温煦则水寒，心无肾阴之滋润则火炽。心肾水火互济，维持了两脏之间生理功能的协调平衡。

②精神互用。心藏神，肾藏精。精能化气生神，为气、神之源；神能控精驭气，为精、气之主，精神互用。心与肾之间的水火、阴阳、精神的动态平衡失调，称为心肾不交。临床多表现为心悸、健忘、失眠、多梦、腰膝酸软、耳聋耳鸣等症状。

5）肺与脾。肺司呼吸而摄纳清气，脾主运化而化生谷气；肺主行水，脾主运化水液。肺与脾的关系，主要表现在气的生成与水液代谢两个方面。

①气的生成。肺主呼吸，吸入自然界的清气；脾主运化，化生水谷之精进而化为谷气。清气与谷气在肺中汇为宗气，宗气与元气合为一身之气。脾化生的水谷精微，有赖于肺气的宣降运动以输布全身。而肺维持其生理活动所需要的水谷精微，又依靠脾气运化水谷的作用以生成。只有在肺脾两脏的协同作用下，才能保证宗气及一身之气的生成。在病理上，肺气虚，累及脾；脾气虚，影响肺，终致肺脾两虚。

②水液代谢。就肺脾而言，肺气宣降以通调水道，使水液正常地输布与排泄；脾气运化，散精于肺，使水液正常地生成与输布。人体的水液，由脾上输于肺，通过肺的宣发肃降而布散周身；肺脾两脏协调配合，相互为用，是保证津液正常输布与排泄的重要环节。若脾失健运，水液不化，聚湿生痰，为饮为肿，影响及肺则失其宣降而痰嗽喘咳。

6）肺与肝。肺与肝的生理联系，主要体现在人体气机升降调节。肝主升发，肝气从左升发；肺主肃降，肺气由右肃降。肝升肺降，升降协调，调畅全身气机，调和气血。肝气疏泄，升发条达，有利于肺气的肃降；肺气充足，肃降正常，有利于肝气的升发。肝升肺降，两者相互制约、相互为用。病理上，肝肺病变相互影响，如肝郁化火，或肝气上逆，肝火上炎，使肺气不得肃降，出现咳嗽、胸痛、咯血等肝火犯肺证；肺失清肃，伤及肝阴，致肝阳亢逆，出现头痛、易怒、胁肋胀痛等肺病及肝证。

7）肺与肾。肺属金，主呼吸；肾属水，主纳气，金水相生。肺与肾的关系主要表现在水液代谢、呼吸运动两个方面。

①水液代谢。肺主行水，为水之上源；肾主水液代谢，为主水之脏。肺气宣发肃降而行水的功能，有赖于肾气及肾阴肾阳的促进；肾气所蒸化及升降的水液，有赖于肺气的肃降作用使之下归于肾或膀胱。肺肾之气的协同作用，保证了体内水液输布与排泄的正常。病理上，因肺肾功能失调而致水液代谢障碍出现水肿者。

②呼吸运动。肺主气而司呼吸，肾藏精而主纳气。人体的呼吸运动，虽由肺所主，但亦需肾的纳气功能协助。只有肾精及肾气充盛，封藏功能正常，肺吸入的清气才能经过其肃降而下纳于肾，以维持呼吸的深度。可见，在人体呼吸运动中，肺气肃降，有利于肾的纳气；

肾精肾气充足，纳摄有权，也有利肺气之肃降。病理上，肺气久虚，肃降失司，与肾气不足，摄纳无权，往往互为影响，以致出现气短喘促，呼吸表浅，呼多吸少等肾不纳气的病理变化。

8）肝与脾。肝主藏血，脾主统血生血；肝主疏泄，脾主运化。生理上，肝与脾主要表现为藏血与统血的相互协调和疏泄与运化的相互为用。

①血液运行。血的正常运行，与肝、脾两脏关系密切。肝主藏血，能调节血量；脾主生血，可统摄血液。脾气健旺，生血有源，统血有权，则肝有所藏；肝血充足，藏泻有度，血量得以正常调节，气血运行无阻。病理上，脾气虚弱，血液生化无源而血虚，或统摄无权而出血，出现脾不统血，血虚或出血造成肝藏血不足。

②饮食物消化。肝主疏泄，疏泄气机，将胆汁输于肠道，促进脾胃对饮食物的消化、吸收；脾气健运，水谷精微充足，气血生化有源，肝体得以濡养，肝气冲和条达，有利于肝主疏泄功能的发挥。病理上两者相互影响，若肝失疏泄，气机郁滞，易致脾失健运，形成精神抑郁，胸闷太息，纳呆腹胀，肠鸣泄泻等肝脾不调证；脾失健运，生湿化热，湿热郁蒸肝胆，胆热液泄，形成黄疸。

9）肝与肾。肝肾之间的关系，有"肝肾同源"之称。肝主藏血而肾主藏精，肝主疏泄而肾主封藏，肝为肾之子而肾为肝之母。故肝肾之间的关系，主要表现在精血同源、藏泄互用等方面。

①精血同源。肝藏血，肾藏精，精血来源相同，均由水谷之精化生，且相互资生，故曰同源互化。肾受五脏六腑之精而藏之，也需依赖于肝血的滋养而维持充足。肾精肝血，休戚相关。病理上肝血不足与肾精亏损多可相互影响，以致出现头昏目眩、耳聋耳鸣、腰膝酸软等肝肾精血两亏之证。

②藏泄互用。肝主疏泄，肾主封藏，二者之间存在着相互为用、相互制约的关系。肝气疏泄可促使肾气开合有度，肾气闭藏可防肝气疏泄太过。疏泄封藏，相反相成，从而调节女子的行经、排卵和男子排精功能。若肝肾藏泄失调，女子可见月经周期失常，经量过多或闭经，以及排卵障碍，男子可见阳痿、遗精、滑泄等症。

10）脾与肾。脾为后天之本，肾为先天之本，脾肾两者首先表现为水液代谢和先天与后天的互促互助关系。

①水液代谢。脾气运化水液功能的正常发挥，须赖肾气蒸化及肾阳温煦作用的支持。肾主水液输布代谢，又须赖脾气及脾阳的协助。脾肾两脏相互协同，共同主司水液代谢的协调平衡。病理方面，脾虚失运，水湿内生，经久不愈，可发展至肾虚水泛；而肾虚蒸化失司，水湿内蕴，也可影响脾的运化功能，最终均可导致尿少浮肿，腹胀便溏，畏寒肢冷，腰膝酸软等脾肾两虚、水湿内停之证。

②先天后天相互资生。脾主运化，化生气血，为后天之本；肾藏精，是生命之本原，为先天之本。脾的运化水谷，有赖于肾气及肾阴肾阳的资助和促进，始能健旺；肾藏精，亦赖脾气运化的水谷之精不断充养和培育，方能充盛。后天与先天，相互资生，相互促进。先天温养激发后天，后天补充培育先天。病理上，脾气虚弱与肾气虚亏，脾阳虚损与命门火衰，胃阴不足与肾阴亏虚，常可相互影响。脾肾气虚多表现为腹胀便溏或大小便失禁或虚喘乏力，脾肾阳虚多出现畏寒腹痛、腰膝酸冷、五更泄泻、完谷不化等病证，胃肾阴虚可出现五心烦热、口舌生疮、舌红少苔、饥不欲食等病证。

（2）腑与腑之间的关系。胆、胃、大肠、小肠、三焦、膀胱六腑的生理功能虽然各不相同，但均可传化水谷、输布津液。

饮食入于胃，在胃的腐熟作用下化为食糜，通降于小肠，小肠泌别清浊完成进一步的消化吸收，清者以养全身，浊者下传大肠。水液经三焦疏通水道渗入膀胱，在蒸化作用下，排泄于外而为尿；胆汁的排泄以助食物的消化，食物残渣进入大肠，在燥化与传导作用下，经肛门排出体外而为粪便。

饮食物从口摄入以后，经过六腑的传化，完成食物的消化、吸收、传导和排泄，是不断地由上而下递次传送、虚实更替的过程，故称"六腑以通为用""六腑以通为顺"。六腑的生理特点是实而不能满。

病理上，六腑相互影响。如胃有实热，津液被灼，致大便燥结，大肠传导不利；大肠传导失常，阻碍腑气下降，使胃失和降，胃气上逆，出现嗳气呕恶等。胆火炽盛，横犯于胃，出现口苦、呕吐苦水等症；脾胃湿热，郁蒸肝胆，胆汁外溢，则见口苦、黄疸等症。

（3）脏与腑之间的关系。脏与腑的关系，是脏腑阴阳表里配合关系。脏属阴主里，腑属阳主表，一脏一腑，一阴一阳，一表一里，相互配合，组成心与小肠、肺与大肠、脾与胃、肝与胆、肾与膀胱等脏腑表里关系，体现了阴阳、表里相输相应的"脏腑相合"关系。

脏腑的表里配合关系，其依据主要有三：一是经脉络属。即属脏的经脉络于所合之腑，属腑的经脉络于所合之脏，如手太阴肺经属肺络大肠，手阳明大肠经属大肠络肺，肺与大肠构成脏腑表里关系，手太阴经与手阳明经则构成表里经。其他脏腑以此类推。二是生理配合。六腑传化水谷的功能受五脏之气的支持和调节才能完成；五脏的功能也有赖于六腑的配合。三是病理相关。如肺热壅盛，失于肃降，可致大肠传导失职而大便秘结。反之亦然。因此，在治疗上，相应地就有脏病治腑、腑病治脏、脏腑同治诸法。可见脏腑相合理论，对指导临床有重要意义。

1）心与小肠。手少阴经属心络小肠，手太阳经属小肠络心，心与小肠通过经脉相互络属构成了表里关系。心与小肠生理上相互为用。心主血脉，心阳温煦，心血濡养，有助于小肠的分清泌浊功能；小肠主化物，泌别清浊，吸收水谷精微和水液，其中浓厚部分经脾气转输于心，化血以养心脉。心与小肠病理上相互影响，心经实火，可移热于小肠，引起尿少、尿赤涩刺痛、尿血等小肠实热的症状；反之，小肠有热，亦可循经脉上熏于心，可见心烦、舌赤糜烂等症状。

2）肺与大肠。手太阴经属肺络大肠，手阳明经属大肠络肺，通过经脉的相互络属，肺与大肠构成表里关系。肺与大肠生理上体现在肺气肃降与大肠传导相互为用，肺气清肃下降，气机调畅，并布散津液，能促进大肠的传导，有利于糟粕的排出；大肠传导正常，糟粕下行，亦有利于肺气的肃降。肺与大肠在病理上相互影响，肺气失于肃降，气不下行，津不下达，可引起腑气不通，肠燥便秘；大肠实热，传导不畅，腑气阻滞，也可影响到肺的宣降，出现胸满咳喘。

3）脾与胃。脾与胃同居中焦，以膜相连，足太阴经属脾络胃，足阳明经属胃络脾，两者构成表里配合关系。脾胃同为气血生化之源、后天之本，在饮食物的受纳、消化及水谷精微的吸收、转输等生理过程中起主要作用。脾与胃的关系，体现为升降相因、纳运相调、燥湿相济三个方面。

①升降相因。脾胃居中，脾主升而胃主降，故为脏腑气机上下升降的枢纽。在饮食物的消化吸收方面，脾气上升，将运化吸收的水谷精微和津液向上输布；胃气通降，将受纳之水谷、初步消化之食糜及食物残渣通降下行。脾胃升降相因，既保证了饮食纳运功能的正常进行，又维护着内脏位置的相对恒定。若脾虚气陷，可导致胃失和降而上逆；而胃失和降，亦影响脾气升运功能，产生脘腹坠胀、头晕目眩、泄泻不止、呕吐呃逆、内脏下垂等脾胃升降失常之候。

②纳运相调。胃主受纳、腐熟水谷，为脾主运化提供前提；脾主运化、消化食物，转输精微，为胃的受纳提供条件及能量。纳运相调，共同维持水谷的消化、吸收和转输。若脾失健运，可导致胃纳不振；而胃气失和，也可导致脾运失常，最终出现纳少脘痞、腹胀泄泻等脾胃纳运失调之症。

③燥湿相济。脾性喜燥而恶湿；胃性喜润而恶燥。脾易生湿，得胃阳以制之，使脾不至于湿；胃易生燥，得脾阴以制之，使胃不至于燥。脾胃燥湿相济，是保证两者纳运、升降协调的必要条件。若脾湿太过，或胃燥伤阴，可产生脾运胃纳的失常。如湿困脾运，可导致胃纳不振；胃阴不足，亦可影响脾运功能。脾湿则其气不升，胃燥则其气不降，可见中满痞胀、排便异常等症。

4）肝与胆。肝胆同居右胁下，胆附于肝叶之间，足厥阴经属肝络胆，足少阳经属胆络肝，两者构成表里相合关系。肝与胆的关系，主要表现在共主勇怯、同司疏泄等方面。

①共主勇怯。胆主决断，与人的勇怯有关，而决断又来自肝之谋虑，肝胆相互配合，人

的情志活动正常，遇事能做出决断。实际上，肝胆共主勇怯是以两者同司疏泄为生理学基础的。若肝胆气滞，或胆郁痰扰，均可导致情志抑郁或惊恐胆怯等病症。

②同司疏泄。肝分泌胆汁，胆藏泄胆汁，两者协调合作，胆汁疏利到肠道，以帮助脾胃消化食物。肝气疏泄正常，胆汁的分泌和排泄无阻；胆汁的分泌和排泄正常，又有利于肝气疏泄功能的正常发挥。若肝气郁滞，可影响胆汁疏利，或胆腑湿热，也影响肝气疏泄，最终均可导致肝胆气滞、肝胆湿热或郁而化火，肝胆火旺之证。

5）肾与膀胱。足少阴经属肾络膀胱，足太阳经属膀胱络肾，两者构成表里相合关系。肾与膀胱的关系，主要表现在共主小便。肾主水，开窍于二阴；膀胱储尿排尿。膀胱的储尿排尿功能，取决于肾气的盛衰，肾气充足，蒸化及固摄功能正常，则尿液生成正常，膀胱排泄有度；膀胱储尿排尿有度，也有利于肾气的主水功能。因此，肾与膀胱相互协作，共同完成小便的生成、储存与排泄。病理上，两者亦常相互影响，若肾气虚弱，蒸化无力，或固摄无权，可影响膀胱的储尿排尿，而见尿少、癃闭或尿失禁；膀胱湿热，或膀胱失约，也可影响到肾气的蒸化和固摄，以致出现小便色质或排出的异常。

（4）脏与奇恒之腑之间的关系。在生理上，五脏与奇恒之腑之间相互资助、相互为用；在病理上，相互影响。

1）五脏与女子胞。女子胞与五脏中心、肝、脾、肾脏的关系最为密切。

心主血，女子以血为本，心血充盛心脉得养，心气充沛血行通畅，女子胞发生月经和孕育胎儿功能得以资助和促进；心藏神，主司一切生理活动和心理活动，女子胞发生月经和孕育胎儿的功能，都与人的精神情志活动相关，都受心神的调节。若心神不宁，或心血不足，或心气虚衰，均可影响女子胞功能，导致月经周期失调，甚或不孕。

肝主藏血，为妇女经血之本，肝血充足，则血海充盈；肝主疏泄，气机调畅，肝气冲和，气行则血行，任脉通，太冲脉盛；气血调和，心情舒畅，月事以时下，女子排卵。女子行经、排卵和孕育，与肝藏血和疏泄功能密切相关，故有"女子以肝为先天"之说。

脾主运化，主生血统血，为气血生化之源。女子胞与脾的关系，主要表现在经血的化生与经血的固摄两个方面。脾气健旺，化源充足，统摄有权，则经血化生与固摄正常。

肾为先天之本，主藏精，主生长、发育、生殖。肾精、肾气主宰、推动人体的生长发育和生殖。肾与女子胞的关系主要体现在天癸的至竭、月经的发生、胎儿的孕育。天癸正是肾精、肾气充盈到一定程度时的产物，影响着生殖器官的发育、生殖机能的成熟和丧失。

2）五脏与脑。藏象学说将脑的生理病理统归于心而分属于五脏，认为心是君主之官，五脏六腑之大主，神明之所出，心藏神；把神分为神、魂、魄、意、志五种不同的表现，分别由心、肝、肺、脾、肾五脏主司。

脑为元神之府，与五脏密切相关。心主血，上供于脑，血足则脑髓充盈。肺主气，朝百脉，助心行血，脑与肺有着密切关系。脾为后天之本，气血生化之源；脾胃旺，则气血化源充足，九窍通利，清阳出上窍而上达于脑；脾胃虚，则九窍不通，脑失所养。肝主疏泄藏血，调畅气机，气血调和，则脑清神聪；若疏泄失常，肝气抑郁或亢逆，则见精神失常，情志失调，或清窍闭塞，或为中风昏厥；若肝失藏血，神失所养，则见运动障碍或梦呓夜游等。肾藏精，精生髓，髓充脑，脑为髓海；髓由精化，肾精充盛则脑髓充盈，肾精亏虚则髓海不足。

五脏是一个系统的整体，人的神志活动虽分属于五脏，但以心为主导。脑虽为元神之府，但其生理病理与五脏休戚相关，故脑病亦从五脏论治。

3）五脏与脉。脉又称血脉，是血液运行的通道，不同于经络系统中的"经脉"。脉的柔韧、舒缩及血液的畅行，与五脏的功能皆有关。

心主血脉，血液在心脏与脉管组成的密闭血液循环系统中运行不息。血液的运行，要靠心气、心阳的推动和心阴的调控。心气、心阴和心阳，不仅推动和调控着心脏的搏动，而且还推动和调控着脉管的舒缩。心气虚则推动无力，心脏搏动及脉管舒缩无力，血行瘀滞；心阳虚则温煦无权，心动迟缓，血脉拘急，血行瘀滞；心阴虚则凉润功能减退，心动过速，脉管弛张，血流加快。血液运行于脉中，不仅濡养全身脏腑、形体、官窍，而且濡养心脏、脉管及心脉本身。心血不足，或血质异常，心脏、脉管及心脉失其濡养，就会出现硬化性病变。

脾主统血，脾气健运，固摄和控制血液在脉中运行而不逸出脉外。脾气虚弱，统血无权，固摄无力，血液逸出脉外，而见各种出血。脾又为血液生化之源，因而与脉的柔韧和舒缩有关。

肺主气，朝百脉，辅助心脏推动和调节血液的运行。若呼吸正常，气体得到充分交换，血液中的清气含量丰富，对心脏、脉管及心脉则有较好的濡养作用。

肝主疏泄，调畅气机，气机畅达，心脏搏动有序，脉管舒缩有度；心情舒畅，心脏搏动稳定及脉管舒缩有度。因此，肝气疏泄功能正常发挥，则血液运行通畅而无瘀滞。

肾阳资助心阳，促进心脏的搏动和脉管的收缩；肾阴资助心阴，减缓心脏的搏动及促使脉管舒缓。

另外，气候寒冷或暑热、情志过激、过度劳累及饮食失宜等，对心脏、脉管、心脉等均有不同的影响。因此应避免过寒过热，保持心情舒畅，注意劳逸适度和饮食卫生，以防心脏血管疾病。

4）五脏与骨、髓。髓，奇恒之腑之一，是指盛纳脊髓的脊髓腔。肾藏精，精化髓，髓充骨，精足则髓满骨充，骨骼发育健全，身体强壮。由于肾精的充盛与五脏六腑之精是否充足有关，故骨与髓的发育与五脏精气也有密切的关系。

五、病因学说

病因学说是中医学理论体系的重要组成部分，主要研究各种致病因素的概念、形成、性质、致病特点及其所致病证临床表现。病因，又称致病因素，是指能导致疾病发生的原因。病因有六淫、疠气、七情内伤、饮食失宜、劳逸失度、跌仆金刃、外伤及虫兽所伤等。然而，在疾病过程中，原因和结果是相互作用着的，某些病因既可是在某一病理阶段中形成的产物，又可是在另一阶段的病因，如痰饮、瘀血、结石等。此外，医药失当及先天因素等，也可成为病因。

病因因其来源、形成、发病途径及致病特点的不同，可分为六淫、疠气、七情内伤、饮食失宜、劳逸失度、病理产物及其他病因七类。

中医学历来重视病因在疾病发生、发展变化过程中的作用，认为任何临床症状和体征都是患病机体对某种病因所产生的一种异常反映。在整体观念的指导下，中医探求病因，进行辨症求因：不仅了解发病过程中可能作为致病因素的客观条件，而且主要以临床表现为依据，通过分析病证的症状、体征来推求病因，为治疗用药提供依据。辨症求因是中医探究病因的主要方法，也是中医病因学的主要特点。所以，中医病因学不但研究致病因素的形成、性质和致病特点，同时也探讨各种病因所致病证的临床特征，这样才能更好地指导疾病的诊断和防治。

1. 六淫

六淫为外感病因之一。当自然界气候异常变化，或人体抵抗力下降时，六淫就可能侵害人体，导致外感病的发生。

（1）六淫的概念及共同致病特点

1）六淫的基本概念。淫，有太过和浸淫之意。六淫，又称六邪，即风、寒、暑、湿、燥、火（热）六种外感病邪的统称。在正常情况下，风、寒、暑、湿、燥、火是自然界六种不同的气候变化，是万物生长化收藏和人类赖以生存的必要条件，称为"六气"。人类长期生活在六气交互更替的环境中，对其产生了一定的适应能力，一般不会致病。但在自然界气候变化异常，超过了人体的适应能力，或人体的正气不足，抵抗力下降，不能适应气候变化而发病时，六气则可成为病因。此时，伤人致病的六气便称之为"六淫"。

自然界气候变化的异常与否是相对的。这种相对性表现在两个方面：一是与该地区常年同期气候变化相比，或太过或不及，或非其时而有其气，如冬应寒而暖，或夏应热而寒等，或气候变化过于剧烈急骤，如严寒酷热，或暴冷暴热等。此时六气则变为六淫而侵人发病。二是气候变化作为致病条件，主要是与人体正气的强弱及调节适应能力相对而言的。若气候剧变，正气充盛者则可自我调节而不病，正气虚弱之人则可发病；气候正常，个体正气不足，仍可发病，这时对于病人而言，六气即成为致病邪气，所致病证也属六淫致病范畴。

2）六淫的共同致病特点。六淫致病一般有以下共同特点。

①外感性。六淫致病，多从肌表、口鼻而入，侵犯机体，或两者同时受邪。如风寒湿邪易犯人肌表，温热燥邪易自口鼻而入。由于六淫病邪均自外界侵犯人体，所致疾病即称为"外感病"。

②季节性。六淫致病常有明显的季节性。如春季多风病，夏季多暑病，长夏多湿病，秋季多燥病，冬季多寒病。六淫致病与时令气候变化密切相关，故又称之为"时令病"。由于气候变化异常，也有在夏季出现寒病，冬季出现热病的情况。

③地域性。六淫致病与生活、工作的区域环境密切相关。如西北多燥病，东北多寒病，江南多湿热为病；久居潮湿环境多湿病；长期高温环境作业者，多燥热或火邪为病等。

④相兼性。六淫邪气既可单独伤人致病，又可两种以上同时侵犯人体而为病。如风热感冒、暑湿感冒、寒湿泄泻、风寒湿痹等。

六淫致病，除气候因素外，还包括了细菌、病毒、物理、化学等多种致病因素作用于机体所引起的病理反映在内。

（2）六淫各自的概念、性质和致病特征

1）风邪。凡致病具有善动不居、轻扬开泄等特性的外邪，称为风邪。

风邪是外感病极为重要的致病因素，有"风为百病之长"之说。风为春季的主气，但终年常在；风邪为病，四季常有，以春季为多见。风邪来去迅速并善动不居，变幻无常；风性主动，其性轻扬开泄，且无孔不入。风邪袭人多从皮毛而入，引起外风病证。风邪的性质和致病特征如下。

①风为阳邪，轻扬开泄，易袭阳位。风邪善动不居，具有轻扬、升发、向上、向外的特性，故属于阳邪；其性开泄，是指其易使腠理宣泄开张而有汗出。风邪侵袭，常伤及人体的头、面、阳经和肌表等阳位，使皮毛腠理开泄，出现头痛、汗出、恶风等症。故有"伤于风者，上先受之"。

②风性善行而数变。善行，是指风性善动不居，游移不定；其致病具有病位游移、行无定处的特征。若见游走性关节疼痛，痛无定处，则属于风痹。数变，是指风邪致病变幻无常，发病迅速。如风疹就表现为皮肤瘙痒时作，疹块发无定处、此起彼伏、时隐时现等特征。同时，以风邪为先导的外感病，一般发病急，传变也较快。如风中于头面，可突发口眼歪斜。

③风性主动。主动，是指风邪致病具有动摇不定的特征。如风邪入侵，常现颜面肌肉抽掣、头目眩晕、肌肉震颤抽搐、角弓反张、项背强直等。风中经络可见面部肌肉颤动，或口眼歪斜。

④风为百病之长。风为百病之长，一是指风邪为外邪致病的先导，常兼他邪合而伤人。风邪可与寒、湿、热、燥等诸邪一起侵犯人体，从而形成外感风寒、风湿、风热、风燥等证。二是指风邪袭人致病最多。风邪终年常在，故发病概率大；风邪侵人，无孔不入，表里内外均可遍及，侵害不同的脏腑组织，可发生多种病证。

2）寒邪。凡致病具有寒冷、凝结、收引特性的外邪，称为寒邪。

寒常见于冬季，为冬季之主气。若寒冷太过，伤人致病则为寒邪，冬多寒病，但寒邪为病也可见于其他季节。气温骤降、涉水淋雨、汗出当风、空调过凉，亦为感受寒邪。寒邪侵人所致病证，称为外寒病证。寒客肌表，郁遏卫阳者，称为"伤寒"；寒邪直中，伤及脏腑，称为"中寒"。寒邪的性质和致病特征如下。

①寒为阴邪，易伤阳气。阴胜则寒，故寒为阴气盛的表现，为阴邪。寒邪侵人后，机体的阳气奋起抵抗，但若寒邪亢盛，阳气不足无以驱除寒邪，反为寒邪所害。所以，感受寒邪，最易损伤人体阳气，寒邪伤阳，可致实寒证或虚寒证。如外寒侵袭肌表，卫阳被遏，可致实寒证，症见恶寒、发热、无汗、鼻塞、流清涕等；寒邪直中脾胃，脾阳受损，可致虚寒证，症见脘腹冷痛、呕吐、恶寒蜷卧、手足厥冷、下利清谷、小便清长、精神萎靡等。

②寒性凝滞，主痛。寒性凝滞，即指寒邪侵人易使气血津液凝结、经脉阻滞。在阳气的温煦推动下，人身气血津液畅行不息。一旦寒邪侵犯，阳气受损，失其温煦，易使经脉气血运行不畅，甚或凝结阻滞不通，不通则痛，故寒性主痛。由于寒邪侵犯部位不同，可出现多种疼痛症状。如寒客肌表经络，气血凝滞不通，则头身肢体关节疼痛；若以关节冷痛为主者，称为寒痹；若寒邪直中胃肠，则脘腹剧痛；如寒客肝脉，可见少腹或阴部冷痛等；若寒遏阳气，温煦蒸化失司，则津液凝结而为痰饮。

③寒性收引。寒性收引，即指寒邪侵袭人体，可使气机收敛，腠理、经络、筋脉收缩而挛急。如寒邪侵及肌表，毛窍腠理闭塞，卫阳被郁不得宣泄，可见恶寒、发热、无汗等；寒客血脉，则气血凝滞，血脉挛缩，可见头身疼痛，脉紧；寒客经络关节，则经脉收缩拘急，甚则挛急作痛，屈伸不利，或冷厥不仁等。

3）湿邪。凡致病具有重浊、黏滞、趋下特性的外邪，称为湿邪。

湿为长夏的主气，湿邪为病，长夏居多，但四季均可发生。长夏时值夏秋之交，阳热尚盛，雨水且多，热蒸水腾，潮湿充斥。若湿气伤人致病，则为湿邪。湿邪侵人所致的病证，称为外湿病证。多由气候潮湿、涉水淋雨、居处潮湿、水中作业感受湿邪所致。湿为重浊之邪，属阴，其性黏滞，其侵人多隐缓不觉，导致多种病变。湿邪的性质和致病特征如下。

①湿为阴邪，易损伤阳气，阻遏气机。湿邪，与水同类，为阴邪。阴邪侵人，机体阳气与之抗争，故湿邪侵人，易伤阳气。脾主运化水液，喜燥而恶湿，故外感湿邪，常易困脾，致脾阳不振，运化无权，从而使水湿内生、停聚，发生水肿等症。因湿邪侵人，易阻遏气

机，使脏腑气机升降失常，经络阻滞不畅。如湿阻胸膈，则胸膈满闷；湿阻中焦，则脾胃气机升降失常，出现脘痞腹胀，食欲减退，呕吐泻泄等；湿停下焦，则肾与膀胱气机不利，致小腹胀满、小便淋涩。

②湿性重浊。重，即沉重、重着，是指湿邪致病出现以沉重感为特征的临床表现。如头身困重、四肢酸楚沉重等。若湿邪外袭肌表，清阳不升，则头重如裹；湿邪阻滞经络关节，阳气不得布达，则可见关节疼痛重着等。浊，即浑浊、秽浊不清，是指湿邪致病易呈现分泌物和排泄物，秽浊不清的现象。如湿浊在上，则面垢、眵多；湿浊下注，则小便浑浊、妇女白带过多；湿邪浸淫肌肤，则可见湿疹浸淫流水；湿滞大肠，则大便溏泄、下痢脓血等。

③湿性黏滞。黏，黏腻；滞，停滞。湿邪致病，其黏滞特性主要表现在两个方面：一是病程缠绵。如湿温、湿疹、湿痹等易反复发作，皆因湿性黏滞，易阻气机，气不行则湿不化，病情难解，病程长，易反复，缠绵难愈。二是症状黏滞。如痢疾的便而不爽，淋证的涩痛不畅，排泄物和分泌物多滞涩不畅，舌苔厚滑黏腻等，皆因湿病多表现为黏滞而不爽。

④湿性趋下，易袭阴位。湿性重浊，类水属阴，故有趋下之势；人体下部属阴，故湿邪为病，多易伤及人体下部。如水肿、湿疹等病以下肢较为多见，故有"伤于湿者，下先受之"。另外，寒邪也属阴邪，同气相求，侵人也常伤及下部。

4）燥邪。凡致病具有干燥、收敛等特性的外邪，称为燥邪。

燥为秋季的主气。秋季天气收敛，其气清肃，气候干燥，失于水分滋润，自然界呈现一派肃杀之景象。燥气太过，伤人致病，则为燥邪。燥邪伤人，多自口鼻而入，首犯肺卫，发为外燥病证。初秋尚有夏末之余热，久晴无雨，秋阳以曝，燥与热合，侵犯人体，发为温燥；深秋近冬之寒气与燥相合，侵犯人体，则发为凉燥。燥邪的性质和致病特征如下。

①燥性干涩，易伤津液。燥邪为干涩之病邪，侵犯人体，最易损伤津液，出现各种干燥症状，如口鼻干燥、咽干口渴、皮肤干涩甚则皲裂、毛发不荣等。

②燥易伤肺。肺为娇脏，喜清润而恶燥。肺直接与自然界大气相通，外合皮毛，开窍于鼻，燥邪多从口鼻而入肺中，故最易损伤肺津，或燥伤肺络，症见干咳少痰、痰黏难咯、痰中带血等。由于肺与大肠相表里，燥伤肺津，致大肠失润，传导失司，症见大便干涩、不畅等。

5）火（热）邪。凡致病具有炎热、升腾等特性的外邪，称为火热之邪。

火热旺于夏季，但不受季节气候的限制，不具有明显的季节性，故一年四季均可发生火热之邪伤人致病。火热之邪侵人所致的病证，称为外感火热病证或外火证。

火与热虽皆为阳盛，但也有区别：热邪致病，多表现为全身性弥漫性发热征象，如身热；火邪致病，多表现为某些局部症状，如肌肤局部红肿热痛、口舌生疮、目赤肿痛等。火热之邪的性质和致病特征如下。

①火热为阳邪，其性趋上。火热为阳邪，其性燔灼、升腾。阳邪侵人，人体阴气与阳邪相搏，阳邪亢盛伤阴，则阴不制阳，人体阳气病理性偏亢，阳胜则热，故发为实热性病证，多见高热、恶热、烦渴、汗出、脉洪数等症。火性趋上，火热之邪侵害人体，多发生在人体上部，尤以头面部多见，如目赤肿痛、咽喉肿痛、口舌生疮糜烂、牙龈肿痛等。

②火热易扰心神。火热与心相通应，火热之邪入于营血，尤易影响心神，症见心神不宁、心烦失眠，甚至狂躁不安、神昏、谵语等。

③火热易伤津耗气。火热之邪侵人，热淫于内，一方面迫津外泄，因气随津泄而致津亏气耗；另一方面则直接消灼煎熬津液，耗伤人体的阴气，即所谓热盛伤阴。故火热之邪致病，临床表现除热象显著外，往往伴有口渴喜冷饮、咽干舌燥、小便短赤、大便秘结等津伤阴亏的征象。阳热太盛，大量伤津耗气，临床可兼见体倦乏力、少气懒言等气虚症状，重则可致全身津气脱失的气脱证。

④火热易生风动血。生风，是指火热之邪侵犯人体，燔灼肝经，耗伤津液，致筋脉失濡养引起肝风内动的病证，如肌肉震颤、头晕目眩、高热神昏、四肢抽搐、角弓反张等。动血，是指火热入于血脉迫血妄行，引起各种出血证，如吐血、衄血、便血、尿血、皮肤发斑，妇女月经过多、崩漏等。

⑤火邪易致疮痈。邪入于血分，可聚于局部，腐蚀血肉，发为痈肿疮疡。由火毒壅聚所致之痈疡，其临床表现以疮疡局部红肿热痛为特征。

6）暑邪。凡夏至之后，立秋以前，致病具有炎热、升散、兼湿特性的外邪，称为暑邪。

暑乃夏季的主气。暑为火热之气所化，暑气太过，伤人致病，则为暑邪。暑邪致病，有明显的季节性，主要发生于夏至以后，立秋之前。暑邪的性质和致病特征如下。

①暑为阳邪，其性炎热。暑为盛夏火热之气所化，火热属阳，故暑邪为阳邪。暑邪伤人多表现为一系列阳热症状，如高热、心烦、面赤、脉洪大等。

②暑性升散，扰神伤津耗气。暑为阳邪，其性升发，故易上扰心神，或侵犯头目，出现心胸烦闷不宁、头昏、目眩、面赤等。暑邪侵犯人体，可致腠理开泄而多汗。汗出过多，不仅伤津，而且耗气，故临床除见口渴喜饮、尿赤短少等津伤之症外，往往可见气短乏力，甚则气津耗伤太过，清窍失养而突然昏倒、不省人事。

③暑多挟湿。暑季气候炎热，且常多雨而潮湿，热蒸湿动，水气弥漫，故暑邪致病，多挟湿邪为患。其临床表现除发热、烦渴等暑热症状外，常兼见身热不扬、四肢困倦、胸闷呕恶、大便溏泄不爽等湿滞症状。如夏季的感冒病，多属暑邪兼挟湿邪而致。

附：内生五邪

内生五邪，是指在疾病的发展过程中，由于脏腑功能失常，精气血津液失调，产生化风、化寒、化湿、化燥、化火等病理现象。因病起于内，又与外感风、寒、湿、燥、火邪致病类似，故称为内风、内寒、内湿、内燥和内火，统称为内生五邪。

内生五邪与外感六淫的区别是内生五邪由脏腑功能失常、精气血津液失调产生，属内伤，多为里证、虚证或虚实夹杂证；外感六淫由自然界的气候变化失常而产生，属外感，多为表证、实证。

(1) 内风。内风，是指在疾病发展过程中，主要因为阳盛，或阴虚不能制阳，阳升无制，表现出眩晕、抽搐、震颤等"动摇"的病理变化。"诸风掉眩，皆属于肝"，可见内风与肝的关系密切。

1) 肝阳化风。肝阳化风，多由于情志所伤，或操劳过度，耗伤肝阴，阴虚不能制阳，肝阳浮动不潜，亢逆为害，形成风气内动。临床表现可见筋惕肉瞤、肢麻震颤、眩晕欲仆，甚则口眼㖞斜、半身不遂、血随气升、卒然厥仆。

2) 热极生风。热极生风，多见于热性病的极期，由于火热亢盛，煎灼津液，伤及营血，燔灼肝经，筋脉失其濡养，阳热亢盛化而为风。临床表现为痉厥抽搐、鼻翼翕动、角弓反张、目睛上吊等，常伴有高热、神昏、谵语。

3) 阴虚风动。阴虚风动，多见于热病后期，由于久病耗伤，津液及阴气亏虚，阴气大伤，肝肾阴虚，筋脉失其滋润，不能制阳，阳气相对亢盛而生风。临床表现除见低热、舌光少津、脉细等阴虚症状外，还见筋挛肉瞤、手足蠕动等。

4) 血虚生风。血虚生风，多由于久病耗伤营血，或生血不足，或失血过多，造成肝血不足，筋脉失养，或血不荣络，形成虚风内动。临床表现可见肢体麻木，筋肉跳动，甚则手足痉挛等症。

5) 血燥生风。血燥生风多由久病耗血，或年老精亏血少，或生血不足，或瘀血内结，致血少津枯，肌肤失于濡养，经脉气血失于和调，形成血燥生风。临床可见皮肤干燥或肌肤甲错，并有皮肤瘙痒或落屑等症。

(2) 内寒。内寒，是指机体阳气虚衰，温煦气化功能减退，虚寒内生的病理变化。

内寒与外寒，既相互区别又相互联系。区别是内寒是以虚为主，虚而有寒；外寒是以寒为主，或虚或实。联系是外寒损伤机体阳气，导致阳虚，产生内寒；而内寒中生，阳气虚损，御邪无力，易感外寒。

内寒多因先天阳气不足，或久病伤阳，或外感寒邪，过食生冷，损伤阳气，致阴寒内盛。症见面色苍白、畏寒喜热、手足不温、舌质淡苔白、脉沉迟弱等。脾肾阳虚多产生内寒，肾阳为人身阳气之根，温煦全身脏腑形体及脾土，脾阳实四肢，故脾肾阳气虚衰，温煦失职，最易表现虚寒。

阳气虚衰，蒸化无权，津液不能正常输布代谢，导致水湿、痰饮等病理产物积聚或停滞，临床多见尿频清长，涕、唾、痰、涎稀薄清冷，或大便泄泻，或水肿等；阳气虚衰，血脉失于温煦，内寒中生，血脉收引，血流迟缓不畅，甚至形成瘀血，临床可见痛处固定，遇寒加重。

（3）内湿。内湿，是指由于脾的运化功能失常，导致津液输布障碍，引起湿浊蓄积停滞的病理变化。

内湿与外湿，既相互区别又相互联系。区别是两者形成不同。联系是脾失健运，痰湿之体，易感外湿而发病；外湿侵犯机体，易损伤脾胃，致脾失健运，内湿滋生。

内湿的形成多因过食肥甘厚味，恣食生冷，嗜烟好酒，或喜静少动，素体肥胖，情志抑郁，致脾胃内伤，气机不利，津液输布障碍，聚而成湿。内湿的形成与脾脏、肾脏相关。脾阳虚，津液不得运化，聚水成湿；肾阳虚弱，水液代谢障碍，致湿浊内生。反之，湿浊内生，湿为阴邪损伤阳气，损及脾阳肾阳，出现阳虚湿盛证。

湿性重浊黏滞，易阻遏气机，因湿邪阻滞部位不同，临床表现各异。如湿邪留滞经脉骨节，则头重如裹，肢体重着或屈伸不利；湿犯上焦，则胸闷咳嗽；湿阻中焦，则脘腹胀满、食欲不振、恶心呕吐、口腻或口甜、舌苔厚腻；湿滞下焦，则腹胀便溏、小便不利；水湿溢于皮肤肌腠，则发为水肿。湿浊可阻滞上、中、下三焦，但以湿阻中焦脾胃为多。

（4）内燥。内燥，是指机体津液不足，人体组织器官和孔窍失于濡润，而出现干燥枯涩的病理变化。

内燥病变的形成，多因久病耗伤阴液，或大汗、大吐、大下伤阴，以及某些热性病伤阴耗津，致津液亏少，无以润泽脏腑、腠理、孔窍，从而燥邪内生，临床多见干燥不润等。

各脏腑组织均可发生内燥病变，其中以肺、胃、大肠多见。肺燥可见干咳无痰，甚则咯血；胃燥可见食少、舌光红无苔；肠燥，则见便秘等。津液枯涸，滋润濡养不力，阴气化生无源而成阴虚，阴虚则阳亢，阳亢则热，故内燥常伴虚热证的表现，如肌肤干燥，起皮脱屑，甚则皲裂，口燥咽干，唇焦，鼻干，目涩少泪，爪甲脆折，便结尿赤，舌红无津等。

（5）内热（火）。内热（火），是指由于阳盛有余，或阴虚阳亢，或五志过极而产生的火热内扰，机能亢奋的病理变化。

内热（火）有虚实之分，其病机主要有以下几个方面。

1）阳盛化火。在正常情况下，人身阳气有温煦脏腑经络的作用；但是在病理情况下，阳气过盛，机能亢进，伤阴耗津，化为亢烈之实火。

2）邪郁化火。邪有外感和内生，因此邪郁化火包括两方面的内容。在疾病过程中，外感六淫病邪，郁滞从阳化热化火，如寒郁化热、湿郁化火等；痰、瘀血、结石等体内的病理产物和食积、虫积等，亦能郁滞从阳化热化火。邪郁化火实质上是由于这些因素导致人体之气的郁滞，气郁则生热，化为实火。

3）五志过极化火。五志过极化火多指由于情志刺激，影响脏腑精气阴阳，造成气机郁结化热，气逆化火，火热内生。如情志内伤，抑郁不畅，肝郁气滞，气郁化火，发为肝火；大怒伤肝，肝气亢逆，发为肝火。

4）阴虚火旺。多因津气大伤，阴虚不能制阳，阳气相对亢盛，阳亢化热化火，虚热虚火内生。一般来说，阴虚主要表现为形体消瘦、面部潮红、五心烦热、骨蒸潮热、盗汗、咽干口燥、舌红少苔、脉细数无力等。阴虚火旺，多集中于机体某一部位的火热征象，除上述阴虚症状外，还有牙痛、齿衄、咽痛、颧红等火热征象。

2. 七情

七情，又称七情内伤，是引起脏腑功能紊乱，导致发生疾病或诱发疾病的一种致病因素。七情内伤致病，直接损伤内脏精气，故可导致或诱发多种情志病变和身心疾病。

（1）七情的基本概念。七情，是指喜、怒、忧、思、悲、恐、惊七种正常的情志活动，是人体对外界环境刺激做出的正常的生理和心理反应。这些反应一般情况下不会导致或诱发疾病，只有强烈的、持久的、突然的情志刺激，才会损伤机体脏腑精气，导致功能失调；或人体正气不足，脏腑精气虚衰，无力适应并调节情志刺激，因而导致疾病发生或诱发。

（2）七情与内脏精气的关系。情志活动由脏腑精气对外在环境因素所产生的反应。中医学认为，人体是以五脏为中心的有机整体，故情志活动与五脏精气关系密切。五脏藏精，精化为气，五脏精气可产生相应的情志活动，肝在志为怒，心在志为喜为惊，脾在志为思，肺在志为忧，肾在志为恐。五脏精气的盛衰与气血运行的通畅，在情志产生变化中发挥着重要作用。若五脏精气出现功能紊乱，则气血运行不调，情志变化异常。另外，外在环境的变化过于强烈，致使情志过激或持续不解，则导致脏腑精气功能失常，气血运行失调，伤及脏腑。如大喜大惊伤心，大怒郁怒伤肝，过度思虑伤脾，过度恐惧伤肾等。

五脏精气充盛，气血运行畅达，产生正常情志活动。在情志活动的产生和变化中，心与肝发挥着更为重要的作用。而肝主疏泄，调畅气机，促进和调节气血运行，在调节情志活动和保持心情舒畅等方面发挥重要作用。心藏神，为五脏六腑之大主，主宰和调控着机体的一切生理机能和心理活动。在心神的主导下，各脏腑协调作用，产生各种情志活动。各种环境因素作用于人体，不仅影响脏腑精气及其功能，而且影响心神而产生相应的情志活动。

（3）七情内伤的致病特点。七情内伤致病包含两个方面的内容：一是导致疾病发生或诱发疾病；二是影响病情发展与转归。机体内外环境变化，如生活、工作环境急剧变化，人际关系恶化，机体内脏精气虚衰，气血失和等均可引起七情反应失常，导致疾病发生。七情致病不仅与情志本身反应强度、方式有关，而且还与个体的心理特征、生理状态关系密切。

1）直接伤及内脏。七情是机体对内外环境变化所产生的复杂心理反应。七情过激致病，可直接伤及内脏。又因心藏神而为脏腑之主，故情志所伤，必然首先影响心神，然后作用于相应脏腑，导致其精气代谢失常、气机逆乱而发病。

①七情损伤相应之脏。即五脏所主七种情志损伤相应之脏。七情分属五脏，七情反应太过与不及，可损伤相应之脏，如过喜或过惊则伤心，过怒则伤肝，过度思虑则伤脾，过悲则伤肺，过恐则伤肾。

②七情首先影响心神。七情过激伤人，首先伤及心神，致使产生异常的心理反应和精神状态。如喜乐过度，可致精神涣散，神志失常；大怒发作，可致精神冲动，失去理智；过于恐惧，可致神气散失，神不守舍。

③数情交织，多伤心肝脾。七情内伤既可单一情志伤人，又可两种以上情志交织伤人，如忧思、郁怒、惊喜等。数情交织致病，可损伤一个或多个脏腑。如过惊过喜，既可伤心，又可伤肾；郁怒太过，既可伤肝，又可伤心脾；忧思内伤，既可伤脾，又可影响心肺。由于心肝脾三脏在人体生理活动和精神心理活动中发挥着重要作用，故情志内伤，最易损伤心肝脾三脏。过喜伤心，可致心神不宁，出现心悸、失眠、健忘，甚则精神失常等症；过怒伤肝，可致肝气郁结，出现两胁胀痛、胸闷太息、咽中如有物梗阻、月经延后，甚则可见痛经、闭经、症瘕等症。过思伤脾，脾失健运，可见食欲不振、脘腹胀满、大便溏泄等症。

2）影响脏腑气机。脏腑之气的运动变化，在情志活动产生中发挥着重要作用。但脏腑之气的升降出入运动，受心神的调控。故情志致病首伤心神，随之影响脏腑气机，导致脏腑气机升降失常而出现相应的临床表现：怒则气上，喜则气缓，思则气结，悲则气消，恐则气下，惊则气乱。

①怒则气上。怒则气上是指过怒导致肝气疏泄太过，产生气机上逆，甚则血随气逆，并走于上的病机变化。可表现为头胀头痛，面红目赤，呕血，甚则昏厥猝倒等症。

②喜则气缓。喜则气缓是指过度喜乐伤心，导致心气涣散不收，重者心气暴脱或神不守舍的病机变化。可表现为精神不能集中，甚则神志失常，或见心气暴脱的大汗淋漓、气息微弱、脉微欲绝等症。

③思则气结。思则气结指过度思虑伤心脾，导致心脾气机结滞，运化失职的病机变化。可表现为精神萎靡、反应迟钝、不思饮食、腹胀纳呆、便溏等症状。

④悲则气消。悲则气消是指过度悲忧伤肺，导致肺失宣降及肺气耗伤的病机变化。可表现为意志消沉、精神不振、气短胸闷、乏力懒言等症。

⑤恐则气下。恐则气下是指过度恐惧伤肾，致使肾气失固的病机变化。可表现为二便失禁，甚则遗精等症。

⑥惊则气乱。惊则气乱指猝然受惊伤心肾，导致心神不定，气机逆乱，肾气不固的病机变化。可表现为惊悸不安，慌乱失措，甚则神志错乱，或二便失禁。

情志内伤可导致脏腑气机失调，而脏腑气机失调又可引起精气血津液的代谢失常，从而继发多种病证。

3）七情变化影响病情。七情变化对病情具有两方面的影响：一是有利于疾病康复，二是加重病情。情绪积极乐观，七情反应适当，当怒则怒但不过，当悲则悲但不消沉，有利于病情的好转，是正面积极的；情绪消沉，过于悲观失望，或七情异常波动，可使病情加重或恶化，是负面消极的。因此，了解七情活动对病情的影响，对把握病情发展变化，采取全面正确的治疗方法，具有实际指导意义。

3. 饮食失宜

饮食失宜，损伤脾胃，导致食积、聚湿、化热、生痰、气血不足，是内伤病的主要致病因素之一。饮食失宜，表现为：一是饮食不节，如饥饱失常、饮食偏嗜等；二是饮食不洁。

（1）饮食不节。饮食是人体后天生命活动所需精微物质的重要来源，用于维持身体健康。但饮食要有节制，若饮食失宜，人体的生理功能受影响，脏腑机能受损伤，疾病发生。过饥过饱，或饥饱无常，均可影响健康；良好的饮食行为，以适度为宜。饮食不节，饥饱无度，易致脾胃损伤；大病初愈，若暴食、进补失宜等，还可引起疾病复发；小儿喂养过量，易致消化不良，久则可致疳积等。

1）过饥。过饥是指长期摄食不足，营养缺乏，气血生化减少，脏腑组织失养，功能活动衰退，抗病力弱，易为外邪所侵，从而发病。长期摄食过少，可损伤胃气，出现胃部不适或胃脘疼痛等症，甚至发展为厌食症，重者可影响正常的生长、发育。

2）过饱。过饱是指饮食过多，或暴饮暴食，或中气虚弱而强食，超过脾胃运化功能，损伤脾胃而致病。临床可见脘腹胀痛，嗳腐吞酸，呕吐或泄泻、纳呆等，若过饱日久，可进一步损伤脾胃功能，可聚湿、化热、生痰而引起其他病变发生。

3）饮食偏嗜。饮食偏嗜是指特别喜食某些性味的食物，导致人体阴阳失调或某些营养物质缺乏，而引起疾病发生。如寒热偏嗜、五味偏嗜、食类偏嗜等。

①寒热偏嗜。良好的饮食习惯要求寒温适中。过分偏嗜寒热饮食，可致人体阴阳失调而发病。如偏嗜辛温燥热之品，久则使肠胃积热，发生便秘、腹部胀痛、口臭等；偏食生冷寒凉之品，久则耗伤脾胃阳气，导致寒湿内生，发生胃脘冷痛，遇寒则重，泄泻等。

②五味偏嗜。五味不可偏嗜。如果长期嗜好某种性味的食物，不仅会导致本脏功能活动失调，而且也会导致脏腑之间平衡关系失调，出现本脏与他脏的病理改变。

③食类偏嗜。专食某种或某类食品，或不食某类食物，致体内某些物质不足或缺乏而发生疾病。如碘缺乏会出现瘿瘤，钙、磷代谢障碍会引起佝偻，维生素 A 缺乏则致夜盲等。过食肥甘厚味，生湿生痰，易致肥胖、眩晕、中风等病。

（2）饮食不洁。饮食不洁是指进食不洁净的食物造成胃肠功能紊乱，导致胃肠疾病的发生。原因有卫生习惯不良、食物变质或被污染。如进食腐败变质或有毒食物，则出现脘腹疼痛、恶心呕吐、肠鸣腹泻等，重则神志昏迷，甚至导致死亡；若进食被寄生虫污染的食物，则可导致蛔虫病、蛲虫病等各种寄生虫病，出现腹痛时作、嗜食异物、面黄肌瘦等。

4. 劳逸过度

劳逸过度，是指长时间过于劳累，或过于安逸，可导致脏腑阴阳失调而发生疾病。劳逸过度，也是内伤病的主要致病因素之一。

（1）过劳。过劳即过度劳累，包括劳力过度、劳神过度和房劳过度三个方面。

1）劳力过度。劳力过度是指较长时间过度劳力而耗气，损伤内脏的精气，导致脏气虚少，功能减退，或形体损伤而成疾。劳力太过不仅易耗脾气与肺气，而且易致形体组织损伤，出现少气懒言，体倦神疲，喘息汗出，筋骨、关节、肌肉的运动不利等。

2）劳神过度。劳神过度是指长期用脑过度，思虑过度伤神而成疾。心主血藏神，血是神志活动的重要物质基础；脾在志为思，故思虑过度，易耗伤心脾，损伤心血，致心神失养，症状可见神志不宁而心悸、健忘、失眠、多梦、纳少、腹胀、便溏等。

3）房劳过度。房劳过度是指房事不节，耗伤肾精、肾气而致病。肾藏精主封藏，肾精不宜过度耗泄。若房事不节则肾精、肾气耗伤，常见腰膝酸软、眩晕耳鸣、精神萎靡、性机能减退、遗精、早泄阳痿等；妇女早孕多育，亏耗精血，常见月经失调、带下过多等。

（2）过逸。过逸即过度安逸，是指较长时间缺乏体力劳动和脑力劳动，使人体脏腑功能失调，而导致疾病发生。安逸少动，气机不畅，脾胃功能活动不振，出现食少纳呆、脘腹胀满、肢体困倦、肌肉软弱无力等，日久影响血液运行、津液代谢，形成气滞血瘀、水湿痰饮等病变；过度安逸，阳气不振，脏腑组织功能减退，正气不足，抗邪无力，常见动则心悸、气喘汗出等；长期用脑过少，阳气不振，神气衰弱，常见精神萎靡、健忘、反应迟钝等。因此，人体应每天进行适当活动，保证气血流畅，阳气振奋，邪无从犯。

5. 外伤

外伤，主要是指机械暴力及某些意外因素所致形体组织的创伤。外伤致病，多有明确的外伤史。一般来说，轻者可为皮肉损伤，出现疼痛、出血、瘀斑、血肿等；重则损伤筋骨、内脏，表现为关节脱臼、骨折、大出血、虚脱等。常见的外伤类型，根据其损伤性质可分为外力损伤、烧烫伤、冻伤、虫兽所伤等。

（1）外力损伤。外力损伤主要是跌仆、坠落、撞击、压轧、金刃等机械暴力引起的创伤。其特点是可使肌肉、血脉破损而见局部青紫、肿痛或出血，致筋肉撕裂，关节脱臼，骨折，严重者可以皮开肉绽，损及内脏，出血过多，危及生命。

（2）烧烫伤。烧烫伤主要是火焰、沸水、热油、蒸汽、雷电等火毒灼伤形体。其特点是轻者灼伤皮肤而见局部灼热、红肿、疼痛或起水泡，重者焦炙肌肉筋骨而见患部如皮革样，或呈蜡白、焦黄，甚至炭化。

（3）冻伤。冻伤是低温所造成的全身或局部的损伤。局部性冻伤多发生在手、足、耳、鼻及面颊等裸露部位。冻伤的程度除与部位相关外，还与温度和受冻时间直接相关，温度越低，受冻时间越长，则冻伤程度越严重。全身性冻伤可见面色苍白、唇舌指甲青紫、感觉麻木、寒战、反应迟钝，甚则昏迷；局部性冻伤可见肌肤苍白作痛、肿胀青紫、痒痛，或起水泡，甚至溃烂、组织坏死等。

（4）虫兽所伤。虫兽所伤主要是指虫兽咬伤或螫伤。蜂、蝎螫伤或蜈蚣、毒蛇咬伤，多致局部肿痛，还可出现头晕、心悸、恶心呕吐等中毒症状，甚至昏迷、死亡；疯狗咬伤，可发为狂犬病，出现烦躁、惊慌、恐水、抽搐等症，乃至死亡。

6. 痰饮

痰饮是人体水液代谢障碍所形成的病理产物。稠浊者为痰，清稀者为饮。痰可分为有形之痰和无形之痰。有形之痰，是指视之可见，闻之有声的痰液，或触之有形的痰核，如咳嗽吐痰、喉中痰鸣、瘰疬瘿瘤等。无形之痰，是指只见其症未见其形的痰病，如眩晕、癫狂、昏不识人等。饮具有清稀、流动性的特点，流注于人体脏器组织的间隙或疏松部位。因其所停留的部位不同而表现各异，有痰饮、悬饮、溢饮、支饮等。

（1）痰饮的形成。外感六淫，或七情内伤，或饮食不节等，导致肺、脾、肾、肝及三焦等脏腑功能失调，气化不利，水液代谢障碍，水液停聚而形成痰饮。如肺失宣降，水道不利，津液不布，则聚水成痰饮；脾失健运，运化不利，水湿内生，凝聚生痰；肾阳不足，气化无力，水液不得蒸化，聚水成饮；肝失疏泄，气机郁滞，气不行津，津液停积，为痰为饮；三焦水道不利，津液失布，亦能聚水生痰。因此，痰饮的形成，与津液代谢密切相关的脏腑的功能失调和影响津液代谢的致病因素有关。

（2）痰饮的致病特点。痰饮一旦产生，可流窜全身，外达经络肌肤筋骨，内至脏腑，从而产生各种不同的病变。概括而言，其致病特点有以下几个方面。

1）影响水液代谢。痰饮为水液代谢失常的病理产物，一旦形成痰饮，痰饮即作为一种继发性致病因素作用于人体，进一步影响脏腑的功能活动，影响人体水液的输布与排泄，加重水液代谢障碍。如痰湿困脾，脾运化水液失司，水湿不运，津液不输；痰饮阻肺，肺失宣降，水道不调，水液不布；痰饮停滞下焦，肾、膀胱气化无力，水液停蓄，为湿为肿。

2）阻滞气血运行。痰饮为有形之邪，无论留滞于脏腑，还是停滞于经脉，均可阻滞气机或妨碍血行。若痰饮留滞于脏腑，则阻滞脏腑气机，使脏腑气机升降失常，如痰饮阻肺，肺失宣降，则见胸闷气喘、咳嗽吐痰等；痰饮停胃，胃失和降，则见恶心呕吐等；痰浊痹阻心脉，血气运行不畅，可见胸闷心痛等。若痰饮流注于经络，则致经络气血阻滞，出现肢体麻木、屈伸不利，甚至半身不遂，或形成瘰疬痰核等。

3）易蒙蔽心神。痰浊为病，或与风、火相合，易蒙蔽清窍，扰乱心神，使心神活动失常，出现头晕目眩、精神不振、神昏谵语，或引起癫、狂、痫等。

4）致病广泛，变幻多端。痰饮致病，致病面广，发病部位不一，内而脏腑，外而四肢百骸、形体官窍，且又易兼邪致病，因而形成的病证繁多，症状表现复杂，故有"百病多由痰作祟"之说。痰饮停滞于体内，其病变的发展，可伤阳化寒，可痰郁化热，可风痰上攻，可痰热互结，可痰迷心窍，可下注足膝。因此，痰饮为病，还具有变幻多端、致病广泛的特点。

7. 瘀血

血瘀是指血液运行不畅或血液瘀滞不通的病理状态，而瘀血是指体内血液停积而形成的病理产物。瘀血包括体内淤积的离经之血和因血液运行不畅而停滞于经脉或脏腑组织内的血液，瘀血是能继发新病变的病理产物。

（1）瘀血的形成。血液的正常运行，主要与心、肺、肝、脾等脏的功能，气的推动与固摄作用，脉道的通利，以及寒热等内外环境因素密切相关。凡能影响血液正常运行，引起血液运行不畅，或致血离经脉而淤积的内外因素，均可导致瘀血的形成。

1）血寒致瘀。血得热则行，得寒则凝。若外感寒邪入于血脉，或阴寒内盛，血脉挛缩，则血液凝涩而运行不畅，导致血液在体内某些部位淤积不散，形成瘀血。

血寒，是指血脉受寒，血流滞缓甚至停止不行的病理状态。多因外感寒邪侵犯血分或阳气失于温煦所致，形成血寒。

血寒的临床表现，除见一般的阴寒证候外，常见血脉瘀阻而引起的疼痛，以及手足、爪甲、皮肤及舌色青紫等表现。若寒凝心脉，心脉血气痹阻，可发生真心痛；寒凝肝脉，肝经血气瘀滞，可见胁下、少腹、阴部冷痛，或妇女痛经、闭经等。寒阻肌肤血脉，则见冻伤等症。

2）血热致瘀。外感火热邪气，或体内阳盛化火入于血，血热互结，煎灼血中津液，使血液黏稠而运行不畅；或热灼脉络，迫血妄行导致内出血，以致血液壅滞于体内某些部位而不散，而成瘀血。

血热，即热入血脉之中，使血行加速，脉络扩张，或迫血妄行而致出血的病理状态。血热多由于热入血分所致，如温邪、疠气入于血分，或其他外感病邪入里化热，伤及血分。另外，情志郁结，五志过极化火，内火炽盛郁于血分，或阴虚火旺，亦致血热。

血热病变，除一般热盛的证候外，由于血行加速，脉络扩张，可见面红目赤、肤色发红、舌色红绛、经脉异常搏动等症状。血热炽盛，灼伤脉络，迫血妄行，常可引起各种出血，如吐血、衄血、尿血、皮肤癍疹、月经提前量多等。心主血脉而藏神，血热则心神不安，可见心烦、躁扰不安，甚则神昏谵语、发狂等症。

因为血液主要由营气和津液组成，热入血脉耗伤营气津液而致血虚，而且可由热灼津伤，使其失去润泽流动之性，变得浓稠，乃至干涸不能充盈脉道，血液运行不畅而为瘀。

3）气滞致瘀。气行则血行，气滞则血瘀。若情志郁结，气机不畅，或痰饮等积滞体内，阻遏脉络，造成血液运行不畅，进而导致血液在体内某些部位淤积不行，形成瘀血。

4）血出致瘀。跌打损伤、金刃所伤、手术创伤等各种外伤，致使脉管破损而出血，成为离经之血成瘀血；或脾不统血、肝不藏血而致出血；妇女经行不畅、流产等所出之血未能排出体外或及时消散，留积于体内则成瘀血。

5）因虚致瘀。气能推动和调控血液的运行，气虚则运血无力，摄血无权而成瘀；阳虚则脉道失于温通滞涩而成瘀，阴虚则脉道失于柔润僵化而成瘀。津血同源互化，津液亏虚，无以充血则血脉不利。因此，气与津液的亏损，亦能引起血液运行不畅，导致血液在体内某些部位停积而成瘀血。

（2）瘀血的致病特点。瘀血停积体内，不仅失去血液的濡养作用，而且可导致新病的发生。瘀血的致病特点主要表现在以下几个方面。

1）影响血脉运行。瘀血为血液运行失常的病理产物。瘀血一旦形成，或瘀滞脉内，或留积脉外，导致血液运行失常，影响心、肝、经脉等的功能。瘀阻于心，心脉痹阻，气血运行不畅，可致胸痹心痛；瘀滞于肝，肝脉阻滞，气血运行障碍；瘀滞经脉，气血运行不利，形体、官窍可见口唇青紫、皮肤瘀斑、舌有瘀点或瘀斑等；瘀阻脉道，损伤脉络，血逸脉外，可致出血、色紫暗有块等。

2）易于阻滞气机。瘀血一旦形成，血行不畅或停滞不前，血不载气，致气机郁滞，造成血瘀气滞；而气能行血，气机郁滞，血行不畅，又可引起局部或全身瘀血，导致气滞血瘀。如跌打损伤，致使血脉破损，血出成瘀，出现局部青紫、肿胀、疼痛等症。

3）影响新血生成。瘀血不去，新血不生。瘀血是病理产物，严重影响气血的运行，致使机体失于濡润，脏腑失于濡养；瘀血日久阻滞体内，脏腑功能失常，新血化生无力，影响新血生成。临床可见肌肤甲错、毛发不荣等久瘀之人失濡失养之象。

4）病位固定不移。瘀血一旦停滞，不及消散，便具有病位固定不移的特征，如局部刺痛兼固定不移，或症积肿块久不消散等。瘀血阻滞的部位不同，病理表现不同。如瘀阻于心，血行不畅，则胸闷、心前区痛；瘀阻于肝，致气机郁滞，血行不畅，经脉瘀滞，可见胁肋刺痛或胀痛、症积肿块；瘀阻胞宫，经行不畅，可见痛经、闭经、经色紫暗有块；瘀阻于肢体肌肤，可见肿痛青紫等。

（3）瘀血致病的病症特点。瘀血致病，虽然症状错综繁多，但其主要病症特点可大致归纳如下。

1）疼痛。一般表现为刺痛，痛处固定不移，拒按，夜间痛势尤甚。

2）肿块。瘀血积于皮下，可见局部青紫，肿胀隆起；瘀血积于体内，则可见肿块，扪之质硬，坚固难移。

3）出血。通常出血量少而不畅，血色紫暗，或夹有瘀血块。

4）色紫暗。瘀血可见面色紫暗，口唇、爪甲青紫，舌质紫暗，舌有瘀斑或瘀块等。

5）其他。可表现为肌肤甲错及涩脉或结代脉等。

六、病机学说

病机，即疾病发生、发展与变化的机制。病机学是用于研究疾病发生、发展和变化的机制并揭示其规律的理论基础。

1. 邪正相争

邪正相争，是指在疾病过程中，机体的抗病能力与致病邪气之间相互斗争中所发生的盛衰变化。邪气侵犯人体，正气要御邪、驱除，邪正双方进行不断的斗争，斗争的结果不仅影响着疾病的发生，而且决定着疾病的发展和转归，产生病证的虚实变化。

（1）邪正盛衰与虚实变化。在疾病过程中，正气和邪气在不断地进行斗争，力量发生消长盛衰变化。若正气增长而旺盛，则邪退；若邪气增长而亢盛，则正损。随着体内邪正的消长盛衰变化，形成了疾病的"邪气盛则实，精气夺则虚"的虚实病机变化。

1）虚实病机。虚，是指正气不足，是以正气虚损为矛盾主要方面的一种病理表现；实，指邪气盛，是以邪气亢盛为矛盾主要方面的一种病理表现。

虚证是指机体的正气虚弱，防御能力和调节能力低下，无力驱邪，邪正斗争不剧烈，出现一系列虚弱、衰退和不足的证候；实证是指邪气虽致病力强盛，但正气的抗病能力未衰，能积极与之相搏，斗争激烈，反应明显，出现的一系列比较剧烈、有余的证候。

虚证多见于素体虚弱或外感病的后期，以及各种慢性病证；实证常见于外感六淫和疠气致病的初期和中期，或由于湿、痰、水、食、气、血等瘀滞体内引起的病证。

虚证常见神疲乏力、面色无华、气短、自汗、盗汗，或五心烦热，或畏寒肢冷，脉虚无力等表现；实证多见壮热狂躁、声高气粗、腹痛拒按、便秘尿赤、脉实有力、舌苔厚腻，以及痰涎壅盛、食积不化、水湿泛滥、气滞血瘀等各种病变。

2）虚实变化。邪正的消长盛衰，能导致疾病的转归，出现虚实错杂、虚实转化及虚实真假的多种变化。

①虚实错杂。虚实错杂，是指在疾病过程中，邪盛和正虚同时存在的病理表现。虚实错杂常见虚中夹实和实中夹虚两种情况。

虚中夹实，是指以正虚为主，又夹实邪的病理表现；实中夹虚，是指以邪实为主，又夹正虚的病理表现。如虚中夹实的脾虚夹湿证，是由脾失健运，聚水成湿，致湿邪内生，阻滞中焦所致，临床上既表现出神疲肢倦、饮食少思、食后腹胀、便溏等脾胃气虚症状，又表现出口黏、脘痞、舌苔厚腻等湿邪致病症状；如实中夹虚的暑热、温热所致气阴两虚证，外感暑热之邪，初期阶段表现为表现高热气粗、心烦不安、面红目赤、尿赤、苔黄、脉数等症，随着病情发展，暑热伤津耗气，出现口渴引饮、舌燥少津，气短心悸等症。

②虚实转化。虚实转化是指在疾病过程中，由于邪气伤正，或正虚而邪气积聚，发生病机性质由实转虚或因虚致实的变化。

③虚实真假。虚实真假有真实假虚和真虚假实两种情况，是指在某些特殊情况下，疾病的临床表现可见与其病机的虚实本质不符的假象，即所谓"大实有羸状""至虚有盛候"。

真实假虚是指病机本质为实，表象为虚；真虚假实是指病机本质为虚，但表象为实。如症见大便秘结、腹痛硬满、潮热谵语的同时，伴有面色苍白、四肢逆冷、精神委顿等虚寒之象，则为热结胃肠的里热炽盛证，属真实假虚；而大病久病出现的便秘，伴腰膝酸软等，则为肾精亏虚便秘，属真虚假实证。

在疾病的发生和发展过程中，病机的虚和实是相对的，要以动态的、相对的观点来分析虚和实的病机，透过现象看本质，不被假象所迷惑，真正把握住疾病的虚实变化。

（2）邪正盛衰与疾病转归。在疾病的发生、发展过程中，由于邪正双方的斗争，其力量对比不断发生消长盛衰的变化，这种变化对疾病转归起着决定性的作用。一般而论，正胜邪退，疾病趋向于好转和痊愈；邪胜正衰，则疾病趋向于恶化，甚则导致死亡；若邪正力量相持不下，则疾病趋向迁延反复。

1）正胜邪退。正胜邪退，是指在疾病过程中，正气抗邪，正气渐趋强盛，邪气渐趋衰减，疾病好转向愈的一种病理表现。若正气恢复较慢，则出现邪去正虚的病理状态，多见于重病的恢复期。疾病的最终转归，一般仍然是趋向好转、痊愈。

2）邪正相持。邪正相持，是指在疾病过程中，机体正气不甚虚弱，而邪气亦不亢盛，则邪正双方相持不下，病势处于迁延状态的一种病理过程。正气大虚，余邪未尽，或邪气深伏伤正，正气无力驱邪，致使疾病处于缠绵难愈，称为正虚邪恋，一般多见于疾病后期，是多种疾病由急性转为慢性，或慢性病久治不愈，或遗留某些后遗症的主要原因。邪正相持的态势具有不稳定性，必因正邪的盛衰变化而发生向愈或恶化的转归。邪正相持阶段，存在着正邪的消长盛衰变化，从而形成疾病阶段性的邪正对比态势的不同变化。例如，疾病处于正虚邪恋阶段，由于种种原因，正气渐复，但邪气亦盛，可表现为正邪相争的实证，若邪退正伤，则见正虚邪恋的虚证或虚实错杂证。

3）邪胜正衰。邪胜正衰，是指在疾病过程中，邪气亢盛，正气虚弱，机体抗邪无力，疾病向恶化、危重、死亡方面转归的一种病理变化。正气衰竭，邪气独盛，脏腑功能衰惫，阴阳离决，则机体的生命活动亦告终止。亡阴、亡阳证，即是正不敌邪，邪胜正衰的典型表现。

2. 阴阳失调

阴阳失调，是指在疾病的发生、发展过程中，由于各种致病因素的影响，导致机体的阴阳双方失去相对的平衡协调而出现的阴阳偏胜、偏衰、互损、格拒、亡失等一系列病理变化。

（1）阴阳偏胜。阴阳偏胜，属"邪气盛则实"的实证，是指人体阴阳双方中的某一方的病理性亢盛状态。

1）阳偏胜。阳偏胜，即阳盛，是指机体在疾病过程中，所出现的一种阳气偏盛，机能亢奋，热量过剩的病理状态。病机特点多表现为阳盛而阴未虚的实热证。阳偏胜形成的主要原因有：感受温热阳邪；或虽感受阴邪，但从阳化热；情志内伤，五志过极而化火；气滞、血瘀、食积等郁而化热等。阳偏盛以热、动、燥为其特点，故阳偏胜表现为壮热、烦渴、面红、目赤、尿黄、便干、苔黄、脉数等热象。阳胜则阴病，即阳盛则耗伤阴气，阳盛之初，表现为实热证；但随着病情发展，则由实至虚，出现虚实夹杂的实热兼阴亏证；若阴气大伤，则发展为虚热证。

2）阴偏胜。阴偏胜，即阴盛，是指机体在疾病过程中所出现的一种阴气偏盛，机能抑制，病理性代谢产物积聚的病理状态。其病机特点多表现为阴盛而阳未虚的实寒证。阴偏胜形成的主要原因有：感受寒湿阴邪；过食生冷；寒邪中阻等。阴偏盛以寒、静、湿为其特点，故表现为形寒肢冷、蜷卧喜静、舌淡而润、脉迟等寒象。阴胜则阳病，在阴偏胜时，常形成实寒证；兼阳虚证；但随着病情发展，病可由实转虚，出现实寒兼阳虚证或虚寒证。

（2）阴阳偏衰。阴阳偏衰，属"精气夺则虚"的虚证，是指人体阴阳双方中的一方虚衰不足的病理状态。

机体的正气分阴阳。阴阳二气相互制约，维持着生理的相对平衡协调。如果出现一方减少或功能减退，则另一方会不受制约表现出相对亢盛，形成阳虚则阴盛、阳虚则寒的虚寒证及阴虚则阳亢、阴虚则热的虚热证。

1）阳偏衰。阳偏衰，即阳虚，是指机体阳气虚损，机能减退，代谢减缓，产热不足的病理状态。其病机特点多表现为机体阳气不足，阳不制阴，阴气相对偏亢的虚寒证。阳偏衰形成的主要原因有：先天禀赋不足；后天失养，或劳倦内伤；久病损伤阳气等。表现为畏寒肢冷、精神不振，喜静蜷卧、水湿痰饮积聚、面色㿠白、脘腹冷痛、小便清长、下利清谷、舌淡、脉迟细等虚寒之象。阳虚则寒是虚而有寒，阴胜则寒是以寒为主，虚象不明显，两者的病机及临床表现均有差异。

五脏六腑皆可出现阳气不足，一般以脾肾阳虚最为重要。肾阳为诸阳之本，肾阳虚衰在阳气偏衰的病机中占有极其重要的地位。人的一身热量来源在肾阳，肾阳温养脾土，脾阳充实四肢，共同维持体温的恒定，温煦全身脏腑、形体、官窍，脾肾阳虚则阳气化生无源，血液运行缓慢，津液不得运化，阴寒内盛，发为虚寒病证。

2）阴偏衰。阴偏衰，即阴虚，是指机体阴气不足，阴不制阳，导致阳气相对偏盛，机能虚性亢奋的病理状态。其病机特点多表现为阴气不足，阳气相对偏盛的虚热证。阴偏衰形成的主要原因有：阳邪伤阴；五志过极，化火伤阴；久病伤阴等。表现为五心烦热、骨蒸潮热、颧骨潮红、消瘦、盗汗、咽干口燥、舌红少苔、脉细数等。阴虚则热是虚而有热，阳胜则热是以热为主，虚象不明显，两者的病机及临床表现均有差异。

五脏六腑皆可出现阴气不足，但一般以肾阴亏虚为主。肾阴为诸阴之本，所以肾阴不足在阴偏衰的病机中占有极其重要的地位。阴气一般由精血津液化生，阳热亢盛，必灼伤津液而致阴气不足，津液大伤又可致阴气化生无源而亏虚，阴不制阳，发为虚热病证。

（3）阴阳互损。阴阳互损，是指在阴或阳任何一方虚损到一定程度，引起相对一方病变，形成阴阳两虚的病机。阴阳双方存在着相互依存、相互资生、相互为用的关系，阴（阳）亏虚或功能减退，不能资助或促进阳（阴）的化生，必然导致阳（阴）的虚衰或功能减退。阴虚会导致阳虚，称为阴损及阳；阳虚会导致阴虚，称为阳损及阴。

1）阴损及阳。阴损及阳，是指由于阴一方亏损，累及阳一方不足或耗散，从而在阴虚的基础上导致阳虚的形成，产生以阴虚为主的阴阳两虚病理状态。如肝阳上亢证，其病机主要为肝肾阴虚、水不涵木、阴不制阳形成阴虚阳亢，可见头晕耳鸣、腰膝酸软、两目干涩、舌红少津等肝肾阴虚症状的同时，还可见眩晕、震颤、手足蠕动等阳亢症状。

2）阳损及阴。阳损及阴，是指由于阳的虚损，累及阴的生成不足，从而在阳虚的基础上导致阴虚的形成，产生以阳虚为主的阴阳两虚病理状态。如肾阳亏虚，水湿内停证，其病机主要为肾阳不足，温化失司，水液不得气化，致水液停聚水湿内生，可见腰膝酸重、小便不利等肾阳亏虚、气化无力等症状，还可见痰饮咳喘等水湿内停症状。

（4）阴阳格拒。阴阳格拒，是阴阳一方极度偏盛或极度虚弱，将另一方排斥格拒于外，迫使阴阳之间不相维系，从而出现真寒假热或真热假寒的复杂病变。其包括阴盛格阳和阳盛格阴两方面。

1）阴盛格阳。阴盛格阳，是指阴寒偏盛至极，壅闭于内，逼迫阳气浮越于外，相互格拒的一种病理状态。阴盛格阳的本质是阴寒内盛。临床除见精神萎靡、面色苍白、四肢逆冷、畏寒蜷卧、脉微欲绝等阴寒内盛症状外，还可见面红、烦热、口渴等阳浮于外的假热之象。

2）阳盛格阴。阳盛格阴，是指阳热偏盛至极，深伏于里，郁闭于内，不能外达于肢体的一种病理状态。阳盛格阴的本质是阳盛于内。临床除见壮热烦躁、面红气粗、舌红脉数等邪热内盛症状外，还可见四肢厥冷、脉沉伏等热不外达四肢的假寒之象。

（5）阴阳亡失。阴阳亡失，是指机体的阴气或阳气突然大量地亡失，导致生命垂危的一种病理状态。包括亡阴和亡阳两类。

1）亡阴。亡阴，是指由于机体阴气发生突然大量消耗或丢失，而致全身机能严重衰竭的一种病理状态。亡阴病因有：热邪炽盛，煎灼津液，迫津外泄，阴气大量消耗脱失；长期大量耗损津液和阴气。阴气脱失，可见手足虽温但大汗不止、烦躁不安、形体消瘦、体倦无力、目窠深陷、脉数疾躁动等危重征象。

2）亡阳。亡阳，是指机体的阳气突然大量脱失，导致全身机能严重衰竭的一种病理状态。亡阳病因有：邪气太盛，正不敌邪，阳气突然脱失所致；汗出太过，吐利无度，津液过耗，阳随阴泄，阳气外脱；素体阳虚，劳伤过度，阳气消耗过多；慢性疾病耗散阳气，终至阳气亏损殆尽。阳气暴脱，可见精神萎靡、大汗淋漓、四肢逆冷、心悸气喘、面色苍白、畏寒蜷卧、脉微欲绝等生命垂危的临床征象。

由于阴阳之间互根互用，故阴亡则阳无所依附，阳亡则阴无以化生，阴可以迅速导致亡阳，亡阳导致亡阴，最终导致"阴阳离决，精气乃绝"，生命活动终止。

3. 精气血津液失常

精气血津液失常的病机，也是分析研究各种临床疾病病机的基础。精气血津液，是脏腑功能活动的产物，是构成人体的基本物质，也是人体各种生理活动的物质基础。如果人体的精气血津液失常，必然会影响机体的各种生理功能，而导致疾病的发生。

（1）精的失常。精，包括先天之精和后天之精。精的失常主要表现为精的不足及功能减退，即精虚。精虚主要是指肾精（主要为先天之精）和水谷之精不足，及其功能低下所产生的病理变化。

先天之精禀受于父母，赖后天之精的充养而维持，具有促进生长发育、生殖和生髓化血，充脑养神等功能。先天之精不足原因有：先天禀赋不足，后天失养，过劳伤肾，脏腑精亏不足累及肾等。先天之精不足以肾精亏虚为主，临床可见生长发育不良、女子不孕、男子精少不育或滑遗过多、精神委顿、耳鸣、健忘，以及体弱多病、未老先衰等症。

后天之精来源于水谷之精，是脾胃运化水谷而生的水谷精微物质，脾气散精，输布全身，滋润濡养各脏腑、形体、官窍，以维持机体的生命活动，多余的分藏于脏腑中，转化为脏腑之精。后天之精匮乏的病理原因有：脾失健运，或饮食不当，水谷之精乏源或生成不足等。后天之精亏虚以脾虚为主，临床可见面黄萎黄、形体消瘦、肌肉萎缩、头昏目眩、疲倦乏力等症。

（2）气的失常。气的失常，主要包括两个方面：一是气的生化不足或耗散太过，形成气虚的病理状态。二是气的某些功能减退及气的运动失常，出现气机失调的病理变化。

1）气虚。气虚，是指一身之气不足及其功能低下的病理状态。气虚形成的原因主要有先天禀赋不足，或后天失养，或脏腑功能失调，或劳倦内伤使气耗散太过而致。

气虚常见精神委顿、倦怠乏力、眩晕、自汗、易于感冒、面色㿠白、舌淡、脉虚等症状。偏于元气虚者，可见生长发育迟缓、生殖功能低下等症；偏于宗气虚者，可见动则心悸、呼吸气短等症。营卫气虚和脏腑、经络气虚的病机，则各有特点，临床表现亦各有不同。

根据气分阴阳的理论，气虚可表现为偏于阴气虚或偏于阳气虚的不同。阴气虚则凉润作用减退而见热象，所谓"阴虚则热"；阳气虚则温煦作用不足而见寒象，所谓"阳虚则寒"。若热象与寒象皆不明显，则为气虚的表现。不管阴气虚还是阳气虚，都可兼见倦怠乏力等气虚的表现。

由于元气主要由先天之精所化，是人身最根本、最重要的气，是生命活动的原动力。故元气亏虚可引起全身性气虚，而无论何种气虚亦终将导致元气亏损，特别在小儿和老人表现得最为明显。

2）气机失调。气机失调是指气的升降出入失常而引起的气机的病理变化。

气的运动，称作气机，升降出入，是气的基本运动形式。气的升降出入运动，推动和调节着脏腑经络的功能活动，推动血液的运行和津液的代谢，维系着机体生理机能，推动人体的生长发育生殖。气的升降出入失常，会影响脏腑经络、形体官窍、血液津液等各个方面。气机失调可概括为气滞、气逆、气陷、气闭和气脱等。

①气滞。气滞是指气的运行不畅，郁滞不通的病理状态。

气滞产生原因主要有情志抑郁，痰湿、食积、瘀血等阻滞，肝气失于疏泄、大肠失于传导等脏腑功能失调。发病范围可发生于局部，也可发生于全身。结果可导致某些脏腑经络的功能障碍。气滞病证特点为邪实为患，但亦有气虚而滞。气滞的病理表现虽各不相同，但具有闷、胀、疼痛的共同特点。因气滞发生部位不同，故临床表现有异：肝郁气滞，失于疏泄，则情志不畅、胁肋或少腹胀痛；肺气壅塞，失于宣降，则胸闷咳喘；脾胃气滞，升降失常，则脘腹胀痛，大便秘结等；经络或局部气滞，可出现相应部位的胀满疼痛；气滞则推动无力，血行不畅可引起血瘀，津液不输可引起水液内停，终成瘀血、痰饮水湿等病理产物。因气虚而滞者，除见少气懒言，倦怠乏力等气虚症状外，还有闷、胀、痛一般气滞表现，但气虚而滞的闷、胀、痛没有实证明显。

②气逆。气逆是指脏腑之气上升太过，下降不及的一种病理状态。

气逆产生的原因主要有情志所伤，饮食不当，外邪侵犯，痰浊壅阻等，多为实证；但亦有气虚而逆者，如肾不纳气、胃虚失降等。气逆发病范围多见于肺、胃和肝等脏腑。外邪侵犯、痰浊壅阻等使肺失肃降，肺气上逆，发为咳逆。饮食不当、痰浊壅阻等则使胃失和降，胃气上逆，发为恶心呕吐、嗳气呃逆。情志所伤使肝气上逆，发为头痛头胀，面红目赤，易怒等，甚则血随气逆，出现咯血、吐血、昏厥等。

③气陷。气陷是指因气虚，导致气的上升不足或下降太过，以致升举无力而下陷的一种病理状态。

气陷多由气虚发展而来，与脾脏关系密切。气陷产生的原因主要有素体虚弱，久病耗伤，致脾胃虚弱，清阳不升，中气下陷，从而形成气虚下陷的病变。症状表现多见脘腹及腰腹部坠胀、脏器下垂（如胃下垂、肾下垂、子宫脱垂、脱肛）等，同时伴有面色无华，气短乏力，语声低微，脉弱无力，以及头晕、目眩、耳鸣、泻泄等。其产生原因机制是脾气虚损，升提无力，内脏位置维系无力，而发生内脏下移；升清不足，水谷精微不能上达头目，濡养失宜。

④气闭。气闭是指气机闭阻，气的出入异常的一种病理状态。

气闭产生的原因主要有情志刺激，外邪、痰浊等闭塞气机，使气不得外出所致。气闭发生急骤，以突然昏厥、不省人事为特点。如突然受精神刺激所致的气厥，剧痛所致的痛厥，其病机都属于气的外出突然严重受阻，而陷于清窍闭塞、神失所主的病理状态。气闭多可自行缓解，亦有因闭不复而亡者。其临床表现除昏厥外，随原因不同而伴相应症状。

⑤气脱。气脱是指气不内守，突然大量向外亡失，导致机能衰竭的一种病理状态。

气脱产生原因主要有正不敌邪，或慢性疾病时正气长期消耗而衰竭，大出血，大汗等。临床表现可见面色苍白、汗出不止、目闭口开、全身瘫软、二便失禁、脉微欲绝等。

（3）血的失常。血的失常是指血虚和血行失常的病理变化。

1）血虚。血虚是指血液不足，血的濡养功能减退的病理状态。血虚形成的原因有：失血过多，新血不能生成补充；或因脾胃虚弱，血液生化乏源；或因血液的化生功能障碍；或因久病不愈，慢性消耗等。

血的作用是濡养全身各脏腑经络等组织器官，维持其正常的生理功能；一旦血虚，全身或局部就会失养，功能活动减弱；血虚无以生气，气亦虚弱。故血虚除见面色淡白或萎黄、唇舌爪甲色淡无华、头目眩晕等失于滋荣证候外，还见神疲乏力、动则气喘、心悸不宁、自汗等气虚临床表现。

心主血、肝藏血，血虚时心、肝两脏的症状比较多见。心血不足常见惊悸怔忡、失眠多梦、健忘、脉细涩或歇止等心失血养的症状。肝血亏虚见两目干涩、视物昏花，或手足麻木、关节屈伸不利等症。若肝血不足，导致冲任失调，又可出现妇女经少、月经愆期、闭经诸症。

2）血运失常。血液运行失常出现的病理变化，主要有血瘀和出血。

①血瘀。血瘀是指血液的循行迟缓，流行不畅，甚则血液停滞的病理状态。

血瘀主要表现为血液运行郁滞不畅，或形成淤积，可以为全身性病变，亦可瘀阻于脏腑、经络、形体、官窍的某一局部，从而产生不同的临床表现。但不论病在何处，均易见疼痛，且痛有定处，甚则局部形成肿块，触之较硬，位置比较固定，如肿块生于腹内，唇舌紫暗以及舌有瘀点、瘀斑，皮肤赤丝红缕或青紫，肌肤甲错，面色黧黑等。导致血瘀的病机，主要有气虚、气滞、痰浊、瘀血、血寒、血热等。

②出血。出血是指血液逸出血脉的病理状态。逸出血脉的血液，称为离经之血。若此离经之血不能及时消散或排出，蓄积于体内，则称为瘀血。瘀血停积体内，又可引起多种病理变化。若突然大量出血，可致气随血脱而引起全身功能衰竭。导致出血的病机，主要有血热、气虚、外伤及瘀血内阻等。

（4）津液代谢失常。津液的代谢是津液不断生成、输布和排泄的过程。津液的正常代谢，是维持体内津液生成、输布和排泄之间相对恒定的基本条件。

津液代谢是一个复杂的生理过程，必须由多个脏腑的相互协调才能维持正常，如肺的宣发和肃降、脾的运化转输、肾与膀胱的蒸腾气化、三焦的通调，以及肝的疏泄功能都参与其中，以肺、脾、肾三脏的作用尤为重要，而其核心是气对津液的作用。因此，气的运动及其维持的气化过程，调节着全身的津液代谢。

因此，如果肺、脾、肾等有关脏腑生理功能异常，气的升降出入运动失去平衡，气化功能失常，均能导致津液生成、输布或排泄的失常，包括津液不足及津液在体内滞留的病理变化。

1）津液不足。津液不足是指津液在数量上的亏少，造成脏腑、孔窍、皮毛失于濡润、滋养，而产生一系列干燥枯涩的病理状态。

导致津液不足的原因主要有三个方面：一是热邪伤津，如外感燥热之邪，灼伤津液；或邪热内生，如阳亢生热、五志化火等耗伤津液。二是丢失过多，如吐泻、大汗、多尿及大面积烧伤等，均可损失大量津液。三是生成不足，如体虚久病，脏腑气化功能减退，可见津液生成不足。另外，慢性疾病耗伤津液，亦致津液亏耗。

津和液，在性状、分布部位、生理功能等方面均有所不同，因而津和液不足的病机及临床表现，也存在着一定的差异。津较清稀，流动性较大，主要分布于皮毛、孔窍、肌肉，并充盈血脉，以滋润作用为主。所以，从一定意义而言，伤津主要是丧失水分。临床上，伤津常见于吐、泻之后。如夏秋季节，多有饮食伤中而致呕吐、泄泻或吐泻交作，损失大量津液者，如不及时补充，可出现目陷、尿少、口干舌燥、皮肤干涩而失去弹性；甚则见目眶深陷、啼哭无泪、小便全无、精神委顿、转筋等症。严重者，因血中津少而失其滑润流动之性，气随津泄而推动无力，血液运行不畅，而见面色苍白、四肢不温、脉微欲绝的危象。另外，炎夏、高热、多汗也易伤津，常见口渴引饮、大便燥结、小便短少色黄；气候干燥季节，常见口、鼻、皮肤干燥等，均属于伤津为主的临床表现。

液较稠厚，流动性较小，主要分布于脏腑、骨髓、脑髓、脊髓和关节之中，含有大量精微物质，以濡养作用为主。如热病后期或久病伤阴，所见到的形瘦骨立，大肉尽脱，肌肤毛发枯槁，或手足震颤、肌肉瞤动、唇裂、舌光红无苔或少苔，则属于脱液的临床表现。必须指出，津和液本为一体，伤津和脱液，在病机和临床表现方面既有区别又有联系。一般而论，伤津主要是丢失水分，伤津未必脱液；脱液不但丧失水分，更损失精微营养物质，故脱液必兼伤津。从病情轻重而论，脱液重于伤津，可以说津伤乃液脱之渐；液脱乃津伤之甚。津易伤亦易补充，而液一般不易损耗，一旦亏损则较难恢复。但津伤可暴急发生而突然陷于气随津泄，甚至气脱的重危证候，则又非脱液可比。

2）津液输布排泄障碍。津液的输布和排泄是津液代谢中的两个重要环节。二者虽有不同，但其结果都能导致津液在体内不正常的停滞，成为内生水湿痰饮等病理产物的根本原因。

津液的输布障碍，是指津液得不到正常的转输和布散，导致津液在体内环流迟缓，或在体内某一局部发生滞留。因而津液不化，可致水湿内生，酿痰成饮。引起津液输布障碍的原因很多，如肺失宣发和肃降，津液不得正常布散；脾失健运，运化水液功能减退，可致水饮不化；肝失疏泄，气机不畅，气滞津停；三焦的水道不利，不仅直接影响津液的环流，而且影响津液的排泄，凡此均致津液输布障碍而生痰饮水湿之患。上述多种成因中，以脾气的运化功能障碍具有特殊意义。因脾主运化，不仅对津液的输布起重要作用，而且在津液的生成方面具主导作用。脾失健运不但使津液的输布障碍，而且水液不归正化，变生痰湿为患。故《素问·至真要大论》说："诸湿肿满，皆属于脾。"

津液的排泄障碍，主要是指津液转化为汗液和尿液的功能减退，而致水液贮留体内，外溢于肌肤而为水肿。津液化为汗液，有赖肺气的宣发功能；津液化为尿液，有赖肾气的蒸化功能。肺和肾的功能减弱，虽然均可引起水液贮留，发为水肿，但肾气的蒸化作用失常则起着主导作用。这是因为，肾阳肾阴为五脏阴阳之本，能推动和调节各脏腑的输布和排泄水液功能，而且水液主要是通过尿液而排泄的。

津液的输布障碍和排泄障碍，常相互影响，互为因果，导致湿浊困阻、痰饮凝聚、水液贮留等多种病变。

①湿浊困阻。多由脾虚运化功能减退，津液不能转输布散，聚为湿浊。湿性重浊黏滞，易于阻遏中焦气机，而见胸闷、脘痞、呕恶、腹胀、便溏、苔腻等症。

②痰饮凝聚。多因脾、肺等脏腑功能失调，津液停而为饮，饮凝成痰。痰随气的升降，无处不到，病及脏腑经络，滞留于机体的不同部位而有多种的病理变化和多变的临床表现。饮停之部位比较局限，如停于胸胁的"悬饮"，饮留于肺的"支饮"等。

③水液贮留。多由肺、脾、肾、肝等脏腑功能失调，气不行津，津不化气，津液代谢障碍，贮留于肌肤或体内，发为水肿或腹水。

上述湿、痰、饮、水，皆为津液停聚所生，以状态而论，湿为弥漫状态，水最为稀薄，痰较稠厚，饮则介于两者之间。另外，湿、痰、饮、水在发病机制、停聚部位、临床表现等方面也各有特点。但四者又难决然划分，而且可以相互转化，故有痰湿、水饮、痰饮并称者。

此外，肾与膀胱的蒸化不行，尿液亦可停于膀胱而难于排出；肺卫气机不利，腠理闭塞，玄府不通，汗不外泄，表现为少汗或无汗，又属于津液排泄障碍的特殊病理变化。于此可见津液代谢病机的复杂性。

（5）精气血关系失调。精气互化，精血同源，气为血帅，血为气母，精、气、血三者，在生理上密切相关，在病理上则相互影响。

1）精与气血关系的失调。精气血在病理上常见相互影响、同病的病机变化。

①精气两虚。由于精可化气，气聚为精，精气并虚或精伤及气、气伤及精，都可见精气两虚的证候。肾藏精，元气藏于肾，故本病机最具有代表性的是肾的精气亏虚。肾之精气亏虚，以生长、发育迟缓，生殖功能障碍，以及早衰等为临床特征。

②精血不足。肾藏精，肝藏血。肾与肝，精血同源，故肝肾精血不足较为常见。多种疾病伤及肝肾，或肝病及肾、肾病及肝皆可形成肝肾精血不足的病机，见面色无华、眩晕、耳鸣、神疲健忘、毛发脱落稀疏、腰膝酸软，男子精少、不育，女子月经愆期、经少、不孕等。

③气滞精瘀和血瘀精阻。气机失调，疏泄失司及瘀血内阻，皆可致精道瘀阻而形成气滞精瘀或血瘀精阻的病机变化，而且二者可互为因果，同时并存。临床所见，除有一般精瘀症状外，前者以情志因素为多，阴部胀痛重坠明显；后者可见血精、阴部小核硬节等瘀血表现。

2）气与血关系的失调。气和血之间具有相互资生、相互依存和相互为用的关系。气对于血，具有推动、温煦、化生和统摄的作用；血对于气，则具有濡养和运载等作用。故气的虚衰和升降出入异常，必然影响及血。如气虚则血无以生化，血液因之虚少；气虚则推动、温煦血液的功能减弱，血液因之运行不畅而滞涩；气虚统摄血液的功能减弱，则血液因之外逸而出血；气机郁滞，则血可因之而瘀阻；气机逆乱，则血可随气上逆或下陷，出现上为吐血、衄血，乃至厥仆，下为便血、崩漏等症。

同样，血的虚衰和血行失常时，也必然影响及气。如血虚则气无所养而衰少；血脱，则气无所依而随血脱逸；血瘀则气亦随之而郁滞。故临床气血关系的失调，主要有气滞血瘀、气虚血瘀、气不摄血、气随血脱，以及气血两虚等几个方面。

①气滞血瘀。气滞血瘀是指因气的运行郁滞不畅，导致血液运行障碍，继而出现血瘀的病理状态。

气滞血瘀多因情志内伤，抑郁不遂，气机阻滞，而致血瘀。肝主疏泄而藏血，肝气的疏泄作用在气机调畅中起着关键作用，因而气滞血瘀多与肝失疏泄密切相关。临床上多见胸胁胀满疼痛，症瘕积聚等病证。肺主气，调节全身气机，辅心运血，若邪阻肺气，宣降失司，日久可致心、肺气滞血瘀，而见咳喘、心悸、胸痹、唇舌青紫等表现。

气滞可导致血瘀，血瘀必兼气滞。由于气滞和血瘀互为因果，多同时并存，常难以明确区分孰先孰后。如闪挫外伤等因素，就是气滞和血瘀同时形成。但无论何种原因所致的气滞血瘀，辨别气滞与血瘀的主次是必要的。

②气虚血瘀。气虚血瘀是指因气对血的推动无力而致血行不畅，甚至瘀阻不行的病理状态。

气虚血瘀，较多见于心气不足，运血无力而致的惊悸怔忡、喘促、水肿及气虚血滞的肢体瘫痪、痿废。另外，老年人多血瘀，且多气虚，故气虚血瘀病机在老年病中具有重要意义。

气虚和气滞可与血瘀并存，三者相互影响。

③气不摄血。气不摄血是指由于气虚不足，统摄血液的生理功能减弱，血不循经，逸出脉外，而导致各种出血的病理状态。

由于脾主统血，所以气不摄血的病变，主要表现为中气不足，气不摄血的咯血、吐血、紫斑、便血、尿血、崩漏等症，同时兼见面色不华、疲乏倦怠、脉虚无力、舌淡等气虚的表现。因脾主四肢肌肉，脾气主升，所以脾不统血的病机，易见肌衄及便血、尿血、崩漏等病证。

气摄血的功能，虽以脾之统血功能为主，但亦与其他脏腑之气的盛衰有关。如肺气、肝气、肾气及胃气亏虚，也可减弱气之统摄功能而发生出血。

④气随血脱。气随血脱是指在大量出血的同时，气也随着血液的流失而急剧散脱，从而形成气血并脱的危重病理状态。

各种大失血皆可导致气随血脱，较常见的有外伤失血，呕血和便血，或妇女崩中，产后大出血等因素。血为气之载体，血脱则气失去依附，故气亦随之散脱而亡失。症见精神萎靡、眩晕或晕厥、冷汗淋漓、四末不温，或有抽搐，或见口干，脉芤或微细。

气随血脱如能及时救治，则可转危为安，继而表现气血两虚的病理状态。如病情恶化，可出现亡阴亡阳，发展为阴阳离决而死亡。

⑤气血两虚。气血两虚即气虚和血虚同时存在的病理状态。

气血两虚，多因久病消耗，气血两伤所致；或先有失血，气随血耗；或先因气虚，血化障碍而日渐衰少，从而形成气血两虚。气血两虚，则脏腑经络、形体官窍失之濡养，各种机能失之推动及调节，故可出现不荣或不用的病证。临床上主要表现为肌体失养及感觉运动失常的病理征象，如面色淡白或萎黄、少气懒言、疲乏无力、形体瘦怯、心悸失眠、肌肤干燥、肢体麻木，甚至感觉障碍、肢体痿废不用等。

（6）津液与气血关系失调。津液的代谢，依赖气机的运动，而气的升降出入以津液为载体，通达全身。津液与血液相互化生，津液充足，血脉充盈，血行通畅，因此，津液与气血的功能协调，人体生理活动方能正常。津液与气、血失其协调，则可出现水停气阻、气随津脱、津枯血燥、津亏血瘀、血瘀水停等病理变化。

1）水停气阻。水停气阻是指水湿痰饮停留导致气机阻滞的病理状态。因水湿痰饮皆为有形之邪，易阻碍气的运行。水液停蓄的部位不同，临床表现不同，如水饮阻肺，肺气壅滞，宣降失司，可见胸满咳嗽，喘促不能平卧；水气凌心，可见心悸、心痛；水饮停滞中焦，阻遏脾胃气机，升降失常，可见头昏困倦，脘腹胀满，纳差呕吐等；水饮停于四肢，则可使经脉气血阻滞，可见浮肿，肢体沉重胀痛等。

2）气随津脱。气随津脱主要是指津液大量丢失，气随津液外泄，出现暴脱亡失的病理状态。高热、大汗、吐泻等，耗伤津液或汗出过多，津液外泄，阳气随之亡失的病理变化。"吐下之余，定无完气"即说明频繁而大量的呕吐、泄泻，可使气随津脱。

3）津枯血燥。津枯血燥主要是指津液亏乏枯竭，导致血燥虚热内生或血燥生风的病理状态。高热、烧伤、阴虚，引起津液损耗，导致津枯血燥，症见心烦、鼻咽干燥、肌肉消瘦，皮肤干燥，或肌肤甲错、皮肤瘙痒或皮屑过多、舌红少津等。

4）津亏血瘀。津亏血瘀主要是指津液耗损导致血行瘀滞不畅的病理状态。高热、烧伤、吐泻、大汗等，致使津液大量亏耗，血量减少，血行滞涩不畅而生瘀。临床除见津液不足的表现外，还见舌质紫绛，或有瘀点、瘀斑等症。

5）血瘀水停。血瘀水停是指因血脉瘀阻导致津液输布障碍而水液停聚的病理状态。血瘀阻碍津液运行，环流不利，水液内停；血瘀必致气滞，气不行津，津停为水，故血瘀常伴水停。如血脉瘀阻，除见心悸、气喘、口唇爪甲青紫、舌有瘀点或瘀斑，甚则胁下痞块等症外，亦见下肢、面目浮肿等水停证候。

七、八纲辨证

辨证在中医基础理论指导下，将四诊收集到的临床资料，通过分析、综合、辨清疾病的病因、性质、部位，以及邪正之间的关系，概括、判断为某种性质的证。

八纲是指阴、阳、表、里、寒、热、虚、实八个辨证的纲领。医生通过将四诊所获得的各种病情资料，运用八纲进行分析综合，从而辨别病位的浅深、病情性质的寒热、邪正斗争的盛衰和病证类别的阴阳，以作为辩证纲领的方法，称为八纲辨证。

八纲中，表证、实证、热证为阳证，属阳；里证、虚证、寒证为阴证，属阴。阴阳为总纲；表里表示病位深浅；寒热表示疾病性质；虚实表示邪正盛衰关系，邪气胜者为实证，正气衰者为虚证。

1. 表里辨证

（1）表证。表证是指感受外邪，病变反映在体表的证候。表证发生的原因多由外邪经皮毛、口鼻侵袭肌表引起外感病初期阶段。临床表现以恶寒（或恶风）、发热、苔薄白、脉浮，或鼻塞、流涕、喷嚏、微咳、咽喉痒痛、头身疼痛等为主。表证多见于外感病的初期阶段，具有起病急、病程短的特点。

（2）里证。里证是指病变部位在脏腑、气血、骨髓等的一类证候。里证发生的原因有：表邪内传入里，侵犯脏腑；外邪直接入里，侵犯脏腑；情志内伤、饮食劳逸等因素，直接影响脏腑、气血；病理产物如痰饮、瘀血等。临床表现可见但热不寒或但寒不热，同时伴有其他脏腑症状。表证多见于外感病的中、后期，或内伤疾病。

（3）表证与里证鉴别。表证病位在皮毛、肌腠、经络，病位浅，病势轻，病程短，症状多见恶寒发热，苔薄白，脉浮等。而里证病位脏腑、血脉、精髓，病位深，病势重，病程长，症状多见但热不寒或但寒不热，或无寒热，苔黄，脉数或沉等。

（4）表证与里证关系

1）表里同病。在疾病发展过程中，若表证和里证同时在一个病人身上出现，即表里二证俱在者，称为表里同病。原因有表证未罢，又及于里，或旧病未愈，又加新病。

2）表邪入里。凡病表证，表邪不解，内传入里，称为表邪入里。多因机体抗邪能力下降，或邪气过盛，或护理不当，或失治误治等因素所致，提示病由轻转重。

3）里邪出表。某些里证，病邪由里透达于外，叫里邪出表。治疗护理得当，机体抗邪能力增强而成，提示病由重转轻。

2. 寒热辨证

寒热辨证是辨别疾病性质的两个纲领。反映了机体的阴阳偏盛与偏衰。"阳盛则热，阴盛则寒""阳虚则寒，阴虚则热"，在治疗上有重要意义。辨别热寒，是治疗时使用温热药或寒凉药的依据。

（1）寒证。寒证是指感受寒邪，或机体阳虚、阴盛所表现的具有冷、凉特点的证候。原因有外感阴寒邪气，或内伤久病，阳气耗伤或过服生冷寒凉，阴寒内盛所致。临床表现多见畏寒喜暖，手足不温，口淡不渴，或喜热饮，肢体倦卧，痰、涎、涕清稀，小便清长，大便稀溏，面色苍白，舌淡苔白而润，脉紧或迟等。寒证以冷、白、稀、润、静为辨证要点。

（2）热证。热证是指感受热邪，或机体阴虚、阳亢所表现的具有温、热特点的证候。原因有外感阳邪（火热邪气），寒湿等邪入里化热，或五志化火（七情过激，郁而化火），或房室劳伤劫夺阴精，阴虚内热等。临床表现多见发热，恶热，喜冷，口渴欲饮，喜冷饮，面红目赤，烦躁不宁，痰、涕黄稠，小便短赤，大便干结，舌红苔黄，干燥少津，脉数等。热证以热、黄（赤）、稠、干（燥）、动为辨证要点。

（3）寒证与热证的鉴别。寒证畏寒喜暖，面白，口不渴或喜热饮，形寒肢冷，小便清长，大便稀溏，舌淡苔白润，脉迟紧。而热证恶热喜凉，面红身热，口渴喜冷饮，小便短赤，大便秘结，舌红苔黄干，脉数或洪滑。

（4）寒证与热证的关系。寒证与热证虽有本质的不同，但又互相联系，它们既可在同一病人身上出现，表现为寒热错杂的证候，又可在一定条件下，互相转化，在疾病发展过程中，特别是危重阶段，有时还会出现假寒或假热的现象。

1）寒热错杂。在同一病人身上，既有寒证，又有热证，寒热交错出现。

2）寒热转化

①寒证转化为热证。表明机体正气尚盛，寒邪郁而化热。

②热证转化为寒证。多属邪盛，正虚，正不胜邪。

3）寒热真假。寒热真假有两种，一是真寒假热，二是真热假寒。

3．虚实辨证

虚实辨证是辨别邪正盛衰的两个纲领。"邪气盛则实，精气夺则虚。"

（1）虚证。虚证是指人体正气不足所表现的证候。原因有先天禀赋不足，后天失调；或饮食失调，气血化源不足；或思虑、劳倦过渡，耗伤气血；或房劳太过，肾精亏损；或汗、吐、泻太过，失血等致气血津液丢失过多；或久病失治、误治，正气虚衰。临床表现为全身气、血、阴、阳的不足，因此形成气虚、血虚、阴虚、阳虚等证。气虚、阳虚症状除可见面色苍白，神疲自汗，少气懒言，声低气怯，纳食不化，舌淡胖，脉软无力外，气虚可见气短懒言，动则气急，或大便溏薄，小便淋漓，或尿闭；阳虚可见形寒怕冷，四肢厥逆，面色晦暗，水肿，阳痿，小便清长，大便清稀，脉迟。阴虚、血虚症状除可见消瘦乏力，面色不华，眩晕眼花，心悸失眠，少苔，脉细外，阴虚还可见两颧发红，五心烦热，咽干口燥，盗汗遗精，梦多，舌红绛，或舌尖无苔，脉细数；血虚可见面色淡白，爪甲不荣而苍白，手足麻木，舌质淡，脉虚。

（2）实证。实证是指邪气亢盛而正气未衰的证候。原因有六淫、疫疠、虫毒等外邪入侵；或内脏机能失调，气化障碍，导致气机阻滞，以及形成痰、饮、水、湿、瘀血、宿食等有形病理产物壅聚停积于体内等。由于病邪性质及累及脏腑不同而有各种不同的临床表现。

（3）虚证与实证的鉴别。虚证病程长，体质弱，精神萎靡，声息低微，疼痛喜按，大便稀溏，小便清长，舌淡嫩，少苔，脉无力。而实证病程短，体质实，精神兴奋，声高气粗，疼痛拒按，大便秘结，小便黄赤，舌苍老，苔厚腻，脉有力。

（4）虚证与实证的关系。虚证与实证之间，不是孤立不变的，而是相互联系变化的。在一定条件下，两者可以相互转化，也可同时并存，会出现虚实错杂、虚实转化、虚实真假变化。

4. 阴阳辨证

阴阳是判断病症类别的一对纲领，是八纲的总纲。

（1）阴证。阴证是指凡符合"阴"的属性的证候，如里证、寒证、虚证等，统称为阴证。不同的疾病，表现不同。阴证的原因有年老体衰，或内伤久病，或外邪内传脏腑，形成阳虚阴盛，脏腑功能减弱。表现为抑制、沉静、晦暗等。

（2）阳证。阳证是指凡符合"阳"的属性的证候，如表证、热证、实证等，统称为阳证。阳证的原因可见邪气盛而正气未衰，正邪斗争激烈。表现为兴奋、躁动、明亮等。

（3）阴证与阳证的鉴别。阴证精神萎靡，面色苍白，形寒肢冷，便溏尿清，口不渴，舌苔苔白，脉细弱。而阳证精神兴奋，面色红亮，壮热不恶寒，便秘尿赤，口渴喜冷饮，舌红苔黄，脉数。

（4）阴证与阳证的关系。由于阴阳互根互用，阴虚会导致阳虚，阳虚会导致阴虚，出现阴阳两虚之证，故两者相互影响。

5. 八纲辨证之间的相互关系及运用

用八纲来分析、判断、归类证候，并不是彼此孤立、绝对对立、静止不变的，而是相互间可有兼夹、错杂，可有中间状态，并随病变发展而不断变化。临床辨证时，不仅要注意八纲基本证候的识别，更应把握八纲证候之间的相互关系，只有将八纲联系起来对病情进行综合性分析考察，才能对证候有比较全面、正确地认识。

八纲证候间的相互关系，可以归纳为证候相兼、证候错杂、证候转化、证候真假四种关系。

（1）证候相兼。证候相兼，广义上是指各种证候的相兼存在；狭义上是指从表里病位、寒热病性、虚实病性等不同的角度对病情进行综合判断，以全面揭示疾病的本质。表、里、寒、热、虚、实，连在一起的，都是证候相兼。如表虚证、表实证、里实证、里虚证、表实寒证、里实热证等。证候相兼是从表里病位、寒热病性、虚实病性等不同角度，对并病情进行综合辨别。

（2）证候错杂。证候错杂是疾病某一阶段的证候，不仅表现为病变部位既有表又有里，而且呈现寒、热、虚、实相互交错，表现为表里同病、寒热错杂、虚实夹杂，临床辨证应对其进行综合考察。

1）表里同病。表里同病是指表证和里证在疾病的某一阶段同时出现。成因可见初病既见表证又见里证；或表证未罢，又及于里；或本病未愈，又加标病。表里同病时，往往出现虚、实、寒、热等各种情况，组合成表里俱寒、表里俱热、表里俱虚、表里俱实、表寒里热、表热里寒、表虚里实、表实里虚八种情形。

2）寒热错杂。寒热错杂是指寒证与热证同时存在，有表里寒热错杂、上下寒热错杂。

3）虚实夹杂。虚实夹杂有实证中夹有虚证，或虚证中夹有实证，以及虚实齐见的，都是虚实夹杂证。

①实证夹虚。实证夹虚是指以实邪为主，正虚为次的病证，多见于实证过程中正气受损或素体虚弱而新感外邪的病人。

②虚证夹实。虚证夹实是指以正虚为主，邪实为次的病证，多见于实证迁延日久，正气大伤，而余邪未尽或素体大虚，复感邪气的病人。

③虚实并重。虚实并重是指正虚与邪实均十分明显的病证，多病情沉重，可见于严重的实证病人，又正气大伤，或原来正气甚弱，又感较重邪气的患者。

（3）证候转化。证候转化是指一种证候在一定条件下转化为对立的另一种证候。八纲中相互对立的证候之间，在一定条件下，可以发生相互转化。证候转化，大多是指一种证候转化为对立的另一种证候，本质与现象均已变换，因此它与证候的相兼、错杂、真假等概念皆不相同。但应看到，在证候转化这种质变之前，往往有一个量变的过程，因而在真正转化之先，又可以呈现出相兼、夹杂之类的证候关系。证候转化包括表里出入、寒热转化、虚实转化。

1）表里出入

①表证入里。表证入里是指先有表证，然后出现里证，表证随之消失的病变。其一般见于外感病的初、中期阶段，是病情由浅入深、病势发展的反映。

②里邪出表。里邪出表是指某些里证，病邪有向外透达之势。并不是里证转化成表证。一般是邪有出路的好趋势，对病情向愈有利。

2）寒热转化

①寒证化热。寒证化热是指原为寒证，后出现热证，而寒证随之消失的病变。其常因治疗不当，过服温燥之品；或失治，外感寒邪未及时发散，而机体阳气偏盛，阳热内郁到一定程度而从阳化热，转变成热证。

②热证转寒。热证转寒是指原为热证，后出现寒证，而热证随之消失的病变。其多因失治、误治，损伤阳气；或因邪气过盛，耗伤正气，正不胜邪，机能衰败，阳气散失而转化为虚寒证，甚至表现为亡阳证。

3）虚实转化

①实证转虚。实证转虚是指病情先表现为实证，由于失治、误治，病邪久留，耗伤正气，或病程迁延，邪气渐却，阳气或阴血已伤，渐由实证变成虚证。

②虚证转实。虚证转实是指病情本为虚证，由于积极的治疗、休养、锻炼等，正气逐渐

恢复，与邪气相争，以祛邪外出，表现为属实的证候。或患者素有虚证，因新感外邪，或伤食、外伤等，表现以实为主，虚证暂时不够明显者。若本为虚证，由于正气不足，气化失常，以致病理产物等停积体内，而表现某些实的证候者，一般不能理解为是虚证转实，而应属于虚实夹杂的范畴。

（4）证候真假。证候真假是指某些疾病在病情危重阶段，可以出现一些与疾病本质相反的"假象"，以掩盖病情的真象。某些疾病在病情危重阶段，可以出现一些与疾病本质相反的假象，必须认真辨别，才能去伪存真，抓住疾病的本质，对病情做出准确的判断。证候真假包括寒热真假、虚实真假。

1）寒热真假。寒热真假是指疾病发展到寒极或热极的阶段，有时会出现一些与疾病本质相反的"假象"症状和体征，如真寒假热、真热假寒，这些假象常见于疾病的危重或复杂阶段，必须认真辨别，才能去伪存真，抓住疾病的本质，对病情做出准确的判断，否则将造成误诊。

①真寒假热。真寒假热是指内有真寒而外见某些假热症状和体征的危重证候。如有四肢厥冷，下利清谷，小便清长，舌淡苔白等真寒的同时，或有身热面赤，颧红如妆，口渴不欲饮，咽痛等假热之象。真寒假热产生的机制，主要是由于阴寒极盛，壅阻于内，格阳于外，使阴阳之气不相顺接，相互格拒而成；也可因下元真阳极度虚衰，阴不制阳，偏盛之阴盘踞于内，逼迫衰极之阳浮越于上，阴阳不相维系而形成。二者均属"阴盛格阳证"，但后者又称"戴阳证"。

②真热假寒。真热假寒是指内有真热而外见某些假寒症状和体征的复杂证候。如高恶热不恶寒，胸腹灼热，烦渴饮冷，咽干口臭，甚则神昏谵语，小便短赤，大便燥结，舌红苔黄，脉滑数有力等实热的同时，又出现四肢厥冷，或脉沉迟等假寒之象。真热假寒产生的机制，是由于阳热内盛，导致阳气郁闭于内而不能布达于外所致，又称"阳盛格阴证"。

2）虚实真假。虚实真假是指虚证或实证发展到复杂或严重的阶段，出现某些与病理本质相反的"假象"症状和体征。"至虚有盛候""大实有赢状"，就是指证候的虚实真假。

①真实假虚。真实假虚是指本为实证却出现某些假虚症状和体征的复杂证候。临床可见神情默默，倦怠懒言，大便泄泻，脉沉细等，但语声高亢气粗，活动自如，泻后即舒，脉按之有力。真实假虚产生的机制，是由于热结胃肠、痰湿壅滞、痰热内闭、湿热内蕴、瘀血停蓄等邪气大积大聚，以致经脉阻滞、气血不通所致。

②真虚假实。真虚假实是指本为虚证却出现某些假实症状和体征的复杂证候。临床可见腹满、胀痛，呼吸喘促，大便秘结，脉弦等。但病人腹部不甚硬满，按之痛减，气短息弱，脉重按无力。真虚假实产生的机制，多因脏腑虚衰，气血不足，运化无力，气机不畅而致。

八、中医治则

治则不同于治法。治法是针对疾病与证候，制订的具体治疗大法及治疗方法；而治则是治疗疾病所遵循的基本原则，是在中医理论体系指导下的治疗疾病的准绳，用以指导临床立法、处方、用药等。

治则与治法两者既相互联系，又相互区别。治则是指导治法的总原则，具有原则性和普遍性；而治法则是从属于一定治则的具体治疗方法及措施，具有针对性及可操作性。如气血两虚证的治疗，扶正可作为治疗的基本原则，益气、养血等治法是扶正治则的具体体现；又如实热证中，祛邪可作为治疗的基本原则，清热、吐下等治法是祛邪治则的具体体现。

治则与治法的运用，体现出了原则性与灵活性的结合。由于治则统摄具体的治法，而多种治法都从属于一定的治则。因此，治疗上就可执简驭繁，既有高度的原则性，又有具体的可操作性与灵活性。

治病求本是中医学治病的主导思想，是指在治疗疾病时，必须辨析出疾病的病因病机，抓住疾病的本质，并针对疾病的本质进行治疗。故《素问·阴阳应象大论》说："治病必求于本。"

病因病机是对疾病本质的抽象认识，因其涵盖了病因、病性、病位、邪正关系、机体体质及机体反应性等，因而是疾病本质的概括。故"求本"，实际上就是辨清病因病机，确立证候。这是整体观念与辨证论治在治疗观中的体现。

在临床实际操作中，对外感性疾病，着重病因的辨析；对内伤性疾病，则注重病机的辨析。如头痛病，既有因感受六淫邪气，如风寒、风热、风湿、风燥、暑湿等所致者，又有因机体自身代谢失调而产生气虚、血虚、瘀血、痰浊、肝阳上亢、肝火上炎等病理变化而发者。外感性头痛，辨清了病因，则能确立证候而施治，如风寒者以辛温散之，风热者以辛凉解之，风湿者用辛燥之品，风燥者宜辛润之药，暑湿者当芳香化湿。内伤性头痛，一般难以找到确切的病因，因而必须辨明病机，据病机确立证候，然后论治：属气虚者当补气，血虚者当补血，瘀血者当活血，痰浊者宜化痰，肝阳上亢者当平肝潜阳，肝火上炎者宜清肝泻火。

疾病的外在表现与其内在本质有着某种联系，但"本"有的显而易见，有的幽而难明，有的似假幻真，因而寻求疾病的本质，即病因病机，就显得十分重要。治本的目的是解决疾病的主要矛盾，主要矛盾一解决，其表现在外的症状、体征也会随之而消解。

治疗疾病的主导思想是治病求本，在此思想的指导下，治则的基本内容包括正治与反治、治标与治本、扶正与祛邪、调整阴阳、调理精气血津液、三因制宜等。

1. 扶正与祛邪

正邪相搏中双方的盛衰消长决定着疾病的发生、发展与转归，正能胜邪则病退，邪能胜正则病进。因此，治疗疾病的一个基本原则，就是要扶助正气，祛除邪气，改变邪正双方力量的对比，使疾病早日向好转、痊愈的方向转化。

（1）扶正祛邪的概念。扶正，即扶助正气，增强体质，提高机体的抗邪及康复能力；祛邪，即祛除邪气，消解病邪的侵袭和损害、抑制亢奋有余的病理反应。扶正，适用于各种虚证，即所谓"虚则补之"；祛邪，适用于各种实证，即所谓"实则泻之"。益气、养血、滋阴、温阳，填精，增水及补养各脏等，均是在扶正治则下确立的具体治疗方法；而发汗、涌吐、攻下、消导、化痰、活血、散寒、清热、祛湿等，均是在祛邪治则下确立的具体治疗方法。

（2）扶正祛邪的运用。扶正与祛邪两者相互为用，相辅相成，扶正增强了正气，有助于机体祛除病邪，即所谓"正胜邪自去"；祛邪则在邪气被祛的同时，减免了对正气的侵害，即所谓"邪去正自安"。扶正祛邪在运用上要掌握好以下原则：一是攻补应用合理，即扶正用于虚证，祛邪用于实证；二是把握先后主次，对虚实错杂证，应根据虚实的主次与缓急，决定扶正祛邪运用的先后与主次；三是扶正不留邪，祛邪不伤正。具体运用如下。

1）单独运用

①扶正。扶正适用于虚证或真虚假实证。扶正的运用，当分清虚证所在的脏腑、经络等部位及其精气血津液阴阳中的何种虚衰，还应掌握用药的峻缓量度。虚证一般宜缓图，少用峻补，免成药害。

②祛邪。祛邪适用于实证或真实假虚证。祛邪的运用，当辨清病邪性质、强弱、所在病位，而采用相应的治法。还应注意中病则止，以免用药太过而伤正。

2）同时运用。扶正与祛邪的同时使用，即攻补兼施，适用于虚实夹杂的病证。由于虚实有主次之分，因而攻补同时使用时亦有主次之别。

①扶正兼祛邪。即扶正为主，辅以祛邪。其适用于以正虚为主的虚实夹杂证。

②祛邪兼扶正。即祛邪为主，辅以扶正。其适用于以邪实为主的虚实夹杂证。

3）先后运用。扶正与祛邪的先后运用，也适用于虚实夹杂证。主要是根据虚实的轻重缓急而变通使用。

①先扶正后祛邪。即先补后攻。其适应于正虚为主，机体不能耐受攻伐者。此时兼顾祛邪反能更伤正气，故当先扶正以助正气，正气能耐受攻伐时再予以祛邪，可免"贼去城空"之虞。

②先祛邪后扶正。即先攻后补。其适应于以下两种情况：一是邪盛为主，兼扶正反会助邪；二是正虚不甚，邪势方张，正气尚能耐攻者。此时先行祛邪，邪气速去则正亦易复，再

补虚以收全功。

总之，扶正祛邪的应用，应知常达变，灵活运用，据具体情况而选择不同的用法。

2. 治标与治本

标与本是相对而言的，标本关系常用来概括说明事物的现象与本质，在中医学中常用来概括病变过程中矛盾的主次先后关系。

作为对举的概念，不同情况下标与本之所指不同。如就邪正而言，正气为本，邪气为标；就病机与症状而言，病机为本，症状为标；就疾病先后言，旧病、原发病为本，新病、继发病为标；就病位而言，脏腑精气病为本，肌表经络病为标等。

掌握疾病的标本，就能分清主次，抓住治疗的关键，有利于从复杂的疾病矛盾中找出和处理其主要矛盾或矛盾的主要方面。在复杂多变的疾病过程中，常有标本主次的不同，因而治疗上就有先后缓急之分。

（1）缓则治本。缓则治其本，多用在病情缓和，病势迁延，暂无急重病状的情况下。此时必须着眼于疾病本质的治疗。因标病产生于本病，本病得治，标病自然也随之而去。如痨病肺肾阴虚之咳嗽，肺肾阴虚是本，咳嗽是标。此时标病不至于危及生命，故治疗不用单纯止咳法来治标，而应滋养肺肾以治本，本病得愈，咳嗽也自然会消除；又如气虚自汗，则气虚不摄为本，出汗为标。单用止汗，难以奏效，此时应补气以治其本，气足则自能收摄汗液。另外，先病宿疾为本，后病新感为标，新感已愈而转治宿疾，也属缓则治本。

（2）急则治标。病证急重时的标本取舍原则是标病急重，则当先治、急治其标。标急的情况多出现在疾病过程中出现的急重，甚或危重症状，或卒病而病情非常严重时。如病因明确的剧痛，可先缓急止痛，痛止则再图其本。又如水鼓病人，就原发病与继发病而言，鼓胀多是在肝病基础上形成的，则肝血瘀阻为本，腹水为标，如腹水不重，则宜化瘀为主，兼以利水；但若腹水严重，腹部胀满，呼吸急促，二便不利时，则为标急，此时当先治标病之腹水，待腹水减退，病情稳定后，再治其肝病。再如大出血病人，由于大出血会危及生命，故不论何种原因的出血，均应紧急止血以治标，待血止，病情缓和后再治其病本。

另外，在先病为本而后病为标的关系中，有时标病虽不危急，但若不先治将影响本病整个治疗方案的实施时，也当先治其标病。如心脏病的治疗过程中，病人得了轻微感冒，当先将后病感冒治好，方可使先病即心脏病的治疗方案得以实施。

（3）标本兼治。当标本并重或标本均不太急时，当标本兼治。如在热性病过程中，阴液受伤而致大便燥结不通，此时邪热内结为本，阴液受伤为标，治当泻热攻下与滋阴通便同用；又如脾虚失运，水湿内停，此时脾虚是本，水湿为标，治可补脾祛湿同用；再如素体气虚，抗病力低下，反复感冒，如单补气则易留邪，纯发汗解表则易伤正，此时治宜益气解表。以上均属标本兼治。

总之，病证之变化有轻重缓急、先后主次的不同，因而标本的治法运用也就有先后与缓急、单用或兼用的区别，这是中医治疗的原则性与灵活性有机结合的体现。区分标病与本病的缓急主次，有利于从复杂的病变中抓住关键，做到治病求本。

3．正治与反治

在错综复杂的疾病过程中，病有本质与征象一致者，有本质与征象不一致者，故有正治与反治的不同。

正治与反治，是从所用药物性质的寒热、补泻效用与疾病的本质、现象之间的从逆关系而言的。即《素问·至真要大论》所谓"逆者正治，从者反治"。

（1）正治。正治是指采用与疾病的证候性质相反的方药进行治疗的一种治疗原则。由于采用的方药与疾病证候性质相逆，如热证用寒药，故又称"逆治"。

正治适用于疾病的征象与其本质相一致的病证。实际上，临床上大多数疾病的外在征象与其病变本质是相一致的，如热证见热象、寒证见寒象等，故正治是临床最为常用的治疗原则。正治主要包括以下内容。

1）寒者热之。寒者热之是指寒性病证出现寒象，用温热方药来治疗，即以热药治寒证。如表寒证用辛温解表的方药，里寒证用辛热温里的方药等。

2）热者寒之。热者寒之是指热性病证出现热象，用寒凉方药来治疗，即以寒药治热证。如表热证用辛凉解表的方药，里热证用苦寒清里的方药等。

3）虚则补之。虚则补之是指虚损性病证出现虚象，用具有补益作用的方药来治疗，即以补益药治虚证。如阳虚用温阳的方药，阴虚用滋阴的方药，气虚用益气的方药，血虚用补血的方药等。

4）实则泻之。实则泻之是指实性病证出现实象，用攻逐邪实的方药来治疗，即以攻邪泻实药治实证。如食滞用消食导滞的方药，水饮内停用逐水的方药，瘀血用活血化瘀的方药，湿盛用祛湿的方药等。

（2）反治。反治是指顺从病证的外在假象而治的一种治疗原则。由于采用的方药性质与病证中假象的性质相同，故又称为"从治"。

反治适用于疾病的征象与其本质不完全吻合的病证。由于这类情况较少见，故反治的应用相对也较少。究其实质，用药虽然是顺从病证的假象，却是逆反病证的本质，故仍然是在治病求本思想指导下针对疾病的本质而进行的治疗。反治主要包括以下内容。

1）热因热用。即以热治热，是指用热性药物来治疗具有假热征象的病证。它适用于阴盛格阳的真寒假热证。如格阳证中，由于阴寒充塞于内，逼迫阳气浮越于外，故可见身反不恶寒、面赤如妆等假热之象，但由于阴寒内盛是病本，故同时也见下利清谷、四肢厥逆、脉微欲绝、舌淡苔白等内真寒的表现。因此，当用温热方药以治其本。

2）寒因寒用。即以寒治寒，是指用寒性药物来治疗具有假寒征象的病证。它适用于阳盛格阴的真热假寒证。如热厥证中，由于里热盛极，阳气郁阻于内，不能外达于肢体起温煦作用，并格阴于外而见手足厥冷、脉沉伏之假寒之象。但细究之，患者手足虽冷，但躯干部却壮热而欲掀衣揭被，或见恶热、烦渴饮冷、小便短赤、舌红绛、苔黄等里真热的征象。这是阳热内盛、深伏于里所致。其外在寒象是假，内热盛极才是病之本质，故须用寒凉药清其内热。

3）塞因塞用。即以补开塞，是指用补益药物来治疗具有闭塞不通症状的虚证。它适用于因体质虚弱，脏腑精气功能减退而出现闭塞症状的真虚假实证。如血虚而致经闭者，由于血源不足，故当补益气血而充其源，则无须用通药而经自来。又如肾阳虚衰，推动蒸化无力而致的尿少癃闭，当温补肾阳，温煦推动尿液的生成和排泄，则小便自然通利。再如脾气虚弱，出现纳呆、脘腹胀满、大便不畅时，是因为脾气虚衰无力运化所致，当采用健脾益气的方药治疗，使其恢复正常的运化及气机升降，则症自减。因此，以补开塞，主要是针对病证虚损不足的本质而治的。

4）通因通用。即以通治通，是指用通利的药物来治疗具有通泻症状的实证。它适用于因实邪内阻出现通泄症状的真实假虚证。一般情况下，对泄泻、崩漏、尿频等症，多用止泻、固冲、缩尿等法，但这些通泄症状出现在实性病证中，则当以通治通。如食滞内停，阻滞胃肠，致腹痛泄泻，泻下物臭如败卵时，不仅不能止泄，相反当消食而导滞攻下，推荡积滞，使食积去而泄自止。又如瘀血内阻，血不循经所致的崩漏，如用止血药，则瘀阻更甚而血难循其经，则出血难止，此时当活血化瘀，瘀去则血自归经而出血自止。再如湿热下注而致的淋证，见尿频、尿急、尿痛等症，以利尿通淋而清其湿热，则症自消。这些都是针对邪实的本质而治的。

正治与反治相同之处，都是针对疾病的本质而治，故同属于治病求本的范畴；其不同之处在于：正治适用于病变本质与其外在表现相一致的病证，而反治则适用于病变本质与临床征象不完全一致的病证。

4. 调整阴阳

阴阳失去平衡协调是疾病的基本病机，对此加以调治即为调整阴阳。调整阴阳，即指纠正疾病过程中机体阴阳的偏盛偏衰，损其有余，补其不足，恢复人体阴阳的相对平衡。

（1）损其有余。即"实则泻之"，适用于人体阴阳中任何一方偏盛有余的实证。

1）泻其阳盛。即"阳胜则热"的实热证，据阴阳对立制约原理，宜用寒凉药物以泻其偏盛之阳热，此即"热者寒之"之意。若在阳偏盛的同时，由于"阳胜则阴病"，每易导致阴气的亏减，此时不宜单纯地清其阳热，而须兼顾阴气的不足，即清热的同时，配以滋阴之品，即祛邪为主兼以扶正。

2）损其阴盛。即"阴胜则寒"的寒实证，宜用温热药物以消解其偏盛之阴寒，此即"寒者热之"之意。若在阴偏盛的同时，由于"阴胜则阳病"，每易导致阳气的不足，此时不宜单纯地温散其寒，还须兼顾阳气的不足，即在散寒的同时，配以扶阳之品，同样是祛邪为主兼以扶正之法。

（2）补其不足。即"虚则补之"，适用于人体阴阳中任何一方虚损不足的病证。调补阴阳，又有据阴阳相互制约原理的阴阳互制的调补阴阳，以及据阴阳互根原理的阴阳互济的调补阴阳。阴阳两虚者则宜阴阳并补。

1）阴阳互制之调补阴阳。当阴虚不足以制阳而致阳气相对偏亢的虚热证时，治宜滋阴以抑阳，即所谓"壮水之主，以制阳光"；当阳虚不足以制阴而致阴气相对偏盛的虚寒证时，治宜扶阳以抑阴，即所谓"益火之源，以消阴翳"。

2）阴阳互济之调补阴阳。对于阴阳偏衰的虚热及虚寒证的治疗，张景岳提出了阴中求阳与阳中求阴的治法，即"善补阳者，必于阴中求阳，则阳得阴助而生化无穷；善补阴者，必于阳中求阴，则阴得阳升而泉源不竭"。此即阴阳互济的方法。如肾阴虚衰而相火上僭的虚热证，可用滋肾阴的六味地黄丸佐桂附以阳中求阴，滋阴制火。

3）阴阳并补。对阴阳两虚则可采用阴阳并补之法治疗。但须分清主次而用，阳损及阴者，以阳虚为主，则应在补阳的基础上辅以滋阴之品；阴损及阳者，以阴虚为主，则应在滋阴的基础上辅以补阳之品。

应当指出，阴阳互济之调补和阴阳并补两法，虽然用药上都是滋阴、补阳并用，但主次分寸不同，且适应的证候有别。

4）回阳救阴。此法适用于阴阳亡失者。亡阳者，当回阳以固脱；亡阴者，当救阴以固脱。由于亡阳与亡阴实际上都是一身之气的突然大量脱失，故治疗时都要兼以峻剂补气，常用人参等药。

此外，对于阴阳格拒的治疗，则以寒因寒用，热因热用之法治之。阳盛格阴所致的真热假寒证，其本质是实热证，治宜清泻阳热，即寒因寒用；阴盛格阳所致的真寒假热证，本质是寒盛阳虚，治宜温阳散寒，即热因热用。

总之，运用阴阳学说以指导治疗原则的确定，其最终目的在于选择有针对性的调整阴阳之措施，以使阴阳失调的异常情况复归于协调平衡的正常状态。

5. 因时、因地、因人制宜

"人以天地之气生"，是指人是自然界的产物，自然界天地阴阳之气的运动变化与人体是息息相通的，因此人的生理活动、病理变化必然受着如时令气候节律、地域环境等因素的影响。患者的性别、年龄、体质等个体差异，也对疾病的发生、发展与转归产生一定的影响。因此，在治疗疾病时，就必须根据这些具体因素做出分析，区别对待，从而制订出适宜的治法与方药，即所谓因时、因地和因人制宜，也是治疗疾病所必须遵循的一个基本原则。

（1）因时制宜。根据时令气候节律特点，来制订适宜的治疗原则，称为"因时制宜"。因时之"时"，一是指自然界的时令气候特点，二是指年、月、日的时间变化规律。年月季节、昼夜晨昏时间因素，既可影响自然界不同的气候特点和物候特点，同时对人体的生理活动与病理变化也带来一定影响，因此，就要注意在不同的天时气候及时间节律条件下的治疗宜忌。

以季节而言，由于季节间的气候变化幅度大，故对人的生理、病理影响也大。如夏季炎热，机体当此阳盛之时，腠理疏松开泄，则易于汗出，即使感受风寒而致病，辛温发散之品亦不宜过用，以免伤津耗气或助热生变。至于寒冬时节，人体阴盛而阳气内敛，腠理致密，同是感受风寒，则辛温发表之剂用之无碍；但此时若病热证，则当慎用寒凉之品，以防损伤阳气。即用寒凉方药及食物时，当避其气候之寒凉；用温热方药及食物时，当避其气候之温热。又如暑多挟湿，故在盛夏应多注意清暑化湿；秋天干燥，则宜轻宣润燥等。

以昼夜而言，日夜阴阳之气比例不同，人亦应之。因而某些病证，如阴虚的午后潮热，湿温的身热不扬而午后加重，脾肾阳虚之五更泄泻等，也具有日夜的时相特征，当考虑在不同的时间实施治疗。针灸中的"子午流注针法"即是根据不同时辰而有取经与取穴的相对特异性，是择时治疗的最好体现。

（2）因地制宜。根据不同的地域环境特点，来制订适宜的治疗原则，称为"因地制宜"。不同的地域，地势有高下，气候有寒热湿燥，水土性质各异。因而，在不同地域长期生活的人就具有不同的体质差异，加之其生活与工作环境、生活习惯与方式各不相同，使其生理活动与病理变化亦不尽相同，因地制宜就是考虑这些差异而实施治疗的。如我国东南一带，气候温暖潮湿，阳气容易外泄，人们腠理较疏松，易感外邪而致感冒，且一般以风热居多，故常用桑叶、菊花、薄荷一类辛凉解表之剂；即使外感风寒，也少用麻黄、桂枝等温性较大的解表药，而多用荆芥、防风等温性较小的药物，且分量宜轻。而西北地区，气候寒燥，阳气内敛，人们腠理闭塞，若感邪则以风寒居多，以麻黄、桂枝之类辛温解表多见，且分量也较重。也有一些疾病的发生与不同地域的地质水土状况密切相关，如地方性甲状腺肿、大骨节病、克山病等地方性疾病。因而治疗时就必须针对疾病发生在不同的地域背景而实施适宜的治疗方法与手段。

（3）因人制宜。根据病人的年龄、性别、体质等不同特点，来制订适宜的治疗原则，称为"因人制宜"。不同的患者有其不同的个体特点，应根据每个患者的年龄、性别、体质等不同的个体特点来制定适宜的治则。

1）年龄。年龄不同，则生理功能、病理反应各异，治宜区别对待。如小儿生机旺盛，但脏腑娇嫩，气血未充，发病则易寒易热，易虚易实，病情变化较快。因而，治疗小儿疾病，药量宜轻，疗程多宜短，忌用峻剂。青壮年则气血旺盛，脏腑充实，病发则由于邪正相争剧烈而多表现为实证，可侧重于攻邪泻实，药量亦可稍重。而老年人生机减退，气血日衰，脏腑功能衰减，病多表现为虚证，或虚中夹实。因而，多用补虚之法，或攻补兼施，用药量应比青壮年少，中病即止。

2）性别。男女性别不同，各有其生理、病理特点，治疗用药亦当有别。妇女生理上以血为本，以肝为先天，病理上有经、带、胎、产诸疾及乳房、胞宫之病。月经期、妊娠期用药时当慎用或禁用峻下、破血、重坠、开窍、滑利、走窜及有毒药物；带下以祛湿为主；产后诸疾则应考虑是否有恶露不尽或气血亏虚，从而采用适宜的治法。男子生理上则以精气为主，以肾为先天，病理上精气易亏而有精室疾患及男性功能障碍等特有病证，如阳痿、阳强、早泄、遗精、滑精，以及精液异常等，宜在调肾基础上结合具体病机而治。

3）体质。因先天禀赋与后天生活环境的不同，个体体质存在着差异，一方面不同体质有着不同的病邪易感性，另一方面，患病之后，由于机体的体质差异与反应性不同，病证就有寒热虚实之别或"从化"的倾向。因而治法方药也应有所不同：偏阳盛或阴虚之体，当慎用温热之剂；偏阴盛或阳虚之体，则当慎用寒凉之品；体质壮实者，攻伐之药量可稍重；体质偏弱者，则应采用补益之剂。

三因制宜的原则，体现了中医治疗上的整体观念以及辨证论治在应用中的原则性与灵活性，只有把疾病与天时气候、地域环境、患者个体诸因素等加以全面的考虑，才能使疗效得以提高。

单 元 测 试 题

一、单项选择题（下列每题的选项中，只有 1 个是正确的，请将其代号填在横线空白处）

1. 历史悠久、产地适宜、货真质优、炮制考究、疗效突出、带有地域特点的药材，被称为_____。

    A. 特产药材   B. 名产药材   C. 道地药材   D. 稀有药材

2. 二月、八月最宜采集的药材是_____。

    A. 叶类   B. 花类   C. 全草类   D. 根及根茎

3. 将不溶于水的药物研成细末后再入水中搅匀或研磨的炮制方法称为_____。

    A. 润   B. 漂   C. 水飞   D. 淬

4. 清水漂洗海藻的目的是_____。

    A. 消除烈性   B. 清洁药物，去掉盐分

    C. 便于制剂   D. 便于储藏

5. 巴豆制霜的目的是_____。

    A. 消除毒性   B. 增强药效   C. 改变药性   D. 纯净药材

6. 苦味药的作用是_____。

    A. 能和能缓   B. 能燥能泄   C. 能下能软   D. 能收能涩

7. 具有收敛固涩作用的是_____。

    A. 酸味   B. 咸味   C. 辛味   D. 苦味

8. 芳香药多具有_____。

    A. 辛味   B. 甘味   C. 苦味   D. 酸味

9. 具有沉降性质的性味是_____。

    A. 苦温   B. 辛温   C. 苦寒   D. 甘寒

10. 归经是指_____。

    A. 药物具有的升降浮沉的作用趋向

    B. 药物具有的寒热温凉四种性质

    C. 药物具有的辛甘酸苦咸五种滋味

    D. 药物对于机体某部分的选择性作用

11. 相须、相使配伍可产生_____。

    A. 协同作用，增进疗效   B. 拮抗作用，降低疗效

    C. 减毒作用   D. 毒副作用

12. 两种药物配伍能产生剧烈的毒性反应或副作用，这种配伍关系属于_____。

    A. 相须   B. 相使   C. 相反   D. 相杀

13. 属于十八反的配伍药对是_____。

    A. 甘草与海藻   B. 丁香与郁金

    C. 人参与五灵脂   D. 三棱与莪术

14. 妊娠禁用药应除_____外。

    A. 水蛭   B. 杏仁   C. 巴豆   D. 莪术

15. 宜饭后服用的药是_____。

    A. 峻下逐水药   B. 对胃肠有刺激性的药

    C. 驱虫药   D. 安神药

16. 在中药饮片储藏中，水分一般宜控制在_____。

A. 7%以下　　　　　B. 2%～8%　　　　C. 7%～13%　　　　D. 10%～15%

17. 含糖分较多的饮片，易出现_____的变异现象

　　A. 风化　　　　　　B. 泛油　　　　　　C. 潮解　　　　　　D. 酸败

18. 除_____外，均属于中药品质变异现象。

　　A. 破碎　　　　　　B. 发霉　　　　　　C. 风化　　　　　　D. 潮解

19. 在影响中药变异的自身因素中，_____过高或过低都会使其质量发生改变。

　　A. 生物碱　　　　　B. 含水量　　　　　C. 挥发油类　　　　D. 植物色素

20. 全草、果实、种子、树脂类含药屑、杂质不得超过_____。

　　A. 2%　　　　　　　B. 3%　　　　　　　C. 5%　　　　　　　D. 10%

21. 薄片是指_____。

　　A. 0.5 mm以下　　 B. 1～2 mm　　　　C. 2～4 mm　　　　D. 2～5 mm

22. 醋炙香附的目的是_____。

　　A. 增强疗效　　　　B. 减低毒性　　　　C. 改变药性　　　　D. 便于服用

23. 生首乌制熟的目的是_____。

　　A. 减低毒性　　　　B. 改变药性　　　　C. 增强疗效　　　　D. 便于服用

24. 将药物快速放入沸水中短暂浸煮，立即取出的炮制方法，称为_____。

　　A. 煮法　　　　　　B. 蒸法　　　　　　C. 炖法　　　　　　D. 潬法

25. 淡味药的作用是_____。

　　A. 能和能缓　　　　B. 能下能软　　　　C. 能燥能泄　　　　D. 能渗能利

26. 具有升浮性质的性味是_____。

　　A. 甘、辛、凉　　　　　　　　　　　　B. 辛、苦、热

　　C. 辛、甘、温　　　　　　　　　　　　D. 淡、甘、寒

27. 中药的副作用是指_____。

　　A. 配伍不当出现的反应

　　B. 药不对证出现的不良反应

　　C. 达不到常规用量不能控制病情

　　D. 在常规剂量时出现的与疗效无关的不适反应

28. 人参配莱菔子，莱菔子能削弱人参的补气作用，这种配伍关系属于_____。

　　A. 相须　　　　　　B. 相使　　　　　　C. 相畏　　　　　　D. 相恶

29. 中医理论体系的主要特点是_____。

　　A. 急则治标、缓则治本

　　B. 辨病与辨证相结合

C. 整体观念和辨证论治

D. 异病同治和同病异治

30. 事物阴阳两个方面的相互转化是＿＿＿＿＿。

　　A. 量的变　　　　B. 单方面的　　　　C. 有条件的　　　　D. 绝对的

31. 阴在内，阳之守也，阳在外，阴之使也，是说明阴阳之间的＿＿＿＿＿。

　　A. 相互转化　　　B. 相生相克　　　　C. 相互对立　　　　D. 互根互用

32. 以下＿＿＿＿＿情况最易说明阴消阳长的相互转化。

　　A. 一种能量转变成另一种能量　　　　B. 水变成冰

　　C. 内转变为外　　　　　　　　　　　D. 物质转化为精神

33. 重阴必阳、重阳必阴，属于＿＿＿＿＿。

　　A. 阴阳的互根　　　　　　　　　　　B. 阴阳的对立

　　C. 阴阳的转化　　　　　　　　　　　D. 阴阳的消长

34. 春夏养阳、秋冬养阴，旨在强调＿＿＿＿＿。

　　A. 春夏重在保养阳气　　　　　　　　B. 秋冬重在保养阴气

　　C. 保养阳气的重要性　　　　　　　　D. 调养四时阴阳的重要性

35. 防治疾病的基本原则是＿＿＿＿＿。

　　A. 扶正祛邪　　　B. 泻实补虚　　　　C. 调理阴阳　　　　D. 祛除病邪

36. 根据五行的生克乘侮规律，若土气不足，则＿＿＿＿＿。

　　A. 木乘土，金侮土　　　　　　　　　B. 木乘土，水侮土

　　C. 木侮土，水乘土　　　　　　　　　D. 土乘木，水侮土

37. 根据五行的生克乘侮规律，＿＿＿＿＿说法是错误的。

　　A. 心火不足，肾水可乘之　　　　　　B. 木火刑金

　　C. 肝木乘土　　　　　　　　　　　　D. 心火过亢，可以反侮肺金

38. 按五行生克规律，＿＿＿＿＿说法是错误的。

　　A. 火为土之母　　　　　　　　　　　B. 金为木之所胜

　　C. 水为火之所不胜　　　　　　　　　D. 木为水之子

39. 肝火犯肺，属于＿＿＿＿＿。

　　A. 火侮金　　　　B. 木侮金　　　　　C. 火克金　　　　　D. 火乘金

40. 见肝之病，知肝传脾是指＿＿＿＿＿。

　　A. 木乘土　　　　B. 木克土　　　　　C. 母病及子　　　　D. 子病及母

41. 按五行生克规律，五味入五脏，多食甘则伤＿＿＿＿＿。

　　A. 心　　　　　　B. 肺　　　　　　　C. 肝　　　　　　　D. 脾

42. 心为五脏六腑之大主，是因为_____。

    A. 心主血脉   B. 心主神志   C. 心脉相连   D. 心为阳脏

43. 肝主疏泄的功能，最主要是关系着_____。

    A. 情志活动   B. 调气机畅   C. 运行血液   D. 消化功能

44. 下列_____不是肺的主要生理功能。

    A. 主气、司呼吸   B. 主宣发卫气

    C. 主通调水道   D. 主动化水液

45. 下列_____不是脾的主要生理功能。

    A. 主统血   B. 主藏血   C. 主升清   D. 主运化水谷

46. 肝主疏泄的主要作用是_____。

    A. 通调水道   B. 运行血液   C. 气机调畅   D. 情志活动

47. 脾和肾的关系主要体现在_____。

    A. 先天和后天的相互资生、促进   B. 先天和后天的相互转化、制约

    C. 水液的代谢和气血的生成   D. 气血的生成和津液的输布

48. 心和肾的关系主要体现在_____。

    A. 阴阳升降，相互既济   B. 动静结合，互为阴阳

    C. 精血互生，精神互用   D. 心火上炎，肾水润下

49. 脾有升清的功能，其"升清"是指_____。

    A. 宗气的上升与输布   B. 水谷精微的上升与输布

    C. 营气的上升与输布   D. 卫气的上升与输布

50. 脏与脏之间主要表现为气血关系的是_____。

    A. 脾与肾   B. 心与肺   C. 肾与肝   D. 肝与肺

51. 奇恒之腑不包括_____。

    A. 筋   B. 脉   C. 骨   D. 髓

52. 元气的化生来源于_____。

    A. 先天之精   B. 后天之精   C. 水谷精微   D. 肾精

53. 化生血液的最基本的物质是_____。

    A. 先天之精   B. 津液   C. 水谷精微   D. 营气

54. 津液的输布主要依靠_____的综合作用来完成。

    A. 心肝脾肺三焦   B. 肝脾肺肾三焦

    C. 肺脾肾三焦   D. 心肝脾肾三焦

55. 导致津液输布障碍，水湿痰饮内的最主要因素是_____。

A. 肺的宣发肃降失职　　　　　　　　　B. 脾的运化功能失健

C. 肝的疏泄功能失常　　　　　　　　　D. 肾的主水功能失调

56. 阴虚证的常见症状不见_____。

A. 五心烦热　　　　B. 盗汗　　　　C. 舌红，苔黄腻　　　　D. 脉细数

57. 表里两纲主要辨别_____。

A. 病性　　　　B. 病位　　　　C. 病类　　　　D. 病势

58. 燥邪最易伤_____。

A. 肺　　　　B. 心　　　　C. 肝　　　　D. 脾

59. 寒主收引是指_____。

A. 重浊黏滞　　　　　　　　　　B. 损伤阳气

C. 阻滞气机　　　　　　　　　　D. 使气机收敛，经络筋脉挛急

60. 湿邪致病，病程较长，缠绵难愈，是由于_____。

A. 湿邪重浊，留滞机体　　　　　　B. 湿性黏滞，不易祛除

C. 湿为阴邪，阻滞气机　　　　　　D. 湿为阴邪，易伤阳气

61. 火邪、暑邪共同的致病特点是_____。

A. 易耗气伤津　　　　B. 易于动血　　　　C. 易于挟湿　　　　D. 易于生风

62. 下列选项中，_____不属瘀血致病的临床表现。

A. 唇甲青紫　　　　B. 肌肤甲错　　　　C. 刺痛拒按　　　　D. 出血，紫绀

63. 气机升降的枢纽是_____。

A. 肺肾　　　　B. 心肾　　　　C. 脾胃　　　　D. 肝胆

64. 肺与肝的关系主要表现在_____方面。

A. 气血互用　　　　B. 气机升降　　　　C. 血液运行　　　　D. 精神互养

65. 扶正祛邪同时并用的原则是_____。

A. 先扶正后祛邪　　　　　　　　B. 扶正祛邪同时并重

C. 以扶正为主，益顾祛邪　　　　D. 扶正不留邪，祛邪不伤正

66. 逆证候性质而治的治则是_____。

A. 正治法　　　　B. 反治法　　　　C. 从治法　　　　D. 反佐法

67. 下列选项中，_____属于从治法。

A. 热者寒之　　　　B. 寒者热之　　　　C. 以补开塞　　　　D. 以补治虚

68. 下列选项中，_____属于正治法。

A. 热者寒之　　　　B. 热因热用　　　　C. 寒因寒用　　　　D. 通因通用

69. 临床病证的虚实，主要取决于_____。

A. 正气的强弱　　　　　　　　　B. 正邪的消长

C. 阴阳的盛衰　　　　　　　　　D. 气血的盛衰

70. 实证的病机是_____。

A. 气滞血瘀，瘀阻脉络　　　　　B. 水湿贮留，痰饮壅盛

C. 宿食内停，腑气不通　　　　　D. 邪气亢盛，正气未衰

二、多项选择题（下列每题的选项中，有两个或两个以上是正确的，请将其代号填在横线空白处）

1. 中药炮制的主要目的是_____。

A. 增强作用，提高疗效　　　　　B. 降低毒副作用

C. 改变性能和功效　　　　　　　D. 便于调剂

E. 便于定向用药

2. 水制法有_____。

A. 煮　　　　　　　　　　　　　B. 润

C. 漂　　　　　　　　　　　　　D. 淬

E. 潭

3. 炙法常用的液体辅料有_____。

A. 蜜　　　　　　　　　　　　　B. 蛤粉

C. 醋　　　　　　　　　　　　　D. 酒

E. 姜汁

4. 中药性能的基本内容包括_____。

A. 四气　　　　　　　　　　　　B. 五味

C. 升降浮沉　　　　　　　　　　D. 归经

E. 毒性

5. 影响升降浮沉的主要因素是_____。

A. 四气　　　　　　　　　　　　B. 五味

C. 药物质地　　　　　　　　　　D. 配伍

E. 炮制

6. 中药配伍的目的是_____。

A. 增强疗效　　　　　　　　　　B. 减轻毒性

C. 扩大治疗范围　　　　　　　　D. 适应复杂病情

E. 改变药物的味

7. 用药禁忌包括_____。

　　A. 配伍禁忌　　　　　　　　　　　B. 妊娠禁忌

　　C. 饮食禁忌　　　　　　　　　　　D. 炮制禁忌

　　E. 证候禁忌

8. 与藜芦相反的药物有_____。

　　A. 人参　　　　　　　　　　　　　B. 细辛

　　C. 玄参　　　　　　　　　　　　　D. 沙参

　　E. 丹参

9. 引起中药饮片质量变异的环境因素包括_____。

　　A. 水分　　　　　　　　　　　　　B. 空气

　　C. 霉菌　　　　　　　　　　　　　D. 温度

　　E. 湿度

10. 常用的吸湿剂有_____等。

　　A. 生石灰　　　　　　　　　　　　B. 无水氯化钙

　　C. 硅胶　　　　　　　　　　　　　D. 木炭

　　E. 炉灰或草木灰

11. 煎药器具最宜选用_____。

　　A. 砂锅　　　　　　　　　　　　　B. 瓦罐

　　C. 铁锅　　　　　　　　　　　　　D. 不锈钢锅

　　E. 铝锅

12. 常用的炮制方法有_____。

　　A. 修制　　　　　　　　　　　　　B. 水制

　　C. 火制　　　　　　　　　　　　　D. 水火共制

　　E. 其他制法

13. 苦味药的作用是_____。

　　A. 清泄火热　　　　　　　　　　　B. 坚阴

　　C. 通泄大便　　　　　　　　　　　D. 泄降气逆

　　E. 燥湿

14. 温热药的功效是_____。

　　A. 清热解毒　　　　　　　　　　　B. 凉血解毒

　　C. 温里散寒　　　　　　　　　　　D. 补火助阳

　　E. 回阳救逆

15. 升浮药物的作用有_____。

A. 升阳发表   B. 消导积滞

C. 温里散寒   D. 涌吐

E. 开窍

16. 沉降药物的作用有_____。

A. 泻下   B. 清热

C. 重镇安神   D. 收敛

E. 止咳平喘

17. 产生中药毒性的主要原因有_____。

A. 剂量过大   B. 误服伪品

C. 炮制不当   D. 制剂服法不当

E. 配伍不当

18. 临床上确定中药用量的主要依据是_____。

A. 服药的季节   B. 所用药物的性质

C. 患者年龄、体质、病情   D. 剂型

E. 配伍

19. 宜冲服的药物是_____。

A. 矿物药   B. 胶类药

C. 芳香药   D. 汁液性药

E. 贵重药

20. 属于证的是_____。

A. 气血两亏   B. 便秘

C. 中风   D. 风热犯肺

E. 溃疡

21. 属于阳的事物或现象有_____。

A. 温热   B. 寒冷

C. 上升   D. 明亮

E. 静止

22. 阴阳偏衰的治疗原则是_____。

A. 虚则补之   B. 实则泻之

C. 补其不足   D. 损其有余

E. 损者益之

23. 根据五行理论，可作为心病诊断依据的征象是_____。

　　A. 面色见赤　　　　　　　　　　B. 急躁易怒

　　C. 口泛甜味　　　　　　　　　　D. 舌尖红赤

　　E. 牙龈红肿

24. 属于五行中木的有_____。

　　A. 春　　　　　　　　　　　　　B. 肝

　　C. 北　　　　　　　　　　　　　D. 青

　　E. 目

25. 有防止出血功能的脏是_____。

　　A. 心　　　　　　　　　　　　　B. 肝

　　C. 脾　　　　　　　　　　　　　D. 肺

　　E. 肾

26. 女子胞的生理功能与_____脏腑密切相关。

　　A. 心　　　　　　　　　　　　　B. 肝

　　C. 脾　　　　　　　　　　　　　D. 肺

　　E. 肾

27. 与饮食消化有关的腑是_____。

　　A. 胃　　　　　　　　　　　　　B. 大肠

　　C. 胆　　　　　　　　　　　　　D. 小肠

　　E. 膀胱

28. 肝藏血的功能表现在_____。

　　A. 储藏血液　　　　　　　　　　B. 调节血流量

　　C. 防止出血　　　　　　　　　　D. 固摄血液

　　E. 推动血行

29. 肺气宣发，向外向上布散的物质是_____。

　　A. 浊气　　　　　　　　　　　　B. 卫气

　　C. 血液　　　　　　　　　　　　D. 津液

　　E. 水谷精气

30. 六淫是指_____。

　　A. 风邪　　　　　　　　　　　　B. 寒邪

　　C. 暑邪　　　　　　　　　　　　D. 湿邪

　　E. 热邪和燥邪

31. 易于耗气伤津的邪气是_____。

A. 风邪   B. 寒邪

C. 暑邪   D. 湿邪

E. 火邪

32. 引起疾病的常见原因有_____。

A. 六淫   B. 七情

C. 饮食劳逸   D. 外伤

E. 痰饮

33. 属虚实错杂病理状态的是_____。

A. 上实下虚   B. 上虚下实

C. 至虚有盛候   D. 表实里虚

E. 表虚里实

34. 气机失调病机包括_____。

A. 气闭   B. 气陷

C. 气滞   D. 气脱

E. 气逆

35. 实证可见_____。

A. 二便不通   B. 瘀血内阻

C. 心悸气短   D. 水湿泛滥

E. 脉实有力

三、判断题（下列判断正确的请打"√"，错误的打"×"）

1. 四气是指药物所具有的寒、热、温、凉四种不同的药性。 （   ）

2. 通过炮制能影响药物升降浮沉的性能，如酒炒则升，姜制则降，醋炒则收敛，盐制则下行。 （   ）

3. 相畏是指一种药物能消除另一种药物的毒副作用。 （   ）

4. 十八反中，甘草反海藻、大戟、甘遂、芫花。 （   ）

5. 煎煮方法有先煎、后下、另煎、包煎，烊化，泡服、煎汤代水、冲服等。 （   ）

6. 清炒法包括炒黄、炒焦、炒炭、麸炒、蜜炙等。 （   ）

7. 中药的来源有植物药、动物药、矿物药和少量人工制品。 （   ）

8. 炉贝具有怀中抱月特征。 （   ）

9. 大黄的星点在根茎的皮部。 （   ）

10. 2015 版《中国药典》水分测定共有烘干法、甲苯法、气相色谱法 3 种。 （   ）

11. 细粉是指能全部通过 4 号筛，但混有能通过 5 号筛不超过 60％的粉末。 （   ）

12. 蜜炙类饮片含水量控制在 15％以下。（　　）

13. 泛油是指因含挥发油、油脂、糖类等饮片，在受热或受潮时表面返软、发黏、颜色变浑、呈现油状物质并发出油败气味的现象。（　　）

14. 暴晒法适用于芳香叶类、花类、果皮类等药材。（　　）

15. 远红外加热干燥法适用于所有药材的干燥。（　　）

16. 根据辨证结果，确定相应的治疗原则和方法，称为辨证论治。（　　）

17. 阳偏盛的治疗方法是寒者热之。（　　）

18. 温肾阳以补脾阳的是培土生金法。（　　）

19. 肺之华在面。（　　）

20. 与呼吸运动关系密切的脏是肺与肾。（　　）

21. 主宰精神活动的脏是心。（　　）

22. 布散于肌肤、孔窍，起滋润作用的是液。（　　）

23. 血和津液的共同生成之源是水谷精微。（　　）

24. 阴盛则阳病属于真实假虚。（　　）

25. 金的所胜是木。（　　）

单元测试题答案

一、单项选择题

1. C　　2. D　　3. C　　4. B　　5. A　　6. B　　7. A　　8. A　　9. C　　10. D

11. A　　12. C　　13. A　　14. B　　15. B　　16. C　　17. D　　18. A　　19. B　　20. B

21. B　　22. A　　23. B　　24. D　　25. D　　26. C　　27. D　　28. D　　29. C　　30. C

31. D　　32. D　　33. C　　34. D　　35. C　　36. D　　37. D　　38. B　　39. B　　40. A

41. D　　42. B　　43. B　　44. D　　45. B　　46. C　　47. A　　48. A　　49. B　　50. D

51. A　　52. D　　53. C　　54. D　　55. B　　56. C　　57. B　　58. A　　59. D　　60. B

61. A　　62. D　　63. C　　64. B　　65. D　　66. A　　67. C　　68. A　　69. A　　70. D

二、多项选择题

1. ABCDE　　2. BC　　　　3. ACDE　　4. ABCDE　　5. ABCDE

6. ABCD　　7. ABCE　　8. ABCDE　　9. BCDE　　10. ABCDE

11. AB　　　12. ABCDE　　13. ABCDE　　14. CDE　　15. ACDE

16. ABCDE 17. ABCDE 18. ABCDE 19. DE 20. AD
21. ACD 22. ACE 23. AD 24. ABDE 25. BC
26. ABDE 27. ABCD 28. ABC 29. ABCDE 30. ABCDE
31. CE 32. ABCDE 33. ABDE 34. ABCDE 35. ABDE

三、判断题

1. √ 2. × 3. × 4. √ 5. √ 6. × 7. √ 8. × 9. × 10. ×
11. × 12. √ 13. √ 14. × 15. × 16. √ 17. × 18. × 19. × 20. √
21. √ 22. × 23. √ 24. × 25. √

第 3 单元

中成药基础

第一节　中成药的概念和处方来源

 培训目标

➢ 掌握中成药的概念。

➢ 掌握中成药的处方来源。

一、中成药的概念

中成药是在中医药理论的基础上，按照国家有关部门批准的中药处方、生产工艺和质量标准，以中药材为原料生产出来的可直接用于预防和治疗疾病的中药制剂成品。

中成药具有特定名称并标明处方组成、功能主治、剂型、规格、用法用量、使用注意事项等内容，主要用于治疗和预防疾病。中成药按照国家药品分类管理办法可分为处方药和非处方药，非处方药又可以分为甲类非处方药和乙类非处方药。处方药多用于临床，患者也可以根据自己病证自行购买非处方药，如六味地黄丸、补中益气丸、六一散等。

二、中成药的处方来源

1. 中成药处方来源

中成药的由来历史悠久，在古代的医药文献中就有记载，自商代以来在甲骨文上就有有关药酒的记载。现存最早的中药方剂见于战国时期的《五十二病方》。张仲景所著的《伤寒杂病论》收载的 314 首方剂中，现有 50 个方剂被制成了中成药。在随后历朝历代的中医药古籍中，有关中成药及剂型的记载越来越多，数量不断增加，这为中成药的处方选取提供了大量的来源。中华人民共和国成立以后，国家重点对传统中成药的处方加以收集整理，对传统剂型加以改造，同时加强对中成药基础理论和中成药的质量标准和检测方法进行研究，并注重中成药新剂型和新品种的开发等，使中成药的发展得到了迅猛的发展。近年来，我国研制出了更多的新处方和剂型，为中成药的发展增加了新的活力和动力。中成药处方来源大致可以分为三个方面。

（1）历代中医药文献。我国中医药文献是我国中医药文化的瑰宝，也是古代先人的智慧结晶。历代中医药文献中的处方都是在医药学家对历史上长期用药的经验和总结，中医药工作者从中选取疗效显著、毒副作用小、组方药味少、组成科学严谨的处方制成中成药，是十分必要有效的。其中一部分处方直接选取或改变剂型，如《小儿药证直诀》中的六味地黄丸、《太平惠民和剂局方》中的藿香正气散改为藿香正气水；还有一部分是在原方的基础上加以加减变化，或改变剂型使之更适合临床需要，如《温病条辨》中杏苏散加以变化改为中成药杏苏二陈丸等。

中成药的处方来源于历代中医药文献的数量较多，比例较大，几乎占中成药数量总数的 2/3，这类处方沿用数代甚至数百年，后经现代科学研究确定疗效，进一步开发，用于临床治疗和预防疾病，造福于人类。

（2）民间验方。民间验方是指来源于民间流传而未被历代中医药文献所收载的疗效确切的处方，又叫验方。如牛黄解毒片就来自于民间验方。验方多出自于地方名医、百姓等，大多数历代沿用，内容丰富，简便易行，有一定疗效。但此类处方由于流传民间，内容较为庞杂，同类处方虽然基方相同但处方又有差别。个别处方组方庞大，有的甚至多达上百种，如追风透骨丹就有 86 种之多，而同为虎骨木瓜丸的名称，处方有数十种。所以此类处方改造为中成药，必须加以科学研究，方可应用。

（3）新研制方。新研制方是在发掘中医药文献、收集民间验方和秘方、临床应用效方的基础上，按照中医药理论或现代医药理论科学合理组方的处方。此类处方须运用现代科学方法，对处方进行药理、毒理、药化、临床等各方面的研制，再经国家药品监督管理部门批准生产而得到的中成药。新研制方部分是对中医药文献中的古方加以改造，使其起效速度更快，如将生脉饮改为生脉注射液等。部分处方是将中药加以提纯再进一步改造剂型，使其疗效更确切，起效迅速，如丹参滴丸、速效救心丸等。部分处方是将中西医理论进行结合，采用新技术制成成药，如脉络宁、新复方大青叶片、维 C 银翘片等。

2. 中成药生产处方依据

中成药生产处方主要依据国家药品标准，我国药品标准主要包括《中华人民共和国药典》（以下简称《中国药典》）、《中华人民共和国卫生部药品标准》（以下简称《部颁标准》）、《国家药品监督管理局药品标准》。

《中国药典》历经十版，目前现行版本为 2015 年版，总计收载了药品约 5 600 种，其中中药品种约为 2 600 种。

《部颁标准》是在原国家药品监督管理局成立之前，由卫生部管理药品时药典委员会编撰并颁布的。国家药品监督管理局成立以后，由国家药品监督管理局药典委员会编撰和颁布《国家药品监督管理局药品标准》。

第二节　中成药组方特点和命名方法

 培训目标

➤ 掌握中成药的组方特点。

➤ 了解中成药的命名方法。

一、中成药的组方特点

中成药的组成，必须按照严格的组方原则。组方原则是按照患者的病情需要，在辨证立法的基础之上，选择适当的中药，按照中医辨证论治的原则，合理配伍药物。在组织和选择中药时，要按照中医组方的特点进行科学合理的组成处方。即按照"君、臣、佐、使"的基本结构组成中成药处方，这样才可以做到主次分明，全面兼顾病情，扬长避短，提高疗效。

关于"君、臣、佐、使"的组方基本结构的理论，始见于《黄帝内经》，在《素问·至真要大论》中有"主病之谓君，佐君之谓臣，应臣之谓使"的记载，论述了中药处方中各个中药配伍之间的关系和作用。金元时期张元素对中药处方也有"力大者为君"的论述，李东垣认为"主病之为君，……兼见何病，则以佐使药分治之，此制方之要也""君药分量最多，臣药次之，佐使药又次之，不可令臣过于君。君臣有序，相与宜摄，则可以御邪除病矣"，进一步阐明了在中药处方中的各味药物之间的关系和中医处方的组方特点。之后历代医药大家也论述了同样的观点，如明代何伯斋认为"大抵药之治病，各有所主。主治者，君也。辅治者，臣也。与君药相反而相助者，佐也。引经及治病之药至病所者，使也"。综上所述，可以看出，在一个中药处方中"君、臣、佐、使"是在处方中各味药物的配伍关系，侧面反映了各药之间的主从地位，有一定的科学性，又有一定的局限性，不够系统和全面。

1. 君药

君药又叫主药，是指处方中起到针对主要病证或主要发挥治疗作用的中药。其在处方中一般位于处方之首，是处方中不可或缺的中药，其药效最大，用量一般也比臣药、佐药大。如麻黄汤主要有麻黄、桂枝、杏仁、甘草四味药组成，主治恶寒发热、头痛身痛、无汗而喘、舌苔薄白、脉浮紧等病症。其中麻黄为处方中的君药，辛温，归肺经和膀胱经，具有辛温解表、温经散寒、宣肺平喘等功效，针对恶寒发热、无汗、舌苔薄白、脉浮紧等主要病证而起到治疗作用。

2. 臣药

臣药也叫辅药，是处方中协助君药以增强其治疗作用或者针对病证中的兼病、兼证起到主要治疗作用的中药。如麻黄汤中的桂枝，辛甘温，归肺、心和膀胱经，主要有辛温解表、温经通脉、通达营卫，助麻黄发汗解表而去其邪。

3. 佐药

佐药在处方中主要有三个作用。其一为佐助作用，主要达到配合君药、臣药加强疗效或者直接治疗次要兼证的目的；其二为佐制作用，主要达到消除或减弱君药、臣药的毒性和副作用，或者制约君药、臣药峻烈之性的目的；其三为反佐作用，当病重邪甚，可能拒药时，达到与君药性味相反而又能在治疗中起相成作用的药物以防药病格拒的目的。如麻黄汤中的杏仁，苦温，归肺经、大肠经，具有宣降肺气的功效，以助麻黄宣肺散邪，利肺平喘，起到佐助的作用。

4. 使药

使药在处方中有两个作用。一是引经作用，起到引领处方诸药达到特定病所的目的；二是调和作用，达到调和处方中诸药的目的。如麻黄汤中的甘草，甘温，具有调和诸药的功效，在方中主要起到调和诸药的目的。

对于一个中药处方，在组方选择"君、臣、佐、使"时，主要依据的是对病证治疗的主次作用以及中药的药力大小、药量的多少而定的。当病证简单、病情较为单纯时，则组方也简单，一般用一至两味药即可，甚至可用单方治疗时，也就不必"君、臣、佐、使"俱全，但方中必须有君药，其他药物可根据病情和医疗需要而选择。对于病情复杂，处方药味繁多的大处方，难以分清"君、臣、佐、使"时，也可以根据中药在处方中的作用与地位，分出主次部分。通常而言，每一处方，"君、臣、佐、使"的药味多少并没有详细的规定，但一般君药的药味较少，药力和药量较大，而臣药、佐药、使药的药味较多，达到共同治疗疾病的目的。总而言之，一个处方的药味多少，以及"君、臣、佐、使"是否齐全，主要还要依据患者的病情和治疗目的，按照中医辨证论治的原则，选择不同功效和特性的中药，酌情用量，使整个处方有机结合，科学合理配伍，使之有机结合成整体，才能发挥综合疗效，达到最佳疗效。

二、中成药的命名方法

中成药的命名方法较为复杂，有的根据处方功效进行命名，有的根据处方组成而命名，有的则是根据主病来命名的，归纳起来，主要有以下几个方面。

1. 组成命名

这种命名方式主要依据处方的全部组成而命名，一般处方组成较为简单，多数由1～3味药组成，较为直观。如三七片，只有三七一味药；香连丸，主要由黄连、木香组成；双黄连口服液，主要由双花、连翘、黄芩组成；良附丸由高良姜、香附组成，板蓝根颗粒，处方中只有板蓝根一味药。

2. 功效命名

这种命名方式依据该处方治疗疾病的主要功效而命名。如清营汤的主要功效为清营解毒、透热养阴；牛黄解毒片主要功效为清热解毒；龙胆泻肝丸主要功效为清肝胆实火、泻下焦湿热；清暑益气汤主要功效为清暑益气、养阴生津；血府逐瘀汤的中药功效为活血化瘀、行气止痛。

3. 主治病证命名

这种命名方式依据中医病证或西医病证的类型和名称而命名，这种命名方式也较为直观，便于患者和医生的选用和记忆。如抗病毒口服液具有疏风解表、清热解毒、利咽消肿等功效；感冒清热颗粒具有疏风散寒、解表清热的功效，主治风寒感冒；风寒咳嗽颗粒具有宣肺散寒、祛痰止咳的功效，主治外感风寒、肺气不宣导致的头痛鼻塞、痰多咳嗽等证；白带丸具有清热、除湿、止带，主治湿热下注所致的带下病。

4. 主药命名

这种命名方式是以处方当中的君药来命名的，君药的主要作用，直接体现所针对的疾病的病证，所以，明确了君药，就基本可以了解中成药的主要功效和主治，便于患者和医生的使用。如茵陈蒿汤中主要为茵陈蒿，功效为清热、利湿、退黄，与该方的功效基本一致，主治湿热黄疸证；独活寄生丸，方中独活为君药，主要功效为祛风湿、止痹痛，与该中成药的功效基本一致，可治疗痹症日久，肝肾两虚，气血不足证；天麻丸中天麻为君药，功效主要为祛风除湿，通络止痛，与该中成药的功效基本一致，主要治疗风湿痹阻、肝肾不足导致的痹证。

5. 药味命名

这种命名方式是以处方的所有中药的味数来进行命名的，如六味地黄丸主要由熟地、山药、茯苓等六味药组成；五苓散主要由猪苓、白术等五味药组成；四逆散主要由柴胡、枳实、芍药、炙甘草四味药组成；十灰散主要由大蓟、小蓟等十味药组成；十全大补丸主要有人参、熟地等十味药组成。

6. 来源命名

这种命名方式主要依据处方的原始出处而命名，如济生肾气丸出自于宋代严用和撰写的《严氏济生方》，金匮肾气丸出自于张仲景的《金匮要略》，局方至宝丸出之于宋代的《太平惠民和剂局方》，万氏牛黄清心丸出自于明代万密斋《痘诊世医心法》，肘后獭肝散来自于晋代葛洪的《肘后备急方》。

7. 性状命名

这种命名方式是以中成药的成品性状特征而命名的，如紫雪丹，因成品的颜色近为紫色霜雪而得名，小金丹、桃花散等也是根据成品的形状特征而命名的。

8. 药物比例命名

这种命名方式是以处方中药物的比例来进行命名的，如六一散，药物组成为滑石与甘草，二者之间的用量比例为六比一，故名六一散；九一散，处方中石膏和红粉的比例为九比一。

9. 人名命名

这种命名方式是以人名进行命名的，如史国公药酒、雷允上六神丸、冯了性药酒、马应龙痔疮栓、梁财信跌打丸等。

10. 剂量命名

这种命名方式是以患者每次服用的剂量而命名的，如七厘散、九分散等。

11. 服法命名

这种命名方式是以中成药的服用方法命名的，如川芎茶调散、牛黄噙化丸、珠黄吹喉散等。

第三节　中成药的分类、剂型及应用

 培训目标

➤ 熟悉中成药的分类。

➤ 熟悉中成药的剂型。

➤ 能介绍中成药不同剂型的使用特点。

一、中成药分类

中成药的分类方法很多，每一种分类方法各有优缺点和一定的局限性。常用的分类方法有以下几种。

1. 按功能主治分类

按照中成药的主要功效和主治进行分类，这种方法在临床和药店中常用。将中成药分为解表类、清热类、温里类、理气类、理血类、补益类、安神类、祛痰止咳类、祛湿类、祛风止痉类、开窍类、收涩类、消导类、外用类等不同类型。

2. 按剂型分类

按照中成药的剂型进行分类，可将中成药分为丸剂、散剂、颗粒剂、片剂、膏剂、合剂、胶囊剂、注射剂、栓剂等不同类型。

3. 按病证分类

将中成药按照患者的不同病证的类型进行分类，可将中成药分为感冒类中成药、咳嗽类中成药、腹泻类中成药、胃痛类中成药等不同类型。

4. 按临床科别分类

按照医院的科别用药进行分类的方法，将中成药分为内科、外科、妇科、儿科、五官科和其他科，然后再在科别下面进行细分，分为若干门，门下由按功效分为若干类。此种分类方法便于问病给药，但分类概念不清，过于复杂，容易造成交叉混淆，剂型不明，不便于库房管理。

二、常见中成药剂型、特点与应用

1. 丸剂

丸剂是指将药材细粉或药材提取物加适宜的黏合剂或其他辅料制成的球形或类球形制剂，分为蜜丸、水蜜丸、水丸、糊丸、浓缩丸、蜡丸和微丸等类型。丸剂主要供内服。

丸剂的特点主要有：（1）溶散释药速度较为缓慢，作用缓和而持久，毒性药物、刺激性药物可缓慢释放，避免或减少产生不良反应和中毒现象，也多用于慢性病的治疗和调理气血等；（2）可容纳多种形式的药物，丸剂制备时中药的加入方式多样，如固体、液体、半固体等均可实现丸剂的制备，也可将有特异性气味的药物在制备过程中加入，掩盖不良气味；（3）新型丸剂可用于急救，如速效救心丸、苏冰滴丸等；（4）部分丸剂服用量大，小儿服用吞服困难，微生物容易超标，溶散时限难以控制。

2. 散剂

散剂是指由一种或多种药材混合制成的粉末状制剂，分为内服散剂和外用散剂。散剂既可内服也可以外用。

散剂的特点：（1）表面积大，易分散，起效快；（2）剂量可以随证加减，易于控制；（3）服用方便，尤其对小儿较为适用；（4）对开放性伤口及溃疡有一定吸收分泌物和保护伤口、促进凝血的作用；（5）制备方法简单，便于携带；（6）挥发性有效成分易散失，易吸潮，刺激性大、腐蚀性强、易吸湿的药物一般不宜制成散剂。

3. 片剂

片剂是指将药材提取物、药材提取物加药材细粉或药材细粉与适宜辅料混匀压制而成的圆片状或异形片状的制剂，分为浸膏片、半浸膏片和全粉片。

片剂的特点：（1）剂量准确，含量均匀，以片数作为剂量单位；（2）化学稳定性较好，受外界空气、光线、水分等因素的影响较少，必要时可通过包衣加以保护；（3）携带、运输、服用均较方便；（4）生产的机械化、自动化程度较高，产量大、成本及售价较低；（5）可以制成不同类型的各种片剂，以满足不同临床医疗的需要；（6）幼儿及昏迷病人不易吞服；（7）压片时加入的辅料，有时影响药物的溶出和生物利用度；（8）如含有挥发性成分，久储会使含量有所下降。

4. 颗粒剂

颗粒剂是指将药材提取物与适宜的辅料或药材细粉制成的颗粒状制剂，分为可溶性颗粒剂、混悬性颗粒剂和泡腾性颗粒剂。颗粒剂主要供内服。

颗粒剂的特点：（1）保持了汤剂起效速度快的特点；（2）加入了矫味剂，可以掩盖不良气味，增加了患者的顺应性；（3）多数颗粒剂经提取纯化，体积小，药效高，便于携带、运输和服用；（4）易吸湿。

5. 胶囊剂

胶囊剂是指将药物装于空胶囊壳或软质囊材中制成的固体剂型，可分硬胶囊剂、软胶囊剂（胶丸）和肠溶胶囊剂。胶囊剂主要供内服，亦可用于腔道。

硬胶囊剂，是指将一定量的药材提取物、药材提取物加药材细粉或辅料制成的均匀粉末或颗粒，充填于空心胶囊中制成，或将药材细粉直接充填于空心胶囊中制成。

软胶囊剂，是指将一定量的药材提取物加适宜的辅料混合均匀密封于球形、椭圆形或其他形状的软质囊材中，用压制法或滴制法制成。软质囊材由明胶、甘油、水或（和）其他适宜的药用材料制成。

肠溶胶囊剂，是指硬胶囊或软胶囊壳经适宜方法处理或用其他药用高分子材料加工而成。其囊壳不溶于胃液，但能在肠液中崩解而释放活性成分。

胶囊剂的特点：（1）外观美观，便于吞服；（2）可掩盖药物的不良气味；（3）剂量准确，生物利用度高；（4）对于易氧化、分解、对光敏感的药物封装在囊材中隔绝氧气或光线，稳定性较好；（5）可制成缓释、控释胶囊和腔道胶囊，延缓药物释放和定位释放；（6）生产简单，成本低；（7）婴幼儿和吞咽困难的患者不宜服用；（8）易潮解、易吸湿、易风化、易溶解的有刺激性的药物不宜制成胶囊。

6. 滴丸剂

滴丸剂是指将药材提取物与基质用适宜方法混匀后，滴入不相混溶的冷凝液中，收缩冷凝而制成的制剂。滴丸剂可供内服、外用、腔道使用。

滴丸的特点：（1）起效速度快，生物利用度高；（2）生产制备简单，工序少，自动化程度高，避免粉末飞扬；（3）可将液体药物固体化；（4）载药量较少，含量较低，服用量大。

7. 合剂（口服液）

合剂是指将药材用水或其他溶剂，采用适宜方法提取、纯化、浓缩制成的内服液体制剂（单剂量灌装者也可称口服液）。合剂主要供内服。

合剂的特点：（1）药材经过提取纯化，易吸收，起效速度快；（2）加入一定矫味剂，可掩盖不良气味；（3）服用量较汤剂小，可大量生产，储藏时间长；（4）储藏中易形成沉淀或产生霉变。

8. 糖浆剂

糖浆剂是指含有药物、药材提取物和芳香物质的浓蔗糖水溶液。糖浆剂主要供内服。

糖浆剂的特点：（1）加入大量蔗糖，口感好，可掩盖不良气味，利于服用；（2）生产时易被微生物污染；（3）糖尿病患者不宜服用。

9. 煎膏剂（膏滋）

煎膏剂是指将药材用水煎煮、去渣浓缩后，加炼蜜或糖制成的半流体制剂。煎膏剂主要供内服。

煎膏剂的特点：（1）加入甜味剂，可掩盖不良气味，利于服用；（2）煎膏剂中含有一定量的转化糖，可延缓药物的氧化；（3）存储不当会有蔗糖析出；（4）糖尿病患者不宜服用。

10. 酒剂

酒剂是指将药材用蒸馏酒提取制成的澄清液体制剂。酒剂又称药酒，可供内服或外用。

酒剂的特点：（1）酒易吸收和发散，利于行血通络，祛风散寒，可助此类中药加强疗效；（2）含醇量高，可久储不变质；（3）儿童、孕妇、高血压等患者不宜服用。

11. 栓剂

栓剂是指将药材提取物或药粉与适宜基质制成供腔道给药的固体制剂。

栓剂的特点：（1）既可用于局部疾病的治疗，又可用于全身疾病的治疗；（2）不利于制成口服制剂的药物可制成栓剂，并可以避免药物受胃肠 pH 或酶的破坏；（3）可避免肝脏的首过效应，又可减少药物对肝脏的毒副作用；（4）可用于不能或不愿口服给药的患者；

（5）使用不方便；（6）储藏温度不宜过高，否则易造成软化甚至液化现象；（7）腔道内容物会影响药物的吸收。

12. 软膏剂

软膏剂是指将药物、药材细粉、药材提取物与适宜基质混合制成的半固体外用制剂。其常用基质分为油脂性、水溶性和乳剂型基质，其中用乳剂型基质的亦称乳膏剂。

软膏剂的特点：（1）避免肝脏的首过效应，生物利用度高；（2）药物不受胃肠道的破坏；（3）避免刺激性药物对胃肠道的刺激；（4）释药速度慢，延长作用时间，减少给药次数；（5）易涂布，无不良刺激性，过敏少；（6）生产工艺简单，使用方便；（7）载药量小，易污染衣物，有的会妨碍皮肤的正常功能。

13. 气雾剂

气雾剂是指将药材提取物或药材细粉与适宜的抛射剂装在具有特制阀门系统的耐压严封容器中，使用时借助抛射剂的压力将内容物呈细雾状或其他形态喷出的制剂。

气雾剂的特点：（1）起效速度快，药物分布均匀；（2）剂量准确，生物利用度高；（3）稳定性好，刺激性小；（4）耐压容器安全性差，易发生爆炸；（5）生产成本较高。

14. 注射剂

中药注射剂是指将从药材中提取的有效物质制成可供注入人体内的灭菌溶液或乳状液，以及供临用前配成溶液的无菌粉末或浓溶液。

注射剂的特点：（1）奏效速度快，剂量准确，作用可靠；（2）不宜口服的药物可制成注射剂，避免了消化液的破坏和肝脏的首过效应；（3）可发挥定时、定位、定向作用；（4）可以用于诊断疾病；（5）给药不方便，且产生疼痛；（6）使用不当，会产生严重的不良反应；（7）质量要求高，生产条件严格，成本高。

15. 搽剂

搽剂是指将药材提取物、药材细粉或挥发性药物，用乙醇、油或适宜的溶剂制成的澄清或混悬的外用液体制剂。搽剂主要供外用。

16. 露剂

露剂是指将含挥发性成分的药材用水蒸气蒸馏法制成的芳香水剂。露剂即可内服也可外用。

17. 贴膏剂

贴膏剂是指将药材提取物、饮片或化学药物与适宜的基质和基材制成的供皮肤贴敷，可产生局部或全身性作用的一类片状外用制剂，包括橡胶膏剂、凝胶膏剂和贴剂等。

橡胶膏剂是指将提取物或化学药物与橡胶等基质混合后，涂布于背衬材料上制成的贴膏剂。

凝胶膏剂是指将提取物、饮片或化学药物与适宜的亲水性基质混匀后，涂布于背衬材料上制成的贴膏剂。

贴剂是指用提取物或化学药物与适宜的高分子材料制成的一种薄片状贴膏剂。

第四节　中成药的合理应用和使用注意事项

 培训目标

➢ 熟悉中成药的合理应用。

➢ 熟悉中成药的使用注意事项。

一、中成药的合理应用

1. 给药途径

（1）口服给药。口服给药的中成药主要是指通过口服并通过胃肠道系统吸收而发挥作用的一类制剂，是目前中成药给药的最主要途径。其主要包括丸剂、片剂、散剂、胶囊剂、颗粒剂、合剂（口服液）、糖浆剂、膏滋等剂型。其使用的方法有直接口服、吞服、贴服、冲服、嚼服、泡服、调服、含化、吸入等。

（2）外用给药。外用给药的中成药主要指在体表皮肤、腔道、黏膜等部位应用，具有杀虫止痒、消肿散结、化腐排脓、生肌收口、收敛止血等起到局部或全身作用的一类制剂。其主要包括软膏剂、铅硬膏剂、橡皮膏剂、巴布剂、透皮贴剂、搽剂、散剂、液体制剂、气雾剂、栓剂、滴眼剂、膜剂、滴鼻剂、滴耳剂等剂型。其使用方法主要有涂抹、撒布、调敷、吹布、塞入、熨、灸、滴入、喷入等。

（3）注射给药。注射给药的中成药主要是指将无菌药液注入体内给药的一类制剂。其主要通过皮下注射、肌内注射、静脉注射、穴位注射、局部注射等不同的给药方法，起到局部或全身治疗作用。

2. 给药剂量

中成药的给药剂量一般应严格按照说明书的服用剂量给药。切不可私自加大或减小剂量，剂量过小，药力不足，即血药浓度达不到治疗浓度，不但起不到治疗作用，而且还会贻误病情；剂量过大，药力又过猛，血药浓度高于治疗剂量，会对机体造成伤害，尤其是对肝肾等代谢器官损伤过大，可能会产生中毒甚至死亡现象。尤其是含有毒性或麻醉成分的中成药，应用时更应慎重。特殊情况下，也可按照医嘱剂量进行服药。

中成药的给药剂量还要根据患者的体质、年龄、病情、季节等情况全面考虑。如老年体质较弱，气血不足，对药物的耐受程度差，对于易伤正气的峻烈中成药应慎用。婴幼儿器官发育还不完善，给药剂量更要减少。而对于体弱患者和久病者也应减小剂量，或从小剂量开始，逐渐加大用药剂量。在应用补药时，老年人及极度虚弱的患者也要从小剂量开始，逐渐加大剂量，防止因用药过猛而虚不受补，导致病情加重。小儿1岁以内用药剂量是成人用量的1/4，2～5岁是成人用量的1/3，5岁以上是成人用量的1/2。

3. 给药时间

中成药的给药时间一般应该按照说明书、病情或者根据医嘱确定，以取得良好的治疗效果。

（1）口服给药的中成药。一般按照中医药的理论，口服时间有饭前、饭后、空腹喝、睡前服等，如没有特殊说明，一般按照一日量分2～3次，分早、中、晚各一次或早、晚各一次服用。

滋补药、开胃药、制酸药、祛痰药宜饭前服，解表药宜趁热服，健胃药、对胃肠刺激药宜饭后服，攻下药、驱虫药宜空腹服，截疟药宜发作前1～2小时服，涩精止遗药宜早、晚各一次，峻下逐水药宜空腹或半空腹服，涌吐药宜清晨或午前服，安神药宜睡前服。

（2）外用给药的中成药。外用中成药给药时间较为复杂，贴膏剂一般每日一次，涂抹制剂一般一日2～3次，栓剂一般一日2～3次，滴眼剂、滴鼻剂、滴耳剂等一般一日2～3次或根据病情酌情给药。

（3）注射给药的中成药。注射给药的中成药给药通常为每日一次。

二、中成药的使用注意事项

1. 注意说明书的作用

中成药说明书是载明药品重要信息的法定文件，是医务人员和患者了解、选用药品的重要途径和法定指南，也是医护人员对患者进行用药指导和合理使用的重要媒介。

中成药说明书主要的内容包括药品的名称（汉语拼音）、成分、性状、功能主治、规格、用法用量、不良反应、注意事项、药物相互作用、储藏、包装、有效期、执行标准、批准文号、生产企业（企业名称、生产地址、邮政编码、电话号码、传真号码、网址）等。

使用中成药前应认真阅读说明书，特别是对一些关于药品应用和安全的信息要有深刻的了解。如药品说明书上的有效期、生产日期、用法用量、适应证、禁忌、不良反应、注意事项、储藏方法等内容；药品说明书上特别标明的内容，如幼儿、老人，以及孕妇等特殊人群的用药，须严格遵守。

（1）药品名称。我国规定药品名称应当采用国家统一颁布或规范的专用词汇，中成药采用通用名，即品名加汉语拼音的形式。

（2）批准文号。批准文号是国家药品监督管理部门批准药品企业生产的文号，药品生产企业只有取得了该产品的批准文号方可以进行生产，它是药品生产合法的标志。其格式如下：国药准字＋1位字母＋8位数字，其中，字母中的"H"代表化学药品，"Z"代表中成药，"B"是保健品，"S"是生物制品，"F"是药用辅料，"T"是体外化学诊断试剂，"J"是进口药品。字母后8位阿拉伯数字中的第1、第2位代表批准文号的来源，其中10代表原卫生部批准的药品；19、20代表国家药品监管部门批准的药品；各省、自治区、直辖市的数字代码分别是11—北京市，12—天津市，13—河北省，14—山西省，15—内蒙古自治区，21—辽宁省，22—吉林省，23—黑龙江省，31—上海市，32—江苏省，33—浙江省，34—安徽省，35—福建省，36—江西省，37—山东省，41—河南省，42—湖北省，43—湖南省，44—广东省，45—广西壮族自治区，46—海南省，50—重庆市，51—四川省，52—贵州省，53—云南省，54—西藏自治区，61—陕西省，62—甘肃省，63—青海省，64—宁夏回族自治区，65—新疆维吾尔自治区。8位阿拉伯数字中的第3、第4位表示批准某药生产的公元年号的后两位数字。第5、第6、第7、第8位数字（即最后四位数字）为顺序号。没有批准文号的是伪劣药品。

（3）生产日期。生产日期是指中成药完成所有生产工艺的日期。通常用数字来表示，前四位表示年，中间两位表示月，后两位表示日，如某企业生产的龙胆泻肝丸生产日期是2015年3月5日，则用20150305表示。生产日期与有效期是相联系的，如本批龙胆泻肝丸的有效期是3年，则有效期的表示方式为20180304。超过有效期则药品失效，失效的药品一定不能再用。

（4）慎用、禁用、忌用。慎用是指应用药品时要谨慎，但并非绝对不能应用，一般在用药时要注意观察，一旦发现有不良反应等问题，必须立即停药。通常情况下，小儿、老人、孕妇及心、肝、肾功能不全者，往往被列入"慎用"范围。

禁用即禁止使用。凡属禁用的药品，一定要严格执行药品说明的规定，禁止特定人群使用，否则会对人体构成严重危害，甚至危及生命。

忌用即避免使用。有些药物会给病人带来不良后果，属于忌用范围的，一般应尽量避免使用。

2. 注意证候禁忌

每一种中成药都有特定的功能主治和适应证，临床用药一般有所禁忌，这种禁忌称为证候禁忌。如感冒退热颗粒，具有清热解毒之效，用于上呼吸道感染、急性扁桃体炎、咽喉炎等。处方主要以苦寒清热药组成，风寒感冒证则不宜使用。而感冒清热颗粒，具有疏风散寒，解表清热之效，用于风寒感冒，头痛发热，恶寒身痛，鼻流清涕，咳嗽咽干等。处方主要以辛温解表药组成，故风热感冒证则不适用。所以，无论是医师还是患者，在选用中成药时都要搞清中成药的功效主治和禁忌，才能达到最佳的治疗效果。

3. 注意配伍禁忌

在中成药使用的过程中还要注意中成药与中成药、中成药与汤剂之间的配伍禁忌，避免药效降低或产生毒副作用。这里指的配伍禁忌主要是"十八反"和"十九畏"。如一种中成药中含有附子，而另外一种中成药或汤剂中含有半夏，则这两类药物就不能同时使用，以免产生毒副作用。尽管现在对于"十八反"和"十九畏"，学术界尚有争论，但在还没有定论前，依然要慎重用药，避免同时使用具有配伍禁忌的中成药。此外，某些中成药与化学药之间也会产生配伍禁忌，尤其是含有重金属类的中成药和某些化学药会发生化学反应，导致中毒等不良反应，或者中成药与化学药产生酸碱反应，降低了药效或产生中毒现象等，因此，中成药与化学药之间的配伍越来越受到高度重视。

4. 注意妊娠禁忌

中成药中的成分复杂，某些中成药中的某种成分可对胎儿或孕妇产生不良反应，属于妊娠妇女禁用、忌用或慎用的药物。如忌用的中成药有牛黄解毒丸、牛黄解毒片、麝香保心丸等，禁用的中成药有红灵散、七厘胶囊、抗宫炎片等，慎用的中成药有木香顺气丸、气滞胃痛颗粒、丹桂香颗粒等。

5. 注意饮食禁忌

在中成药使用期间，某些食物不宜同时服用，称为饮食禁忌，又称为忌口。饮食禁忌的目的主要避免中成药和食物之间产生相互作用而降低中成药的疗效或产生毒副作用。如阳热证患者应禁服辛辣油炸及温补性食品，或有刺激性的食物；阴寒证患者则不宜食用生冷、清凉饮料及清泻类食物；痈疡证患者不宜食用辛辣、鱼肉、甜腻类食品；肾病水肿患者不宜食用过咸、过酸、过辣等类食物；脾胃虚弱患者不宜食用生冷、油炸、坚硬、黏腻类食物；痰热咳嗽类患者则不宜食用辛辣、鱼肉、油腻、甜腻类食品。除此之外，一般情况下，服药期间应戒烟、戒酒。

6. 注意毒副作用

一般情况下，中药材必须经过净制、炮炙，毒性中药材在炮制后的毒性会大大降低或者无毒，然后才可以进一步制成中成药。从这个方面可以看出，中成药的毒性一般不会较强，相对较为安全，但这并不证明中成药不会产生中毒现象。从临床和文献中都可以发现，中成药中毒或者产生不良反应的现象大量存在。因此，在应用中成药时要特别注意中成药的毒副作用，确保用药安全。

引起中成药中毒的原因主要有以下几个方面，一是患者长期大量服用毒性较强的中成药，产生中毒现象；二是患者体质差异较大，部分患者体质较差，耐受性小而导致不良反应；三是由于患者中医药知识匮乏，对自身的病证不能正确认识，导致选用的中成药药不对症而产生不良反应；四是制剂时中药材炮制方法不当，毒性药物的毒性没有很好地降低或去除，导致产生毒副作用。

为合理使用中成药，尤其是含有毒性成分的中成药，要在医师或者执业药师的指导下，根据个体差异，严格控制服用剂量，给予科学、合理治疗。另外，在中药炮制过程中要严格按照炮制规范进行炮制，以减少毒副作用的发生。

第五节 中成药的储存方法及分类保管

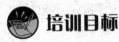 **培训目标**

> ➤ 能运用正确的储存方法分类保管中成药。

安全性、有效性和稳定性是对药物制剂的基本要求，而稳定性又是保证安全性和有效性的重要基础。中成药从制备完成到患者使用，需要经过较长周期的流通和储存过程。在此过程中，往往因温度、湿度、光线、微生物以及害虫等因素的影响，使其发生复杂的物理、化学和生物学方面的变化而引起变质，影响药品的质量稳定，从而影响药品的安全性和有效性。因此，了解中成药的不稳定性变化分类、变异现象及影响因素，采取妥善措施进行保管，是保证用药安全有效的重要环节。

一、药品不稳定性变化分类

1. 化学不稳定性
化学不稳定性是指药品发生水解、氧化、聚合等化学反应，使药物含量（或效价）下降，色泽变深，产生气体或其他新物质，导致药品变质。

2. 物理不稳定性
物理不稳定性是指药品的物理性能发生变化，如挥发油的逸散，混悬液中微粒粗化、沉淀和结块，乳浊液的乳析或破裂，浸出制剂的混浊和沉淀，散剂的吸湿，片剂崩解时限的延长等。药品物理性能的改变不仅使药品原有品质下降，而且还可能引起化学变化或生物学变化。

3. 生物学不稳定性

中成药的生物学变化一般由内在和外部因素引起。内在因素主要是指某些活性酶的作用，酶可促使某些成分酶解，引起变质。外部因素主要是指由于受微生物污染，引起发霉、腐败和分解。

二、影响中成药质量稳定的外界因素

1. 温度

一般中成药成分在常温（10～30℃）条件下性质比较稳定，但随着温度的升高，则物理、化学和生物学的变化均加速。

（1）高温的影响。大部分微生物是嗜温性的，温度升高超过30℃时，有利于它们的繁殖和活动，从而加速药物的霉变；气温升高，使含有芳香性成分的制剂（如薄荷油、红花油等）有效成分挥发；含油质类基质的软膏剂和栓剂因温度升高而软化，或达到熔点，致使油质外溢，在药品包装上呈现油样物质而不便使用。

（2）低温的影响。在低温条件下，有些药品易发生物理变化，以致药效降低，甚至失效。如液体制剂，在温度低于0℃时易发生沉淀或结冰胀破容器，使药液外漏。

2. 湿度

一般中成药在相对湿度35%～75%条件下比较稳定。相对湿度过高，有些中成药，如颗粒剂、片剂会发生潮解、变形、霉变等变异现象；相对湿度过低，有些中成药会风化或干裂。

3. 光线

中药成分的化学反应（氧化、水解、聚合等）均可因光线（紫外线）照射而发生，如酚类的氧化、酯类的水解、挥发油的聚合等。如保管不当，被光线直接照射，含油脂的中成药会酸败，酒类能产生混浊物，含苷类或色素的中成药发生分解，导致药效降低或失去药用价值。因此，多数中成药要求避光保管。

4. 空气

空气中的氧气能引起挥发油树脂化，脂肪油氧化而结成块状并氧化酸败。另外，空气中的水蒸气、灰尘等对中成药质量也有较大影响，如散剂、颗粒剂吸附水蒸气而结块或霉变。故中成药一般要求密闭或密封储藏。

5. 储藏时间

有些中成药性质不稳定，尽管储藏条件适宜，但时间过长仍会变质失效，因此2015年版《中国药典》要求中成药必须标注产品批号、有效期。药物应在有效期内使用。

三、中成药储存保管中常见的变异现象

中成药的变异往往与剂型有关，最常见的变异现象有虫蛀、霉变、酸败、挥发、沉淀等。

1. 虫蛀

虫蛀与原料药的性质及在生产、运输、储存中受到污染等因素有关，一旦遇到适宜的气候环境就会发生。易虫蛀的剂型有蜜丸、水丸、散剂、茶曲剂等。

2. 霉变

霉变即发霉，是指中成药外表或内部生长霉菌，出现霉点，并可改变药物原有的气味的现象。易霉变的剂型有蜜丸、膏滋、片剂、糖浆剂、煎膏剂等。

3. 酸败

酸败又称酵解，是药物经日光照射、高温或受潮，在酵母菌的作用下产生发酵、膨胀酸败而不能药用。易发生酸败的剂型有合剂、酒剂、煎膏剂、糖浆剂、软膏剂等。

4. 挥发

挥发是指在高温下中成药所含挥发油或乙醇的散失。易挥发的剂型有芳香水剂、酊剂等。

5. 沉淀

沉淀是液体制剂常见的一种变质现象。中成药的液体制剂，由于灭菌不严、过滤不清或储存过久，易产生絮状沉淀。易沉淀的剂型有药酒、口服液、注射剂等。

6. 其他

其他变异现象如煎膏剂会出现"返砂"现象，蜜丸会"变硬"，胶囊剂会"粘连"等。

四、中成药的一般储存方法

中成药的原料主要来源于动植物生命体，本身存在许多不稳定因素，加上外部环境的影响，在储存过程中如果保管不当，常会加速变化，较之化学合成药品更易发霉、变质、沉淀、虫蛀等。即使是在有效期内，也应注意各类中成药的储存方法，以避免变质导致药效降低、产生毒副作用等。

1. 中成药的保管原则

安全储存，降低损耗，科学养护，保证质量。

2. 中成药的保管方法

一般库房应通风干燥，保持室温 10～30℃，特殊储存要求的可放阴凉库保管（<20℃）；入库验收时，保证入库药品的包装完整无破损；分剂型保管，按药品效期先进先

出的原则码放。

3. 主要剂型的一般保管方法

具体品种的储藏方法还应以药品说明书提示为准。

（1）可在常温储藏的剂型有丸剂、片剂、胶囊剂、胶剂、散剂、贴膏剂、颗粒剂、栓剂。颗粒剂要特别注意防止受潮，栓剂要特别注意防止受热、受潮而变形、发霉及变质。

（2）应在阴凉处储藏的剂型有煎膏剂、糖浆剂、合剂（口服液）、酒剂、锭剂。

（3）需遮光储藏的剂型有注射剂、软膏剂。

（4）酊剂需避光并阴凉处储藏。

（5）喷雾剂应置凉暗处储藏，并避免暴晒、受热、撞击。

五、中成药常用剂型的分类保管养护

1. 散剂

中药散剂保管养护的关键是防潮。一般散剂用防潮、韧性大的纸或塑料薄膜包装折口或熔封后，再装入外层袋内封口。含挥发性成分的散剂，应用玻璃管或玻璃瓶装，塞紧，沾蜡封口，必要时可加吸湿剂。应在阴凉干燥处密闭保存。另外，尚需防鼠害和虫蛀。

2. 丸剂

蜜丸含蜂蜜，受潮易霉变、黏结、虫蛀、蜜味减失；水丸易干枯失泽，受潮易霉变、虫蛀，糊丸、浓缩丸也类同。因此，丸剂宜密封，置阴凉干燥处储藏，防潮湿和微生物污染。

3. 片剂

中药片剂因含药材粉末或浸膏量较多，易吸收空气中的水分，使药片松散、破碎，甚至发霉变质。湿度过低时，药片又易干裂。因此，片剂宜密封，在干燥阴凉处保存，严格防潮。

4. 颗粒剂

颗粒剂含有浸膏及大量糖分、淀粉等辅料，极易受潮结块、发霉。通常装入塑料袋，袋口热熔封严，包装于铁罐或塑料盒内，置于室内阴凉、干燥处，遮光、防潮、防高温。

5. 胶囊剂

胶囊剂容易吸收水分，轻者可鼓胀，胶囊表面浑浊，严重时可霉变、粘连，甚至软化、破裂。遇热则易软化、粘连。而过于干燥，水分过少，则易脆裂。应储藏于密闭塑料袋内或玻璃、塑料瓶中，置于阴凉干燥处保管。

6. 糖浆剂

蔗糖为糖浆剂的常用辅料。蔗糖是一种营养物质，其水溶液很容易被霉菌、酵母菌等所污染，使糖浆剂分解而酸败、混浊。盛装容器一般为容积不超过 500 mL 的棕色细颈瓶。于灌装后密封，储藏于室内阴凉干燥处，应避光、防潮、防热等。

7. 含乙醇的中药制剂

中药酊剂、药酒、流浸膏等制剂皆含乙醇（或白酒），具有良好的防腐作用，故储藏过程中相对比较稳定。但由于乙醇易挥发，应密闭存放。夏季应避热，冬季应防冻，置于室内阴凉干燥处储藏保管。

8. 注射剂

中药注射剂目前多提取其水溶性有效成分制成。一些高分子化合物，如鞣质、树脂、树胶、色素等，在储藏过程中可因条件的变化，发生氧化、水解、聚合等反应，逐渐出现浑浊或沉淀。宜避光、避热、防冻保管。

9. 膏药

多数膏药中含有挥发性药物，如冰片、樟脑、麝香等。如储藏时间过久，有效成分易散失；如储藏环境过热，膏料易渗过纸或布面；如储藏环境过冷或吸湿，黏性降低，贴时易脱落。故宜密闭储藏，置于干燥阴凉处，防热、防潮、避风保管。

药品经营企业应对中成药进行在库保管养护时的检查，主要为外观性状的检查，如确有需要，内在质量的检查可委托专业机构来完成。《中国药典》（2015 年版）一部对中成药各剂型的外观要求及储存方法做了具体的规定。

单元测试题

一、单项选择题（下列每题的选项中，只有 1 个是正确的，请将其代号填在横线空白处）

1. 中成药的处方主要来源于历代中医药文献、_____、新研制方三个方面。

 A. 民间验方   B. 单方   C. 复方   D. 秘方

2. 中成药生产处方依据主要有_____《中华人民共和国卫生部药品标准》《国家药品监督管理局药品标准》。

 A.《中华人民共和国药典》   B.《药品管理法》

 C.《GMP》   D.《GSP》

3. 目前我国现行版本的药典是_____。

 A. 2013 年版 B. 2015 年版 C. 2014 年版 D. 2016 年版

4. 中成药处方中起到针对主要病证或主要发挥治疗作用的中药是_____。

A. 使药　　　　　B. 佐药　　　　　C. 臣药　　　　　D. 君药

5. 下列中成药命名是按照组成命名的是_____。

　　A. 牛黄解毒丸　　　B. 良附丸　　　　C. 龙胆泻肝丸　　　D. 金匮肾气丸

6. 将中成药分为感冒类中成药、咳嗽类中成药、腹泻类中成药、胃痛类中成药等不同类型的分类方法是_____。

　　A. 按功能主治分类　　　　　　　　　B. 按剂型分类

　　C. 按病证分类　　　　　　　　　　　D. 按临床科别分类

7. 下列选项中，不属于片剂特点的是_____。

　　A. 剂量准确　　　　　　　　　　　　B. 化学稳定性高

　　C. 产量小，成本高　　　　　　　　　D. 携带运输方便

8. 保持了汤剂起效速度快的特点的固体剂型是_____。

　　A. 丸剂　　　　　　B. 片剂　　　　　C. 胶囊剂　　　　D. 颗粒剂

9. 中成药的批准文号中"Z"代表的是_____。

　　A. 化学药　　　　　B. 中成药　　　　C. 保健品　　　　D. 生物制剂

10. 安神药一般宜于_____服用。

　　A. 晨时空腹　　　　B. 睡前　　　　　C. 饭前空腹　　　D. 饭后

11. 储存时可不需注意防冻的是_____。

　　A. 注射剂　　　　　B. 糖浆剂　　　　C. 流浸膏　　　　D. 酊剂

12. 中成药液体制剂的常见变质现象是_____。

　　A. 霉变　　　　　　B. 酸败　　　　　C. 挥发　　　　　D. 沉淀

13. 储藏条件中的常温系指_____。

　　A. 0～30℃　　　　B. 10～20℃　　　C. 10～30℃　　　D. 0～20℃

二、判断题（下列判断正确的请打"√"，错误的打"×"）

1. 中成药的组方特点是按照"君、臣、佐、使"的基本结构组成中成药处方。　　（　　　）

2. 处方中协助君药增强治疗作用或者针对兼病、兼证起到主要治疗作用的中药是佐药。

（　　　）

3. 六一散是按照剂量进行命名的。　　　　　　　　　　　　　　　　　　　（　　　）

4. 中成药的给药剂量要根据患者的体质、年龄、病情、季节等情况全面考虑。　（　　　）

5. 中成药说明书是说明药品重要信息法定文件，是医务人员和患者了解、选用药品的重要途径和法定指南，也是医护人员对患者进行用药指导和合理使用的重要媒介。　（　　　）

6. 慎用药是绝对不能使用的药物，否则会出现严重的不良反应。　　　　　　（　　　）

7. 在使用中成药时，要注意中成药与中成药之间也有配伍禁忌。　　　　　　（　　　）

8. 中成药中的某种成分可对胎儿或孕妇产生不良反应，属于妊娠禁用、忌用或慎用。

（　　）

9. 在中成药使用期间，某些食物不宜同时服用，称为饮食禁忌。　　（　　）

10. 中成药的毒副作用相对较低，即使患者长期大量服用含有某种毒性较强的中药制成的中成药，由于经过严格的炮制，患者也不会产生中毒。　　（　　）

11. 糖浆剂本身具有良好的防腐作用，故储藏过程中相对比较稳定。　　（　　）

12. 中药散剂保管养护的关键是防霉。　　（　　）

单元测试题答案

一、单项选择题

1. A　　2. A　　3. B　　4. D　　5. B　　6. C　　7. C　　8. D　　9. B　　10. B

11. B　　12. D　　13. C

二、判断题

1. √　　2. ×　　3. ×　　4. √　　5. √　　6. ×　　7. √　　8. √　　9. √　　10. ×

11. ×　　12. ×

第4单元
服务与安全知识

第一节 服 务

 培训目标

➤ 能在药品销售日常工作中按仪容规范要求自身。

➤ 能用良好的医药服务态度从事医药服务。

➤ 能准确恰当地运用销售服务文明用语。

药品零售企业是经营医药商品的特殊企业，直接关乎人们的用药安全甚至生命安全，因此必须坚持质量第一，恪守为人民健康负责的执业标准。要塑造依法经商、诚信经商、文明经商的企业形象，就要建立和完善销售服务机制，制定服务规范，使药品销售服务规范化、制度化、标准化、程序化，不断提高服务质量，最终实现顾客购药、用药的放心、满意。

一、服务概述

1. 服务的含义与特点

（1）服务的含义。服务具有狭义的和广义的两层含义。狭义上讲，服务就是行动、过程和表现。中药调剂员进行药品销售服务实际就是向顾客展示行为和活动。广义上讲，服务包括所有产出为非有形产品的全部经济活动，通常在生产时即被消费，并以便捷、愉悦、省时、舒适或健康的形式提供附加价值。服务不仅仅产生于商业，同时也是许多生产制造商提供完整产品的一部分。

（2）服务的特点。相对于制造产品的有形性、标准化、生产和消费的分离性，以及可储存性而言，服务具有无形性、异质性、生产和消费的同时性和易逝性特点。

1）无形性。服务和有形商品之间最本质的区别就在于服务的无形性。药品销售是药品调剂从业人员的行为，直接指向顾客，这些行为能被感知，却不能被触摸。

2）异质性。服务是一种行为过程的表现，由于不同人（员工和顾客）的参与，使之不可能存在两个完全相同的服务。每个顾客都有其特殊的要求和经历，即便是同一人，每次也会产生不同的服务需求。异质性的关键在于人的行为（员工和顾客），而且变化无常。

3）生产和消费的同时性。同时性是指服务的生产和消费过程同时发生的特性。药品销售的服务不可能在被出售之前就被生产出来，顾客的购药过程实际上就是药品销售服务的生产和消费过程，二者同时进行。这个特性也常常意味着，当服务被生产时，顾客会在此过程中与员工相互影响，继而产生不同的服务经历，从而影响到服务的最终效果。

4）易逝性。服务不可能被保存、储藏或者重新销售或返还。

2. 服务质量

要使顾客对药品经营企业满意，提高顾客对企业的忠诚度，服务质量是基础。

（1）服务质量的含义。服务质量是指顾客对服务生产过程、服务的效用感知认同度的大小及对其需求的满足程度的综合表现，服务产品的质量水平不是完全由服务企业所决定的，而是同顾客的自身感受有很大关系。

药品销售的服务质量不仅包括从业人员的彬彬有礼，热情周到规范的服务，而且还包括药品经营企业提供的设施与设备的质量、药品质量、药品销售人员的医药专业知识、操作技能和工作效率等。

（2）服务质量的内容。顾客实际经历服务质量主要包括技术质量和功能质量两项内容。

1）技术质量。所谓技术质量是指服务的结果，即顾客从服务过程中得到的东西。服务企业能为顾客提供什么样的服务结果，当然会影响顾客对服务质量的评估。如药品零售企业的环境服务为顾客提供的安全、舒适、愉悦的购药体验，药品零售服务使顾客获得质优价宜的药品等。技术质量可以通过比较直观的方式加以评估，顾客也容易感知，从而成为顾客评价服务好坏的重要依据。

2）功能质量。功能质量是指服务推广过程中顾客所感受到的服务人员在履行职责时的行为、态度、穿着、仪表等给顾客带来的利益和享受。功能质量完全取决于顾客的主观感受，难以进行客观的评价。技术质量和功能质量一起构成了感知服务质量的基本内容。因此，顾客对服务质量的感知不仅包括他们在服务过程中得到的东西，而且还要考虑他们是如何得到这些东西，这就是服务质量的功能层面。所以，功能质量是指服务过程的质量。

服务过程的质量不仅与服务时间、服务地点、服务人员的仪容仪表、服务态度、服务方法、服务程序、服务行为方式有关，而且与顾客的个性特点、态度、知识、行为方式等因素有关。此外，顾客对功能质量的看法，也会受其他顾客的消费行为的影响。因此，顾客对功能质量的评估是一种比较主观的感受，难以进行客观的评价。

二、药店销售仪容规范

在药品销售服务工作中，从业人员的一言一行、仪容仪表处处都体现出药品销售从业人员的职业素养、服务水平和服务质量。

1. 服务礼仪

礼仪是指人们在社会交往中以建立和谐社会关系，维系正常工作、生活为目的的，符合社会公共道德的各种行为规范。礼仪的表现形式有礼节、礼貌、仪容、仪表、服饰、仪式等。

服务礼仪通常指的是礼仪在服务行业的具体应用。服务礼仪主要泛指服务人员在自己的工作岗位上所应当严格遵守的行为规范。服务礼仪的实际内涵是指服务人员在自己的工作岗位向服务对象提供服务的标准的、正确的做法。服务礼仪主要以服务人员的仪容规范、仪态规范、服饰规范、语言规范和岗位规范为基本内容。

服务礼仪可以塑造药品销售人员良好的个人形象，给顾客留下美好的第一印象，让销售人员在药品销售开始之前就赢得顾客的好感、信任和尊重，为后面提供的服务打下坚实的基础。服务礼仪同时也贯穿药品销售的每一个环节，它可以帮助从业人员从细节上区分顾客心理，避免或及时地挽救顾客异议和投诉。

药品销售服务礼仪规范的基本要求是：尊重顾客，真诚守信，热情服务，文明经商。无论顾客是否购买药品，从业人员均应热情、周到地服务。服务时仪态要自然、端庄，站资、坐姿、蹲姿、行走等要举止得体。接待顾客时，应微笑相迎，热忱相待，礼貌相送。

2. 药店销售服务的仪容规范

仪容主要是指一个人的容貌，包括身体、头发、面部、手部及个人卫生等方面。在药品销售服务过程中，药品销售从业人员直接与顾客打交道，代表企业的形象，所以仪容仪表显得尤为重要。对药品销售人员个人仪容仪表的首要要求就是要仪表美。它的具体含义主要有三层：仪容自然美、仪容修饰美和仪表内在美。仪容仪表之美是药品销售人员自然美、修饰美和内在美的完整结合，忽视了其中的任一个方面，都不能构成真正的仪表美。

药品销售人员仪容仪表规范的基本要求是：精神饱满，服饰整洁，仪表得体，端庄自然。

（1）发式礼仪。头发梳理得体、整洁、干净，不仅反映了良好的个人面貌，也是对人的一种礼貌。药品销售人员的发式礼仪规范要求如下。

1) 头发整洁，无异味。要经常理发、洗发和梳理，以保持头发整洁，不宜有头皮屑。要使用清香型发胶，以保持头发整洁、不蓬散；不宜使用香味过重的洗发产品，不用异味发油。

2) 发型大方，得体。男员工头发长度要适宜，前不及眉，旁不遮耳，后不及领，不能留长发、大鬓角，不宜剃光头。女员工岗上应盘发，不梳披肩发，头发亦不可遮眼遮脸，不留怪异的新潮发型，因为过分地强调新潮和怪诞，容易和客人产生隔阂和距离，使人避而远之。

3) 不染发。不要将头发染成黑色以外的任何一种颜色。

（2）面部。药品销售人员应保持面部洁净，进行适当的外貌修饰。为了使自己容光焕发，显示活力，男员工胡须要剃净，鼻毛应剪短，不留胡子。女员工可适当化妆，应遵循庄重、简洁、适度的淡妆原则，不要浓妆艳抹，也不要使用香味过重的化妆品，要给顾客以清新、朝气、积极向上的感觉。

（3）指甲。药品销售人员要经常修剪和洗刷指甲。不使用彩色指甲油，不美甲。不留长指甲，注意保持指甲清洁。

（4）个人卫生。药品销售人员应做到勤洗澡，勤换衣袜，勤漱口，保持牙齿口腔清洁，身上不能留有异味。口腔有异味，是很失风范的事情；上岗前不能喝酒，忌吃葱、蒜、韭菜等刺激性异味食物；每日早晨，空腹饮一杯淡盐水，平时多以淡盐水漱口，能有效地控制口腔异味；必要时，嚼口香糖可减少异味。另外，要尽量少抽烟，不喝浓茶。

（5）服装与饰物。药品销售人员应着装整洁，要穿戴合格的专用工作衣、帽、口罩和手套，不佩戴与岗位规范要求不适宜的饰物，直接接触药物的中药调剂人员手部尤其不可佩戴任何饰物。不得赤背、赤脚、穿拖鞋、挽袖、挽裤腿上岗。从业人员上岗应统一佩戴标注单位名称、从业人员姓名、所在部门及工号、技能或服务等级的胸卡（证），对具备外语、手语专长者在胸卡（证）上要明显标注。

三、医药服务态度

医药服务态度是衡量医药服务质量的重要标志。良好的医药服务态度应贯穿于顾客购药活动的全过程。在顾客的购药活动中，应让其方便、愉悦地购药；购药后如有问题，应及时给予解决。

中药调剂人员从事医药服务要有礼貌用语习惯，注意个人仪容仪表、言谈举止，对待顾客要主动、热情、耐心、周到。遵守服务行为"四不"原则，做到不怠慢顾客，不以貌取人，不与顾客发生争执，不讲非规范语言。

同时，一切药品都要明码标价，质价相称，不能以次充好，掺杂使假，严禁出售危害人身健康的伪劣假冒药品和过期失效药品。医药从业人员应掌握医药服务方法和技能，了解顾客需求，有针对性地为顾客服务。在医药服务中，医药从业人员良好的服务态度主要体现在以下服务行为中。

1. 接待顾客

医药从业人员在进行服务时要主动接近顾客，但要保持适当距离。接待顾客应礼貌热情，对顾客来有迎声，问有回声，去有送声，做到微笑服务。

（1）迎送接待。顾客进入药品销售服务区域时，营业员应主动招呼，微笑相迎；热情接待，适时适度。服务过程中，自觉做到"语言、举止得当，站姿、坐姿端正，行走时应礼让顾客"；体现"两个一样"，即成交与否一个样，数额大小一个样；严格遵守柜台纪律。营业时间结束，对尚在购药或结算的顾客，继续热情接待，不以任何形式逐客。

因人而异地做好购药顾客的迎送接待工作，体现"三个注重"：对不同年龄段顾客按不同需求，注重贴切到位；对老幼弱病残者按不同情况，注重便捷便利；对外宾、少数民族和宗教人士按不同文化习俗，注重礼节恰当。

（2）药品导购接待。为顾客进行药品导购时，营业员应面带微笑，走在顾客的左前方或右前方，行走速度应适合顾客的步速，配合相应的手势，热忱导购，诚实推介，有问必答。尊重顾客意愿，不诱购，不劝购。

（3）顾客查询接待。顾客查询接待主要有柜台查询、电话查询、信函查询和回访查询等形式。

1）柜台查询。柜台查询是营业员在营业场所，现场解答顾客的提问。柜台查询是药品查询接待的最主要方式。营业员与顾客面对面地沟通交流，及时反馈信息，也方便营业员更全面地了解顾客需求，为顾客购药用药提供更恰当的服务。

2）电话查询。电话查询是用电话解答顾客问题的查询服务方式。这是仅次于柜台查询的第二种常用的药品查询接待方式。电话查询具有即时、高效的优点，但也有无法细致观察顾客而影响判断，以及双方不易深入沟通的缺陷。营业员做好电话查询接待工作，除要熟悉经营药品知识外，还要掌握电话的接听技巧和用语注意，并做好记录。

3）信函查询。信函查询的服务对象主要是外地顾客，他们通过信件或 E－mail 等方式进行查询。对于中药经营企业，顾客信函查询的内容主要是求药、购药及用药事宜，营业员除掌握经营药品知识外，还必须掌握信函的书写技巧，做好信函的收、发登记和原件资料存档工作。

4）回访查询。回访查询是中药经营企业对有比较固定供应关系的单位，及供应范围内固定上门服务的离退休人员、军烈属，有特殊困难的居民，要定期上门，做好回访查询服务工作。

除此之外，手机短信查询，依附于网络聊天工具的 QQ 查询，以及迅速兴起的基于手机客户端的微信查询等形式也正越来越被广泛接受和使用。

但不论是哪一种查询接待方式，从业人员都要了解药品销售场所的总体布局，熟悉药品的价格、功效主治，及时热情耐心地为顾客答疑解惑，做到有问必答、满意答复，不推诿敷衍，不得心不在焉、含糊其辞或边回答边做与顾客询问无关的事情。如遇一时难解答的问题，应做好记录，按照规定与顾客约定联系方式，做好后续答复处理工作。如从业人员在药品盘点、上架、结账或交接班时遇顾客询问，应优先接待答复。不同方式的查询接待最好安排专人完成，以避免工作时相互影响。

2．规范服务

（1）规范服务的要求

1）严格执法，依法经营。在经营过程中，医药从业人员要严格执行《中华人民共和国药品管理法》《药品经营质量管理规范》及其他药事法规的规定，保障消费者合理、安全购药用药，维护人民的身体健康。

2）健全规章，科学管理。建立健全岗位责任制度、质量管理制度等规章标准，是药品经营企业规范服务的重要保证。有了规章制度和服务标准，企业人员在具体经营业务中就能做到有章可循，分工明确，责任到人。

3）诚实守信，文明经商。医药从业人员对顾客的服务，贵在诚实和守信。用真心诚意待客，会让顾客在心理上产生"自己人效应"，从而容易赢得顾客的信赖。文明经商是规范服务的基本要求和主要内容，也是从业人员精神风貌、思想文化修养的体现。文明经商的核心在于货真价实，买卖公平，礼貌待客，服务周到。

（2）规范服务的内容

1）售药前准备。除贵细药、特殊药品、处方药不应采用开架自选外，一般非处方药应敞开陈列，让顾客直接触摸看样。陈列药品应按品种、规格、剂型或用途分类整齐摆放，类别标签应放置准确、字迹清晰。药品陈列摆放要整齐美观，药品包装正面朝上，药品名称面向顾客。拆零药品应放在拆零柜，并保留原包装标签。

商品标价签应标明品名、规格、产地、计价单位、零售价格、等级、核价章等内容，药品零售价不得高于国家物价管理部门核准的价格，做到一货一签，货签对位；陈列药品的货柜及橱窗必须保持清洁卫生，无其他物品；中药饮片陈列应相对独立，饮片斗架排列整齐，格斗前书写正名正字，字迹醒目，无错斗、串斗，柜台整洁，用具清洁整齐，饮片优质洁净，使顾客安心购药、放心购药。

2）售药时要求。销售药品时，柜台营业员应双手托药，轻拿轻放；递拿药品时，要安全接放，不扔不摔；贵重、易碎药品要主动提示顾客。调配中药处方时，应由具有执业药师或中药师以上专业技术职称的人员负责处方审核、评估、核对、发药，以及进行安全用药指导。药师调剂处方时必须做到"四查十对"：查处方，对科别、姓名、年龄；查药品，对药名、剂型、规格、数量；查配伍禁忌，对药品性状、用法用量；查用药合理性，对临床诊断。中药饮片的配方要做到称准分匀，符合所在省中药饮片炮制相关要求。

3）指导购药与介绍。介绍药品时，从业人员要态度和蔼，应掌握时机，采用适当方式，实事求是地按药品说明书的内容介绍药品的功效、适应证、用法用量、禁忌、不良反应及使用注意等，不得虚假夸大功效，误导顾客，严防差错事故发生，必要时建议顾客去医院就医。认真接受顾客询问，耐心解答各类问题；指导顾客正确判断症状，合理选购适合的药品；坚持因病荐药；不得强制推销商品；不得以搭售、买药赠药、买商品赠药品等方式向公众赠送处方药或者甲类非处方药。

根据顾客的不同情况，介绍疾病预防和自我药疗、自我保健知识，特别是常见的、多发的感冒、头痛、消化系统疾患，以及肌肉关节疼痛等症状或疾病的预防和用药、保健知识，可口头介绍或制成小册子方便顾客查阅。对老年、儿童、孕妇等特殊患者购药，要特别注意禁忌、用量、注意事项等。

4）售药礼仪。除可自选的药品超市外，顾客在浏览或挑选药品时，从业人员要目视关注，眼神应自然、温和，严禁用轻蔑或审视的目光扫视顾客。注意与顾客保持适当距离，不干扰顾客浏览或挑选药品。

根据顾客的要求，从业人员在协助顾客挑选药品时，要为顾客当好参谋，热情指导顾客验看药品的外观和内在质量，不得有厌烦情绪。对有需要的商品，应讲解使用方法。如遇顾客较多时，要注意先后次序，忙而不乱，礼貌待客。

5）售药后服务。根据商品特点和顾客的要求，对需包装、包扎的药品，从业人员应在顾客购物付款后主动提供相关的辅助服务，同时提醒顾客带好购买的药品，避免丢失、遗忘。指导顾客准时服药，按规定剂量服药，不宜超量或过久服用。需要送货上门的商品，应做好预约登记，按时送货，做好后续服务。中药饮片汤剂要指导顾客煎药与服药，注意服药时的饮食禁忌，必要时应附赠汤剂煎服说明。顾客有中药代煎、定制膏方、打粉、切片、泛丸等服务需求的，应规范接待，并符合所在省中药饮片炮制相关要求。

3. 收款找零

（1）采取集中收银的零售药店，从业人员应指引顾客到收银台付款。

（2）收款找零时应迅速、准确。从业人员要当面点清，唱收唱付，双手递交。顾客如有要求，从业人员要凭购药小票如实开具发票，正确写明药品品名、规格、数量等内容。发票或销售凭证交付顾客时，应提请顾客核对。

（3）收银人员收、找钱款时，应实行按序服务，逐笔逐清。

（4）掌握支票、信用卡等各类收银方法。当顾客输入信用卡密码时，从业人员应与顾客保持一定的距离，并主动移开视线；当票据或信用卡不符合规定，或收银设备发生故障时，从业人员应主动向顾客礼貌说明，请求谅解。

4. 处理退换和投诉

（1）顾客投诉的内容。中药零售企业的顾客投诉，主要集中在商品质量的投诉和服务质量的投诉上。

1）商品质量的投诉。顾客投诉反映在药品质量上存在的问题主要有：单味中药饮片的质量变异，如虫蛀、发霉、腐烂、泛油、结块等；处方配伍中的缺配、称量不足、分帖不均，以及价格误差等；中成药超过有效期、包装破损等，打开内包装后出现空盒或空瓶，药物有变色、斑点、开裂、松散或浑浊、霉菌、异味等质量变异。

2）服务质量的投诉。一般而言，鉴于药品的特殊性，以及执法机关的严查严办，药品的质量得到药品生产、经营企业的特别重视，顾客对有关药品质量的投诉相对较少，而对服务质量的投诉，是顾客投诉的主要内容。服务质量的投诉包括对企业经营环境、企业形象，以及各岗位人员的服务态度、服务方式、服务技巧、柜台纪律、职业道德等提出的批评与抱怨。

（2）处理退换和投诉的注意

1）安排专人负责售后服务、商品质量及服务质量的投诉和咨询受理，填写《投诉记录》，做好处理过程和跟踪管理，及时反馈处理结果。

2）顾客投诉中涉及药物不良反应的，应填写《药品不良反应/事件报告表》，并上报所在地区（县）食品药品监督管理部门。对于顾客反映的药品质量问题，应认真对待，详细记录，及时处理，必要时要通知配合厂家做好跟踪及召回。

3）顾客发生退货、换货、投诉时，从业人员应以礼相待，认真倾听，详细询问，妥善处理，做到不推诿、不冷淡、不刁难。

4）处理顾客投诉时，要努力遵循以下原则：遵章守法，及时负责，分清职责，认真记录。及时进行总结，吸取教训，提出改进措施，进一步提高服务质量。

5）把握好处理药品退换货的原则。药品是特殊商品，非质量因素一般不予退换。应在售前先向顾客交代清楚。对特殊情况需要退换的药品应搞清原因，如药品未拆过包装，并确认是本店所售出，在不影响二次销售的前提下，可以考虑给予退换。

5. 安全提示和告知

（1）要树立"顾客安全第一"的观念，做好日常安全提示和告知工作。如遇地面湿滑或临时检修施工等情况，应有明显的警示告知顾客；经手贵重药品、易碎药品及高额现金时，从业人员应明确提示顾客注意安全、妥善保管。

（2）根据零售药店规模、格局和店堂、区域位置等现状制订"突发事件应急预案"或"处置方案"。从业人员应注意提高处理突发事件的应变能力，掌握安全保卫常识和处置方法。遇突发事件，应保持冷静，提醒顾客不要惊慌拥挤，有序组织和带领顾客撤离危险区域。

（3）如遇重大疫情，按上级主管部门要求配备应对重大疫情的药品、防护品、卫生用品等商品。

四、销售服务文明用语

药品销售是直接服务于顾客的工作，每天都必须和形形色色的人打交道，每一件工作的完成，都必须以语言作为沟通的媒介。因此，语言沟通礼仪对于药品销售工作的开展具有十分重要的作用，语言修养也是检验中药调剂员专业素质高低的一个重要标准。

文明用语是药品销售行业的职业语言。准确而恰当地运用服务文明用语，不仅是对广大药品销售从业人员的一项基本要求，也是他们做好本职工作所必需的基本前提之一。

1. 服务文明用语的原则和基本要求

药品销售行业的文明用语主要是指药品销售服务过程中，药品销售人员为表达自谦、恭敬之意的一些约定俗成的语言及其特定的表达形式。

服务文明用语要把握主动性、尊重性、准确性、适度性的原则。语言要亲切，语气要诚恳，语调要柔和，用语要恰当，音量要适中，要使用普通话。不得使用讥讽、嘲笑、挖苦、催促、埋怨等语言。鼓励销售人员掌握和运用外语、手语，以及地方方言与有特殊需求的顾客群体进行交流的基本技能，为其提供语言无障碍医药服务。

服务文明用语的基本要求是文明、礼貌、亲切、准确。要做到"五声"，即来有迎声，问有答声，走有送声，不明白有解释声，不满意有道歉声。

2. 销售常用服务文明用语

药品销售人员应熟练运用日常礼貌服务用语，准确使用问候语、赞赏语、祝贺语、答谢语、征询语、应答语、道歉语、告别语等服务类用语，灵活运用常用销售服务用语。

（1）销售常用服务用语举例

1）十字文明。"您好""谢谢""请""对不起""再见"。

2）接待顾客时。"欢迎光临""早上好""中午好""下午好""欢迎您下次再来""请走好""您慢走"等。

3）销售服务时。"请稍等""请问您需要什么""对不起让您久等了""请多提宝贵意见""请拿好您的药品""请您慢慢挑选""欢迎您选用""能为您服务很高兴""有什么需要帮忙吗""谢谢""不客气""对不起，请稍等片刻""抱歉，请稍等一会""请到收银台结账""请拿好您的药品"等。

4）收款找零时。"请问您有贵宾卡吗""请问您带会员卡了吗""您此次购买的药品一共××元""请问是用现金还是刷医保卡支付""请您输入密码""请在这里签名""请收好您的卡片""请收好您的找零"等。

5）退换和投诉时。"抱歉""请原谅""不好意思""多多包涵""真是过意不去""我知道了""好的，我明白您的意思""没问题""可以，我会尽量按照您的要求去做""实在对不起，您看这样可以吗""对不起，给您添麻烦了"等。

（2）销售服务禁语举例

1）顾客提前到来时，禁说："还没上班，出去等着"等。

2）顾客询问有关事项时，禁说："不知道""墙上贴着呢，自己不会看吗？""不是告诉你金额了吗？上面有价签，自己看""怎么还不明白，有完没完"等。

3）业务忙时，禁说："急什么，慢慢来""没看到一直忙着吗，那边等着去"等。

4）计算机出故障时，禁说："机器坏了，不能办理"等。

5）顾客有不同意见时，禁说："有意见找领导去""我的态度就是这样，你能怎么着""那边有意见征询表，写意见去""爱上哪告就上哪告去"等。

6）临近下班时，禁说："下班了不卖了，怎么不早来"等。

第二节　安　　全

 培训目标

➤ 能遵循防火防爆等消防要求，防范火灾并能消灭火灾。

➤ 能安全用电以防触电，防止电气设备火灾。

➤ 能在发生触电时进行简单的现场急救。

加强安全管理，防止各种事故发生，对保障国家财产和职工人身安全，保证医药商品购销活动的顺利进行，提高企业经济效益等，都具有重要意义。安全管理的内容很广泛，包括防火、防爆、防盗、防毒、防自然灾害、防设备损坏和安全用电等。要认真贯彻执行国家有关安全工作的各项法律法规，建立健全安全管理制度责任制，加强安全教育，认真分析处理安全事故，做到"三不放过"，即事故原因不清不放过；责任者和群众没有受到教育不放过；

整改措施不落实不放过。总之要"防"字当头，防微杜渐，防患于未然，及时排除各种不安全因素，以避免和减少各种安全事故的发生，把危害控制在最小范围内，把损失减少到最低限度。

一、安全概述

1. 安全的含义

（1）狭义的安全。狭义的安全是指在劳动生产过程中消除可能导致人员伤亡、职业危害或设备、财产损失的因素，保证人身安全、健康和资产安全，即通常所说的安全生产。

（2）广义的安全。广义的安全是指除生产安全外，还包括人们从事生产、生活的一切活动领域中的所有安全问题。如生产领域的安全生产，生活领域的生活安全、交通安全、公共安全、消防安全等，生存领域的台风、水灾、雷击、海啸、地震等各种自然灾害的防范等。

2. 安全管理方针及原则

安全管理是管理科学的一个重要分支，是企业生产管理的重要组成部分，它是为实现安全目标而进行的有关决策、计划、组织和控制等方面的活动，主要运用现代安全管理原理、方法和手段，分析和研究各种不安全因素，从技术上、组织上和管理上采取有力的措施，解决和消除各种不安全因素，防止事故的发生。

安全管理的对象是生产中一切人、物、环境的状态管理与控制，是一种动态管理。同时，又是保证生产处于最佳安全状态的根本环节。

《中华人民共和国安全生产法》第三条明确了我国的安全生产管理要坚持"安全第一、预防为主"的方针。"安全第一"的内涵主要是要求正确认识安全与生产辩证统一的关系，在安全与生产发生矛盾时，坚持"安全第一"的原则。"预防为主"的内涵主要是要求安全工作要做好事前预防，要依靠安全科学技术手段，加强安全科学管理，提高员工素质；从本质安全入手，加强危险源管理，有效治理隐患，强化事故预防措施，使事故得到预先防范和控制，保证生产安全化。

安全管理的六项原则：管生产同时管安全，坚持安全管理的目的性，贯彻预防为主的方针，坚持"四全"动态管理，安全管理重在控制，在管理中发展、提高。

中药调剂员在上岗前应当接受安全生产教育和培训，掌握本职工作所需的安全生产知识，提高安全生产技能，增强事故预防和应急处理能力。在从业过程中，应当树立安全第一的思想，严格遵守本单位的安全生产规章制度和操作规程，服从管理，正确佩戴和使用劳动防护用品，养成良好的注意安全的习惯。

二、防火防爆等消防知识

消防即预防和扑灭火灾之意，亦指灭火、防火人员。现代意义的消防可以更深层地理解为消除危险和防止灾难。《中华人民共和国消防法》规定了我国的消防方针是"预防为主、防消结合"。"预防为主"就是要把防火工作放在首位，严格控制发生火灾的各种因素，避免发生火灾。"防消结合"就是充分做好各种防范准备，如设置和配备消防系统、救火系统等，在万一发生火灾时，能迅速扑灭，将损失减少到最低限度。

1. 防火基本知识

（1）燃烧的本质和条件

1）燃烧的本质。燃烧是可燃物质与氧化剂作用发生的一种放热反应，通常伴有火焰、发光和（或）发烟现象。燃烧的本质是剧烈的氧化还原反应。

2）燃烧的条件。燃烧的三要素是可燃物、助燃物（氧化剂）和引火源（温度）。

（2）燃烧的类型。燃烧有四种类型，即闪燃、点燃、自燃和爆炸。

1）闪燃。闪燃是指在一定温度下，液体表面能产生足够的可燃蒸气，遇火源能产生一闪即灭的现象。

2）点燃。点燃也称强制着火，即可燃物质与明火直接接触引起燃烧，在火源移去之后仍能保持继续燃烧的现象。可燃物开始持续燃烧所需要的最低温度称为燃点（或着火点）。

3）自燃。自燃是指可燃物在空气中没有外来着火源的作用，靠自热和外热而发生的燃烧现象。根据热的来源不同可分为两种：本身自燃和受热自燃。本身自燃是由于物质内部自行发热而发生的燃烧现象，受热自燃是物质被加热到一定温度时发生的燃烧现象。

4）爆炸。爆炸是由于物质急剧氧化或分解反应产生温度、压力分别增加或同时增加的现象。爆炸时化学能或机械能转化为动能，释放出巨大能量，或是气体、蒸汽在瞬间发生剧烈膨胀等现象。

（3）火灾及其分类。火灾就是由火造成的灾害，即在时间上和空间上失去控制的燃烧造成的灾害。凡失去控制并对财物和人身造成损害的燃烧现象都称为火灾。

按照相关国家标准规定，火灾可分为下列几类。

1）A类火灾。A类火灾是指固体物质火灾。这种物质往往具有有机物性质，一般在燃烧时能产生热的余烬。

2）B类火灾。B类火灾是指液体火灾和可熔化的固体火灾。如汽油、煤油、原油、甲醇、乙醇、沥青等。

3）C类火灾。C类火灾是指气体火灾。如煤气、天然气、乙烷、甲烷、氢气等。

4）D类火灾。D类火灾是指金属及其化合物火灾。如钾、铝等。

（4）仓库火灾。仓库是物资集中储存的场所，一旦发生火灾，经济损失巨大，对社会各方面影响较大，后果严重，是企业防火工作的重点。

2. 灭火方法及应用

灭火就是破坏燃烧条件使燃烧反应终止的过程。按照灭火原理可将其归纳为以下四种方法：冷却、窒息、隔离和化学抑制。

（1）冷却灭火。冷却灭火是根据可燃物发生燃烧时必须达到一定的温度这个条件，将灭火剂直接喷洒在燃烧的物质上，使可燃物质的温度降到燃点以下，从而使燃烧停止。用水冷却灭火，是扑救火灾的常用方法。

（2）窒息灭火。窒息灭火是根据可燃物质发生燃烧通常需要足够的空气（氧）这个条件，采取适当措施来防止空气流入燃烧区，或者用二氧化碳、氮气、水蒸气等气体来降低或稀释氧气的浓度，使燃烧物质因缺乏或断绝氧而熄灭。这种灭火方法，适用于扑救封闭性较强的空间或设备容器内的火灾。

（3）隔离灭火。隔离灭火是根据发生燃烧必须具备可燃物这个条件，将燃烧物与附近的可燃物隔离或分散开，使燃烧停止。这种灭火方法，是扑救火灾比较常用的一种方法，适用于扑救各种固体、液体和气体火灾。

（4）化学抑制灭火。化学抑制法也称化学中断法，就是使灭火剂参与到燃烧反应历程中，使燃烧过程中产生的游离基消失，而形成稳定分子或低活性游离基，使燃烧反应停止。常用的干粉灭火剂、卤代烷灭火剂的主要灭火机理就是化学抑制作用。

3. 消防设备

消防设备是指防火和灭火设备。

（1）灭火剂。灭火剂是指能够有效地破坏燃烧条件并中止燃烧的物质。现代使用的灭火剂已由水发展到许多类型。应根据火灾的类别和具体情况，选用适当的灭火剂。常用的灭火剂有水、泡沫、干粉、卤代烃、二氧化碳、沙子和岩粉等。

（2）灭火器。灭火器是扑救初起火灾最常用的灭火设备，是由筒体、器头、喷嘴等部件组成，借助驱动压力将所充装的灭火剂喷出，达到灭火的目的。它能移动施救，轻便灵活，平时可固定设置。灭火器操作简单，稍经训练即可掌握其使用方法。

应根据火灾类别和具体情况，选用适当的灭火器，灭火器按所充装的灭火剂可分为泡沫、干粉、卤代烷、二氧化碳、酸碱、清水等几类。现介绍如下几种常用的灭火器。

1）二氧化碳灭火器。二氧化碳灭火器利用内部充装的液态二氧化碳的蒸气压将二氧化碳喷出灭火。由于二氧化碳灭火剂具有灭火不留痕迹，并有一定的电绝缘性能等特点，因此适用于扑救 600 V 以下的带电电器、贵重设备、图书资料、仪器仪表等场所的初起火灾以及一般可燃液体的火灾，即其适用范围是 A 类火灾、B 类火灾和低压带电火灾。

2）干粉灭火器。干粉灭火器以液态二氧化碳或氮气作动力，将灭火器内干粉灭火剂喷出进行灭火。其主要用于扑救石油、有机溶剂等易燃液体、可燃气体和电气设备的初起火灾。普通干粉又称 BC（碳酸氢钠）干粉，用于扑救液体和气体火灾，对固体火灾则不适用；多用干粉又称 ABC（磷酸铵盐）干粉，可用于扑救固体、液体和气体火灾。由于干粉有 50 000 V 以上的电绝缘性能，因此也能扑救带电设备火灾。这种灭火器广泛应用于工厂、矿山、油库及交通等场所。

3）卤代烷灭火器。凡内部充装卤代烷灭火剂的灭火器统称为卤代烷灭火器。卤代烷灭火的主要缺点是破坏臭氧层。常用的有 1211 灭火器和 1301 灭火器。

1211 灭火器内部充入的灭火剂为二氟一氯一溴甲烷，利用装在筒体内的氮气压力将 1211 灭火剂喷出灭火。由于 1211 灭火剂是化学抑制灭火，其灭火效率高，具有无污染、绝缘等优点，适用于除金属火灾外的所有火灾，尤其适用于扑救精密仪器、计算机、珍贵文物及贵重物资仓库等的初起火灾。

1301 灭火器内部充入的灭火剂为三氟一溴甲烷，该灭火剂是无色透明状液体，但它的沸点较低，蒸气压力较高，因此 1301 灭火器筒体受压较大，其筒壁也较厚。尤其应注意不能将 1301 灭火剂充灌到 1211 灭火器筒体内，否则极易发生爆炸危险。1301 灭火器的适用范围与 1211 灭火器相同。

4）泡沫灭火器。泡沫灭火器内充装的为泡沫灭火剂，可分为化学泡沫灭火器和空气泡沫灭火器。

化学泡沫灭火器内充装硫酸铝（酸性）和碳酸氢钠（碱性）两种化学药剂，使用时，两种溶液混合引起化学反应产生泡沫，并在压力作用下喷射出去进行灭火。

空气泡沫灭火器充装的是空气泡沫灭火剂，它的性能优良，保存期长，灭火效力高，使用方便，是化学泡沫灭火器的更新换代产品。空气泡沫灭火器可根据不同需要充装蛋白泡沫、氟蛋白泡沫、聚合物泡沫、轻水（水成膜）泡沫和抗溶性泡沫等。

泡沫灭火器可用来扑灭 A 类火灾，如木材、棉布等固体物质燃烧引起的失火，最适宜扑救 B 类火灾，如汽油、柴油等液体火灾，不适用带电火灾和 C 类、D 类火灾。但抗溶泡沫灭火器还可以扑救水溶性易燃、可燃液体的火灾如醇、醚、酮等溶剂燃烧的初起火灾。

（3）消火栓设备。消火栓设备由水枪、水带和消火栓组成。消火栓分室内消火栓和室外消火栓两种。室内消火栓是室内管网向火场供水的固定消防设施，通常安装在消火栓箱内使用。室外消火栓用于向消防车供水或直接与水带、水枪连接进行灭火，是室外必备的消防供水设施。

（4）水泵接合器。水泵接合器是连接消防车向室内消防给水系统加压供水的装置。当室内消防泵发生故障或遇大火室内消防用水不足时，供消防车从室外消火栓取水，通过水泵接合器将水送到室内消防给水管网用于灭火。

（5）自动喷水灭火系统。火灾发生时，能自动打开喷头喷水灭火并同时发出火警信号的消防灭火设施称为自动喷水灭火系统。自动喷水灭火系统由洒水喷头、报警阀、管道、报警系统和水泵等组成。自动喷水灭火系统是一种固定式灭火系统，其灭火作用及供水与消火栓大致相同，但自救灭火效果比消火栓要先进得多。

4. 防火原则和措施

（1）防火的原则。防火的原则主要有：严格控制着火源，监视酝酿期特征，采取耐火建筑，阻止火焰蔓延，阻止火灾可能发展的规模，组织训练消防队伍，配备相应的消防器材等。

（2）防火的措施

1）预防性措施。这是最基本、最重要的措施。预防性措施可分为两大类：消除导致火灾爆炸灾害的物质条件（即点火可燃物与氧化剂的结合）及消除导致火爆灾害的能量条件（即点火或引爆能源），从而从根本上杜绝发火（引爆）的可能性。

2）限制性措施。即一旦发生火灾爆炸事故，限制其蔓延扩大及减少其损失的措施。如安装阻火、泄压设备，设防火墙、防爆墙等。

3）消防措施。配备必要的消防设施，在万一不慎起火时，能及时扑灭。特别是如果能在着火初期将火扑灭，就可以避免发生大火灾或引发爆炸。从广义上来讲，这也是防火防爆措施的一部分。

4）疏散性措施。预先采取必要的措施，如建筑物、飞机、车辆上设置安全门或疏散楼梯、疏散通道等，一旦发生较大火灾时，能迅速将人员或重要物资撤到安全区，以减少损失。

三、安全用电知识

安全用电是保障各行各业正常开展工作的重要条件。

1. 电气事故的种类

电气事故主要包括电流伤害事故、电磁场伤害事故、雷电事故、静电事故、电气火灾和爆炸等。

（1）电流伤害事故。电流伤害事故是人体触及电流所发生的人身伤害事故，即通常所说的触电事故。电流对人体伤害有两种情况，一种是电击，另一种是电伤。

电击是电流通过人体内部，破坏人的心脏、神经系统、肺部的正常功能造成的伤害，使触电人员出现痉挛、窒息、心颤、心搏骤停乃至造成人员死亡。电伤是指电流的热效应、化学效应和机械效应对人体的伤害，主要是指电弧烧伤、熔化金属溅出烫伤等。

影响电流对人体伤害程度的主要因素有电流强度、电流的作用时间、电流流经人体的途径、电流的频率、人体电阻及人体的健康状况等。

（2）电磁场伤害事故。人体在高频磁场的作用下，吸收辐射能量，会受到不同程度的伤害。高频电磁场对人体的主要伤害是引起中枢神经系统功能失调等。

（3）雷电事故。雷击是一种自然灾害。雷击可能毁坏建筑和伤及人、畜等。

2．发生触电时现场急救方法

（1）迅速解脱电源。发生触电事故时，切不可惊慌失措，束手无策，首先要马上切断电源，使病人脱离电流损害的状态，这是能否抢救成功的首要因素。使病人脱离电源的方法有很多，需灵活运用。

1）出事附近有电源开关和电源插头时，可立即将闸刀打开，将插头拔掉，以切断电源。

2）当有电的电线触及人体引起触电时，不能采用其他方法脱离电源时，可用绝缘的物体（如木棒、竹竿、手套等）将电线移掉，使病人脱离电源。

3）必要时可用绝缘工具（如带有绝缘柄的电工钳、木柄斧头及锄头等）切断电源。

（2）简单诊断。解脱电源后，病人往往处于昏迷状态，情况不明，故应尽快对心跳和呼吸情况进行判断，看看是否处于"假死"状态。处于"假死"状态的病人，因全身各组织处于严重缺氧的状态，情况十分危险，故不能用常规方法进行系统的检查。只能用一些简单有效的方法，判断是否"假死"及"假死"的类型，这就达到了简单诊断的目的。这样，在抢救时便可有的放矢，对症治疗。简单诊断的具体方法如下。

将脱离电源后的病人迅速移至通风、干燥的地方，使其仰卧，将上衣与裤带放松。

1）观察一下有否呼吸存在，当有呼吸时，可看到胸廓和腹部的肌肉随呼吸上下运动。用手放在鼻孔处，呼吸时可感到气体的流动。

2）摸一摸颈部的动脉和腹股沟处的股动脉，是否有搏动。颈动脉和股动脉都是大动脉，位置表浅，很容易感觉到搏动，因此常常作为是否有心跳的依据。另外，在心前区也可听一听是否有心声。

3）看一看瞳孔是否扩大。当处于"假死"状态时，大脑组织细胞严重缺氧，处于死亡的边缘，整个自动调节系统的中枢失去了作用，瞳孔也就自行扩大。

（3）处理方法。经过简单诊断后，病人一般可按下述情况分别处理。

1）病人神志清醒，但感乏力、头昏、心悸、出冷汗，甚至有恶心或呕吐。此类病人应就地安静休息，减轻心脏负担，加快恢复；情况严重时，应小心送往医疗部门，请医护人员检查治疗。

2）病人呼吸、心跳尚在，但神志昏迷。此时应使病人仰卧，周围的空气要流通，并注意保暖。除要严密地观察外，还要做好人工呼吸和心脏按压的准备工作，并立即通知医疗部门或用担架将病人送往医院。在去医院的途中，要注意观察病人是否突然出现"假死"现象，如有假死，应立即抢救。

3）如经检查后，病人处于"假死"状态，则应立即针对不同类型的"假死"进行对症处理。心跳停止的，用体外人工心脏按压法来维持血液循环；如呼吸停止，则用口对口的人工呼吸法来维持气体交换；呼吸、心跳全部停止时，则需同时进行体外心脏按压法和口对口人工呼吸法，同时向医院告急求救。在抢救过程中，任何时刻抢救工作都不能中止，即便是在送往医院的途中，也必须继续进行抢救，一定要边救边送，直到心跳、呼吸恢复。

4）电灼伤与其他伤的处理。高压触电时（1 000 V 以上），两电极间电的温度可为1 000～4 000℃，接触处可造成十分广泛、严重的烧伤，往往深达骨骼，处理较复杂。现场抢救时，要用干净的布或纸类进行包扎，减少污染，有利于此后的治疗。其他的伤如脑震荡、骨折等，应参照外伤急救的情况，进行相应处理。现场抢救往往时间很长，且不能中断，要一直坚持到医务人员到现场接替抢救。

3. 电气设备安全要求

进行电气设备安装检修时，应断开电源，非电气工作人员严禁带电作业。

经常检查电气设备的保护接地、接零装置，保证连接牢固。

不得用铜、铁丝代替熔丝。熔丝的大小一定要与用电容量匹配。更换熔丝时要拔下瓷盒盖更换，不得直接在瓷盒内搭接熔丝，不得在带电情况下（未拉开刀闸）更换熔丝。烧断熔丝或漏电开关动作后，必须查明原因才能再合上开关电源。任何情况下不得用导线将保险短接或者压住漏电开关强行送电。

经常接触和使用的配电箱、配电板、闸刀开关、按钮开关、插座、插销，以及导线等，必须保持完好，不得有破损或将带电部分裸露。

对室内配线和电气设备要定期进行绝缘检查，发现破损要及时用电工胶布包缠。

禁止用湿手接触带电的开关；禁止用湿手拔、插电源插头；拔、插电源插头时手指不得接触触头的金属部分；不能用湿手更换电气元件或灯泡。

在安装、移动、修理电风扇、照明灯等电气设备时，必须先切断电源，并保护好导线，以免磨损或拉断。

安装电气设备应查看产品说明书对安装环境的要求，特别注意在可能的条件下，不要把电气设备安装在湿热、灰尘多或有易燃、易爆、腐蚀性气体的环境中。

凡要求有保护接地、接零的电气设备，都应采用三脚插头和三眼插座，不得用双脚插头和双眼插座代用，造成接地（或接零）线空挡。

电气设备通电后发现冒火花、冒烟或有烧焦味等异常情况时，应立即停机并切断电源，进行检查。

所有电源设备、电气设备应选用国家指定厂家生产并经技术质检合格的产品，不要购买"三无"产品。

单 元 测 试 题

一、单项选择题（下列每题的选项中，只有 1 个是正确的，请将其代号填在横线空白处）

1. 服务具有_____、异质性、生产和消费的同时性和易逝性等特点。
   A. 异形性　　　　　B. 人文性　　　　　C. 有形性　　　　　D. 无形性

2. _____是药品查询接待的最主要方式。
   A. 柜台查询　　　　B. 电话查询　　　　C. 回访查询　　　　D. 微信查询

3. 不符合药店销售人员仪容仪表规范要求的说法有_____。
   A. 头发要整洁，无异味　　　　　　　B. 不使用指甲油
   C. 可以化淡妆　　　　　　　　　　　D. 可以染彩发

4. 与药品销售服务礼仪规范基本要求不相符的做法是_____。
   A. 尊重顾客　　　　B. 真诚守信　　　　C. 热情推荐　　　　D. 文明经商

5. 药品销售人员的仪表美不包括_____。
   A. 仪容自然美　　　B. 仪容修饰美　　　C. 仪表内在美　　　D. 仪表外在美

6. 药店销售服务用语应尽量避免使用的是_____。
   A. 您好　　　　　　B. 谢谢　　　　　　C. 欢迎再次光临　　D. 抱歉

7. 介绍药品时，要实事求是地按_____介绍药品的功效、适应证、用法用量、禁忌等内容。
   A. 药品销售经验　　B. 所学药品知识　　C. 企业宣传册　　　D. 药品说明书

8. 狭义的安全指的是_____。
   A. 安全生产　　　　B. 生活安全　　　　C. 公共安全　　　　D. 消防安全

9. 发现电子设备冒烟起火，应切断电源，不可使用_____灭火器灭火。
   A. 干粉　　　　　　B. 二氧化碳　　　　C. 泡沫　　　　　　D. 卤代烷

10. 适用于扑救密闭性较强的空间或设备容器内的火灾的方法是_____。
    A. 冷却灭火法　　　B. 窒息灭火法　　　C. 抑制灭火法　　　D. 隔离灭火法

11. 下列选项中关于防火知识错误的是_____。

A. 燃烧必须同时具备可燃物、助燃物和着火源三个条件

B. 燃烧分为闪燃、自燃、点燃、爆炸四种

C. 灭火的基本方法包括冷却法、窒息法、隔离法和抑制法

D. 可燃液体闪点越低，其火灾危险性越小

12. 下列选项中关于发生触电时现场急救方法错误的是_____。

A. 马上切断电源

B. 尽快对心跳和呼吸情况进行简单诊断

C. 神志清醒者应就地安静休息，减轻心脏负担，加快恢复

D. 呼吸、心跳全部停止者，立即送医院，等待医生进行抢救

二、多项选择题（下列每题的选项中，有两个或两个以上是正确的，请将其代号填在横线空白处）

1. 服务文明用语要把握的原则包括_____。

A. 主动性　　　　　　　　　B. 尊重性

C. 准确性　　　　　　　　　D. 热情性

E. 适度性

2. 下列选项中关于处理顾客投诉及药品退换货说法正确的是_____。

A. 顾客投诉的主要内容是对商品质量的投诉

B. 药品是特殊商品，非质量因素一般不予退换

C. 药品只要确认本店售出，均应给予退换

D. 顾客投诉中涉及药物不良反应的，应上报所在地药品监督管理部门

E. 药店营业员兼任售后服务、商品质量及服务质量的投诉和咨询受理

3. 灭火的基本方法有_____。

A. 冷却灭火法　　　　　　　B. 窒息灭火法

C. 干粉灭火法　　　　　　　D. 隔离灭火法

E. 沙土灭火法

4. 发生触电事故时，切断电源的做法正确的有_____。

A. 立即关闭电源开关，拔掉插头

B. 当有电的电线触及人体时，可用木棒、竹竿等将电线移掉

C. 用手边的工具如剪刀、锄头等切断电源

D. 用带有绝缘柄的电工钳、木柄斧头切断电源

E. 要马上切断电源，使病人脱离电流损害的状态，这是能否抢救成功的首要因素

三、判断题（下列判断正确的请打"√"，错误的打"×"）

1. 干粉灭火剂适用于扑救易燃液体、可燃气体，不可用于电气火灾。　　（　　）

2. 隔离灭火法适用于扑救各种固体、液体和气体火灾。　　　　　　　　（　　）

3. 为了给顾客以清新朝气、积极向上的感觉，销售人员可以使用香气浓郁的化妆品。

　　　　　　　　　　　　　　　　　　　　　　　　　　　　　　　（　　）

4. 安全生产管理的方针是"安全第一，预防为主，责任到人"。　　　　（　　）

单元测试题答案

一、单项选择题

1. C　　2. A　　3. D　　4. C　　5. D　　6. C　　7. D　　8. A　　9. C　　10. B

11. D　　12. D

二、多项选择题

1. ABCE　　2. BDE　　3. ABD　　4. ABDE

三、判断题

1. ×　　2. √　　3. ×　　4. ×

第5单元
相关法律、法规

第一节 劳 动 法

 培训目标

➢ 了解劳动法的适用范围。

➢ 熟悉劳动者的基本权利和基本义务。

➢ 掌握劳动就业原则，订立、变更劳动合同的原则，劳动合同的内容和期限。

➢ 熟悉劳动合同解除的情形。

➢ 掌握工作时间、休息休假。

➢ 熟悉工资分配的原则，女职工及未成年工的特殊劳动保护。

一、概述

1. 适用范围

在中华人民共和国境内的企业、个体经济组织和与之形成劳动关系的劳动者，适用《中华人民共和国劳动法》（以下简称《劳动法》）。

国家机关、事业组织、社会团体和与之建立劳动合同关系的劳动者，依照《劳动法》执行。

2. 劳动者的基本权利

劳动者享有平等就业和选择职业的权利、取得劳动报酬的权利、休息休假的权利、获得劳动安全卫生保护的权利、接受职业技能培训的权利、享受社会保险和福利的权利、提请劳动争议处理的权利，以及法律规定的其他劳动权利。

3. 劳动者的基本义务

劳动者应当完成劳动任务，提高职业技能，执行劳动安全卫生规程，遵守劳动纪律和职业道德。

二、劳动就业制度

1. 平等就业原则

劳动者就业，不因民族、种族、性别、宗教信仰不同而受歧视。

妇女享有与男子平等的就业权利。在录用职工时，除国家规定的不适合妇女的工种或者岗位外，不得以性别为由拒绝录用妇女或者提高对妇女的录用标准。

2. 照顾特殊人群就业原则

残疾人、少数民族人员、退出现役的军人的就业，法律、法规有特别规定的，从其规定。

3. 禁止使用童工原则

禁止用人单位招用未满 16 周岁的未成年人。文艺、体育和特种工艺单位招用未满 16 周岁的未成年人，必须依照国家有关规定，履行审批手续，并保障其接受义务教育的权利。

4. 双向选择原则

国家鼓励企业、事业组织、社会团体在法律、行政法规规定的范围内兴办产业或者拓展经营，增加就业。国家支持劳动者自愿组织起来就业和从事个体经营实现就业。

三、劳动合同

1. 订立劳动合同

劳动合同是劳动者与用人单位确立劳动关系、明确双方权利和义务的协议。建立劳动关系应当订立劳动合同。

订立和变更劳动合同，应当遵循平等自愿、协商一致的原则，不得违反法律、行政法规的规定。劳动合同依法订立即具有法律约束力，当事人必须履行劳动合同规定的义务。

2. 解除劳动合同

经劳动合同当事人协商一致，劳动合同可以解除。

劳动者有下列情形之一的，用人单位可以解除劳动合同：在试用期间被证明不符合录用条件的；严重违反劳动纪律或者用人单位规章制度的；严重失职，营私舞弊，对用人单位利益造成重大损害的；被依法追究刑事责任的。

有下列情形之一的，用人单位可以解除劳动合同，但是应当提前 30 日以书面形式通知劳动者本人：劳动者患病或者非因工负伤，医疗期满后，不能从事原工作也不能从事由用人单位另行安排的工作的；劳动者不能胜任工作，经过培训或者调整工作岗位，仍不能胜任工作的；劳动合同订立时所依据的客观情况发生重大变化，致使原劳动合同无法履行，经当事人协商不能就变更劳动合同达成协议的。

3. 终止劳动合同

劳动合同期满或者当事人约定的劳动合同终止条件出现，劳动合同即行终止。

四、工作时间和休息休假

1. 工作时间

（1）国家实行劳动者每日工作时间不超过 8 小时、平均每周工作时间不超过 44 小时的工时制度。

（2）对实行计件工作的劳动者，用人单位应当根据上述规定中的工时制度合理确定其劳动定额和计件报酬标准。

（3）用人单位由于生产经营需要，经与工会和劳动者协商后可以延长工作时间，一般每日不得超过 1 小时；因特殊原因需要延长工作时间的，在保障劳动者身体健康的条件下延长工作时间每日不得超过 3 小时，但是每月不得超过 36 小时。

（4）有下列情形之一的，延长工作时间不受《劳动法》规定的限制：发生自然灾害、事故或者因其他原因，威胁劳动者生命健康和财产安全，需要紧急处理的；生产设备、交通运输线路、公共设施发生故障，影响生产和公众利益，必须及时抢修的；法律、行政法规规定的其他情形。

（5）用人单位不得违反《劳动法》规定延长劳动者的工作时间。

2. 休息、休假

（1）用人单位应当保证劳动者每周至少休息 1 日。

（2）企业应生产特点不能实行每日工作时间不超过 8 小时、平均每周工作时间不超过 44 小时的工时制度及每周至少休息 1 日的，经劳动行政部门批准，可以实行其他工作和休息办法。

（3）用人单位在下列节日期间应当依法安排劳动者休假：元旦，春节，国际劳动节，国庆节，法律、法规规定的其他休假节日。

（4）国家实行带薪年休假制度。

五、工资

1. 工资分配应当遵循按劳分配原则，实行同工同酬。

2. 工资水平在经济发展的基础上逐步提高。国家对工资总量实行宏观调控。

3. 用人单位根据本单位的生产经营特点和经济效益，依法自主确定本单位的工资分配方式和工资水平。

4. 国家实行最低工资保障制度。最低工资的具体标准由省、自治区、直辖市人民政府规定，报国务院有关部门备案。

5. 确定和调整最低工资标准应当综合参考下列因素：劳动者本人及平均赡养人口的最低生活费用，社会平均工资水平，劳动生产率，就业状况，地区之间经济发展水平的差异。

6. 工资应当以货币形式按月支付给劳动者本人。不得克扣或者无故拖欠劳动者的工资。

7. 劳动者在法定休假日和婚丧假期间以及依法参加社会活动期间，用人单位应当依法支付工资。

六、劳动安全卫生

1. 用人单位必须建立、健全劳动卫生制度，严格执行国家劳动安全卫生规程和标准，对劳动者进行劳动安全卫生教育，防止劳动过程中的事故，减少职业危害。

2. 劳动安全卫生设施必须符合国家规定的标准。

3. 新建、改建、扩建工程的劳动安全卫生设施必须与主体工程同时设计、同时施工、同时投入生产和使用。

4. 用人单位必须为劳动者提供符合国家规定的劳动安全卫生条件和必要的劳动防护用品，对从事有职业危害作业的劳动者应当定期进行健康检查。

5. 从事特种作业的劳动者必须经过专门培训并取得特种作业资格。

6. 劳动者在劳动过程中必须严格遵守安全操作规程。劳动者对用人单位管理人员违章指挥、强令冒险作业，有权拒绝执行；对危害生命安全和身体健康的行为，有权提出批评、检举和控告。

7. 国家建立伤亡和职业病统计报告和处理制度。县级以上各级人民政府劳动行政部门、有关部门和用人单位应当依法对劳动者在劳动过程中发生的伤亡事故和劳动者的职业病状况，进行统计、报告和处理。

七、职业培训、社会保险和福利

1. 职业培训

国家通过各种途径，采取各种措施，发展职业培训事业，开发劳动者的职业技能，提高劳动者素质，增强劳动者的就业能力和工作能力。

各级人民政府应当把发展职业培训纳入社会经济发展的规划，鼓励和支持有条件的企业、事业组织、社会团体和个人进行各种形式的职业培训。

用人单位应当建立职业培训制度，按照国家规定提取和使用职业培训经费，根据本单位实际，有计划地对劳动者进行职业培训。从事技术工种的劳动者，上岗前必须经过培训。

2. 社会保险和福利

国家发展社会保险，建立社会保险制度，设立社会保险基金，使劳动者在年老、患病、工伤、失业、生育等情况下获得帮助和补偿。

社会保险基金按照保险类型确定资金来源，逐步实行社会统筹。用人单位和劳动者必须依法参加社会保险，缴纳社会保险费。

劳动者在下列情形下，依法享受社会保险待遇：退休、患病、因工伤残或者患职业病、失业、生育。劳动者死亡后，其遗属依法享受遗属津贴。劳动者享受社会保险待遇的条件和标准由法律、法规规定。劳动者享受的社会保险金必须按时足额支付。

社会保险基金经办机构依照法律规定收支、管理和运营社会保险基金，并负有使社会保险基金保值增值的责任。社会保险基金监督机构依照法律规定，对社会保险基金的收支、管理和运营实施监督。社会保险基金经办机构和社会保险基金监督机构的设立和职能由法律规定。任何组织和个人不得挪用社会保险基金。

国家鼓励用人单位根据本单位实际情况为劳动者建立补充保险。国家提倡劳动者个人进行储蓄性保险。

国家发展社会福利事业，兴建公共福利设施，为劳动者休息、休养和疗养提供条件。用人单位应当创造条件，改善集体福利，提高劳动者的福利待遇。

八、劳动争议

1. 用人单位与劳动者发生劳动争议，当事人可以依法申请调解、仲裁、提起诉讼，也可以协商解决。调解原则适用于仲裁和诉讼程序。

2. 解决劳动争议，应当根据合法、公正、及时处理的原则，依法维护劳动争议当事人的合法权益。

3. 劳动争议发生后，当事人可以向本单位劳动争议调解委员会申请调解；调解不成，当事人一方要求仲裁的，可以向劳动争议仲裁委员会申请仲裁。当事人一方也可以直接向劳动争议仲裁委员会申请仲裁。对仲裁裁决不服的，可以向人民法院提出诉讼。

4. 在用人单位内，可以设立劳动争议调解委员会。劳动争议调解委员会由职工代表、用人单位代表和工会代表组成。劳动争议调解委员会主任由工会代表担任。劳动争议经调解达成协议的，当事人应当履行。

5. 劳动争议仲裁委员会由劳动行政部门代表、同级工会代表、用人单位方面的代表组成。劳动争议仲裁委员会主任由劳动行政部门代表担任。

6. 提出仲裁要求的一方应当自劳动争议发生之日起60日内向劳动争议仲裁委员会提出书面申请。仲裁裁决一般应在收到仲裁申请的60日内作出。对仲裁裁决无异议的，当事人必须履行。

7. 劳动争议当事人对仲裁裁决不服的，可以自收到仲裁裁决书之日起15日内向人民法院提起诉讼。一方当事人在法定期限内不起诉又不履行仲裁裁决的，另一方当事人可以申请强制执行。

8. 因签订集体合同发生争议，当事人协商解决不成的，当地人民政府劳动行政部门可以组织有关各方协调处理。因履行集体合同发生争议，当事人协商解决不成的，可以向劳动争议仲裁委员会申请仲裁；对仲裁裁决不服的，可以自收到仲裁裁决书之日起15日内向人民法院提出诉讼。

九、监督检查

县级以上各级人民政府劳动行政部门依法对用人单位遵守劳动法律、法规的情况进行监督检查，对违反劳动法律、法规的行为有权制止，并责令改正。

县级以上各级人民政府劳动行政部门监督检查人员执行公务，有权进入用人单位了解执行劳动法律、法规的情况，查阅必要的资料，并对劳动场所进行检查。县级以上各级人民政府劳动行政部门监督检查人员执行公务，必须出示证件，秉公执法并遵守有关规定。

县级以上各级人民政府有关部门在各自职责范围内，对用人单位遵守劳动法律、法规的情况进行监督。

各级工会依法维护劳动者的合法权益，对用人单位遵守劳动法律、法规的情况进行监督。任何组织和个人对于违反劳动法律、法规的行为有权检举和控告。

十、法律责任

用人单位制定的劳动规章制度违反法律、法规规定的，由劳动行政部门给予警告，责令改正；对劳动者造成损害的，应当承担赔偿责任。

用人单位违反《劳动法》规定，延长劳动者工作时间的，由劳动行政部门给予警告，责令改正，并可以处以罚款。

第二节　劳动合同法

 培训目标

➤ 了解劳动合同法立法宗旨、适用范围，合同订立的原则和效力，协商解除劳动合同，过失性辞退，无过失性辞退。

➤ 熟悉劳动关系的建立，劳动双方的告知义务，劳动合同的固定条款和约定条款，试用期的规定，服务期，违约金，劳动合同的无效，合同的全面履行，加班，用人单位发生变化合同的履行，用人单位发生合并、分立合同的效力，合同的变更，劳动者解除劳动合同，解除劳动合同的限制，经济补偿及计算。

➤ 掌握订立书面劳动合同、劳动合同期限、劳动合同的生效、试用期工资、劳动报酬的支付、劳动安全卫生、劳动合同的终止。

一、概述

1. 立法宗旨

《中华人民共和国劳动合同法》（以下简称《劳动合同法》）的立法宗旨，是为了完善劳动合同制度，明确劳动合同双方当事人的权利和义务，保护劳动者的合法权益，构建和发展和谐稳定的劳动关系。

2. 适用范围

中华人民共和国境内的企业、个体经济组织、民办非企业单位等组织与劳动者建立劳动关系，订立、履行、变更、解除或者终止劳动合同，适用《劳动合同法》。

3. 合同订立的原则和效力

订立劳动合同，应当遵循合法、公平、平等自愿、协商一致、诚实信用的原则。依法订立的劳动合同具有约束力，用人单位与劳动者应当履行劳动合同约定的义务。

二、劳动合同的订立

1. 劳动关系的建立

用人单位自用工之日起即与劳动者建立劳动关系。用人单位应当建立职工名册备查。

2. 劳动双方的告知义务

用人单位招用劳动者时，应当如实告知劳动者工作内容、工作条件、工作地点、职业危害、安全生产状况、劳动报酬，以及劳动者要求了解的其他情况。用人单位有权了解劳动者与劳动合同直接相关的基本情况，劳动者应当如实说明。

3. 订立书面劳动合同

建立劳动关系，应当订立书面劳动合同。

已建立劳动关系，未同时订立书面劳动合同的，应当自用工之日起 1 个月内订立书面劳动合同。

用人单位与劳动者在用工前订立劳动合同的，劳动关系自用工之日起建立。

4. 劳动合同期限

劳动合同分为固定期限劳动合同、无固定期限劳动合同和以完成一定工作任务为期限的劳动合同。

5. 劳动合同的生效

劳动合同由用人单位与劳动者协商一致，并经用人单位与劳动者在劳动合同文本上签字或者盖章生效，由用人单位和劳动者各执一份。

6. 劳动合同的固定条款和约定条款

劳动合同应当具备以下条款：用人单位的名称、住所和法定代表人或者主要负责人，劳动者的姓名、住址和居民身份证或者其他有效身份证件号码，劳动合同期限，工作内容和工作地点，工作时间和休息休假，劳动报酬，社会保险，劳动保护、劳动条件和职业危害防护，法律、法规规定应当纳入劳动合同的其他事项。

用人单位与劳动者还可以约定试用期、培训、保守秘密、补充保险和福利待遇等其他事项。

7. 试用期的规定

劳动合同期限 3 个月以上不满 1 年的，试用期不得超过 1 个月；劳动合同期限 1 年以上不满 3 年的，试用期不得超过 2 个月；3 年以上固定期限和无固定期限的劳动合同，试用期不得超过 6 个月。

同一用人单位与同一劳动者只能约定一次试用期。

以完成一定工作任务为期限的劳动合同或者劳动合同期限不满 3 个月的，不得约定试用期。

试用期包含在劳动合同期限内。劳动合同仅约定试用期的，试用期不成立，该期限为劳动合同期限。

8. 试用期工资

劳动者在试用期的工资不得低于本单位相同岗位最低档工资或者劳动合同约定工资的 80%，并不得低于用人单位所在地的最低工资标准。

9. 服务期

用人单位为劳动者提供专项培训费用，对其进行专业技术培训的，可以与该劳动者订立协议，约定服务期。劳动者违反服务期约定的，应当按照约定向用人单位支付违约金。违约金的数额不得超过用人单位提供的培训费用。用人单位要求劳动者支付的违约金不得超过服务期尚未履行部分所应分摊的培训费用。

10. 劳动合同的无效

下列劳动合同无效或者部分无效：以欺诈、胁迫的手段或者乘人之危，使对方在违背真实意思的情况下订立或者变更劳动合同的；用人单位免除自己的法定责任、排除劳动者权利的；违反法律、行政法规强制性规定的。

对劳动合同的无效或者部分无效有争议的，由劳动争议仲裁机构或者人民法院确认。

三、劳动合同的履行与变更

1. 合同的全面履行

用人单位与劳动者应当按照劳动合同的约定，全面履行各自的义务。

2. 劳动报酬的支付

用人单位应当按照劳动合同约定和国家规定，向劳动者及时足额支付劳动报酬。用人单位拖欠或者未足额支付劳动报酬的，劳动者可以依法向当地人民法院申请支付令，人民法院应当依法发出支付令。

3. 加班

用人单位应当严格执行劳动定额标准，不得强迫或者变相强迫劳动者加班。用人单位安排加班的，应当按照国家有关规定向劳动者支付加班费。

4. 劳动安全卫生

劳动者拒绝用人单位管理人员违章指挥、强令冒险作业的，不视为违反劳动合同。劳动者对危害生命安全和身体健康的劳动条件，有权对用人单位提出批评、检举和控告。

5. 用人单位发生变化合同的履行

用人单位变更名称、法定代表人、主要负责人或者投资人等事项，不影响劳动合同的履行

6. 用人单位发生合并、分立合同的效力

用人单位发生合并或者分立等情况，原劳动合同继续有效，劳动合同由承继其权利和义务的用人单位继续履行。

7. 合同的变更

用人单位与劳动者协商一致，可以变更劳动合同约定的内容。变更劳动合同，应当采用书面形式。变更后的劳动合同文本由用人单位和劳动者各执一份。

四、劳动合同的解除和终止

1. 协商解除劳动合同

用人单位与劳动者协商一致，可以解除劳动合同。

2. 劳动者解除劳动合同

劳动者提前 30 日以书面形式通知用人单位，可以解除劳动合同。劳动者在试用期内提前 3 日通知用人单位，可以解除劳动合同。

3. 过失性辞退

劳动者有下列情形之一的，用人单位可以解除劳动合同：在试用期间被证明不符合录用条件的；严重违反用人单位的规章制度的；严重失职，营私舞弊，给用人单位造成重大损害的；劳动者同时与其他用人单位建立劳动关系，对完成本单位的工作任务造成严重影响，或者经用人单位提出，拒不改正的；因本法规定的情形致使劳动合同无效的；被依法追究刑事责任的。

4. 无过失性辞退

用人单位有下列情形之一的，劳动者可以解除劳动合同：未按照劳动合同约定提供劳动保护或者劳动条件的；未及时足额支付劳动报酬的；未依法为劳动者缴纳社会保险费的；用人单位的规章制度违反法律、法规的规定，损害劳动者权益的；因法律规定的情形致使劳动合同无效的；法律、行政法规规定劳动者可以解除劳动合同的其他情形。

5. 解除劳动合同的限制

劳动者有下列情形之一的，用人单位不得解除劳动合同：从事接触职业病危害作业的劳动者未进行离岗前职业健康检查，或者疑似职业病病人在诊断或者医学观察期间的；在本单位患职业病或者因工负伤并被确认丧失或者部分丧失劳动能力的；患病或者非因工负伤，在规定的医疗期内的；女职工在孕期、产期、哺乳期的；在本单位连续工作满 15 年，且距法

定退休年龄不足 5 年的；法律、行政法规规定的其他情形。

6. 劳动合同的终止

有下列情形之一的，劳动合同终止：劳动合同期满的；劳动者开始依法享受基本养老保险待遇的；劳动者死亡，或者被人民法院宣告死亡或者宣告失踪的；用人单位被依法宣告破产的；用人单位被吊销营业执照、责令关闭、撤销或者用人单位决定提前解散的；法律、行政法规规定的其他情形。

7. 经济补偿及计算

经济补偿按劳动者在本单位工作的年限，每满 1 年支付 1 个月工资的标准向劳动者支付。6 个月以上不满 1 年的，按 1 年计算；不满 6 个月的，向劳动者支付半个月工资的经济补偿。

劳动者月工资高于用人单位所在直辖市、设区的市级人民政府公布的本地区上年度职工月平均工资 3 倍的，向其支付经济补偿的标准按职工月平均工资 3 倍的数额支付，向其支付经济补偿的年限最高不超过 12 年。

五、集体合同和其他用工形式

企业职工一方与用人单位通过平等协商，可以就劳动报酬、工作时间、休息休假、劳动安全卫生、保险福利等事项订立集体合同。集体合同草案应当提交职工代表大会或者全体职工讨论通过。集体合同由工会代表企业职工一方与用人单位订立；尚未建立工会的用人单位，由上级工会指导劳动者推举的代表与用人单位订立。

企业职工一方与用人单位可以订立劳动安全卫生、女职工权益保护、工资调整机制等专项集体合同。

在县级以下区域内，建筑业、采矿业、餐饮服务业等行业可以由工会与企业方面代表订立行业性集体合同，或者订立区域性集体合同。

集体合同订立后，应当报送劳动行政部门；劳动行政部门自收到集体合同文本之日起 15 日内未提出异议的，集体合同即行生效。依法订立的集体合同对用人单位和劳动者具有约束力。行业性、区域性集体合同对当地本行业、本区域的用人单位和劳动者具有约束力。

集体合同中劳动报酬和劳动条件等标准不得低于当地人民政府规定的最低标准；用人单位与劳动者订立的劳动合同中，劳动报酬和劳动条件等标准不得低于集体合同规定的标准。

用人单位违反集体合同，侵犯职工劳动权益的，工会可以依法要求用人单位承担责任；因履行集体合同发生争议，经协商解决不成的，工会可以依法申请仲裁、提起诉讼。

六、违反劳动合同法的救济

用人单位直接涉及劳动者切身利益的规章制度违反法律、法规规定的，由劳动行政部门责令改正，给予警告，给劳动者造成损害的，应当承担赔偿责任。

七、劳动争议的处理

用人单位提供的劳动合同文本未载明劳动合同法规定的劳动合同必备条款或者用人单位未将劳动合同文本交付劳动者的，由劳动行政部门责令改正，给劳动者造成损害的，应当承担赔偿责任。

第三节　消费者权益保护法

 培训目标

➢ 了解消费者权益保护法的适用范围。

➢ 熟悉经营者与消费者进行交易应当遵循的原则。

➢ 掌握消费者的权利、经营者的义务。

一、概述

1. 立法目的和适用范围

《中华人民共和国消费者权益保护法》（以下简称《消费者权益保护法》）的立法目的是保护消费者的合法权益，维护社会经济秩序，促进社会主义市场经济健康发展。

消费者为生活消费需要购买、使用商品或者接受服务，其权益受《消费者权益保护法》的保护。

2. 经营者与消费者进行交易应当遵循的原则

经营者与消费者进行交易，应当遵循自愿、平等、公平、诚实信用的原则。

二、消费者的权利

1. 保障安全权

消费者有权要求经营者提供的商品和服务，符合保障人身、财产安全的要求。

2. 知情权

消费者有权根据商品或者服务的不同情况，要求经营者提供商品的价格、产地、生产者、用途、性能、规格、等级、主要成分、生产日期、有效期限、检验合格证明、使用方法说明书、售后服务，或者服务的内容、规格、费用等有关情况。

3. 自主选择权

消费者有权自主选择提供商品或者服务的经营者，自主选择商品品种或者服务方式，自主决定购买或者不购买任何一种商品、接受或者不接受任何一项服务。消费者在自主选择商品或者服务时，有权进行比较、鉴别和挑选。

4. 公平交易权

消费者在购买商品或者接受服务时，有权获得质量保障、价格合理、计量正确等公平交易条件，有权拒绝经营者的强制交易行为。

5. 依法求偿权

消费者因购买、使用商品或者接受服务受到人身、财产损害的，享有依法获得赔偿的权利。

6. 依法结社权

消费者享有依法成立维护自身合法权益的社会组织的权利。

7. 获得知识权

消费者享有获得有关消费和消费者权益保护方面的知识的权利。消费者应当努力掌握所需商品或者服务的知识和使用技能，正确使用商品，提高自我保护意识。

8. 受尊重权

消费者在购买、使用商品和接受服务时，享有人格尊严、民族风俗习惯得到尊重的权利，享有个人信息依法得到保护的权利。

9. 监督权

消费者有权检举、控告侵害消费者权益的行为和国家机关及其工作人员在保护消费者权益工作中的违法失职行为，有权对保护消费者权益工作提出批评、建议。

三、经营者的义务

1. 依法履行的义务

经营者向消费者提供商品或者服务，应当依照本法和其他有关法律、法规的规定履行义务。经营者和消费者有约定的，应当按照约定履行义务，但双方的约定不得违背法律、法规的规定。经营者向消费者提供商品或者服务，应当恪守社会公德，诚信经营，保障消费者的合法权益，不得设定不公平、不合理的交易条件，不得强制交易。

2. 接受监督的义务

经营者应当听取消费者对其提供的商品或者服务的意见，接受消费者的监督。

3. 保障人身财产安全的义务

经营者应当保证其提供的商品或者服务符合保障人身、财产安全的要求。对可能危及人身、财产安全的商品和服务，应当向消费者作出真实的说明和明确的警示，并说明和标明正确使用商品或者接受服务的方法以及防止危害发生的方法。宾馆、商场、餐馆、银行、机场、车站、港口、影剧院等经营场所的经营者，应当对消费者尽到安全保障义务。

4. 提供真实信息的义务

租赁他人柜台或者场地的经营者，应当标明其真实名称和标记。

5. 出具凭证和单据的义务

经营者提供商品或者服务，应当按照国家有关规定或者商业惯例向消费者出具发票等购货凭证或者服务单据；消费者索要发票等购货凭证或者服务单据的，经营者必须出具。

6. 保证质量的义务

经营者应当保证在正常使用商品或者接受服务的情况下其提供的商品或者服务应当具有的质量、性能、用途和有效期限；但消费者在购买该商品或者接受该服务前已经知道其存在瑕疵，且存在该瑕疵不违反法律强制性规定的除外。

经营者以广告、产品说明、实物样品或者其他方式表明商品或者服务的质量状况的，应当保证其提供的商品或者服务的实际质量与表明的质量状况相符。

经营者提供的机动车、计算机、电视机、电冰箱、空调器、洗衣机等耐用商品或者装饰装修等服务，消费者自接受商品或者服务之日起 6 个月内发现瑕疵，发生争议的，由经营者承担有关瑕疵的举证责任。

7. 实行"三包"的义务

经营者提供的商品或者服务不符合质量要求的，消费者可以依照国家规定、当事人约定退货，或者要求经营者履行更换、修理等义务。没有国家规定和当事人约定的，消费者可以自收到商品之日起 7 日内退货；7 日后符合法定解除合同条件的，消费者可以及时退货，不符合法定解除合同条件的，可以要求经营者履行更换、修理等义务，经营者应当承担由此产生的必要费用。

8. 不得从事不公平、不合理交易的义务

经营者不得以格式条款、通知、声明、店堂告示等方式，作出排除或者限制消费者权利、减轻或者免除经营者责任、加重消费者责任等对消费者不公平、不合理的规定，不得利用格式条款并借助技术手段强制交易。格式条款、通知、声明、店堂告示等含有上述所列内容的，其内容无效。

9. 尊重消费者的义务

经营者收集、使用消费者个人信息，应当遵循合法、正当、必要的原则，明示收集、使用信息的目的、方式和范围，并经消费者同意。经营者收集、使用消费者个人信息，应当公开其收集、使用规则，不得违反法律、法规的规定和双方的约定收集、使用信息。

经营者及其工作人员对收集的消费者个人信息必须严格保密，不得泄露、出售或者非法向他人提供。经营者应当采取技术措施和其他必要措施，确保信息安全，防止消费者个人信息泄露、丢失。在发生或者可能发生信息泄露、丢失的情况时，应当立即采取补救措施。

经营者未经消费者同意或者请求，或者消费者明确表示拒绝的，不得向其发送商业性信息。

第四节　药品管理法

 培训目标

➢ 了解药品管理法的立法宗旨，熟知适用范围。

➢ 熟悉药品生产经营企业开办条件、审批主体及许可证、认证、行为管理。

➢ 掌握国家药品标准制定、修订的机构，特殊管理的药品，进出口药品的管理，假、劣药的认定及按假、劣药论处的情形。

➢ 熟悉药品包装的管理。

➢ 掌握药品价格管理和药品广告的规定。

➢ 熟悉药品监管部门的权力和责任、药品质量公告，了解药品检验复验申请、药品不良反应报告制度。

➢ 掌握无证生产、销售药品的处罚，生产、销售假药、劣药的处罚及对有关人员的处罚，熟知未实施有关质量管理规范的处罚、从非法渠道购进药品的处罚、非法取得或使用药品相关许可证明文件行为的处罚。

一、概述

1. 立法宗旨

《中华人民共和国药品管理法》(以下简称《药品管理法》) 的立法宗旨是为加强药品监督管理,保证药品质量,保障人体用药安全,维护人民身体健康和用药的合法权益。

2. 适用范围

《药品管理法》适用于在中华人民共和国境内从事药品的研制、生产、经营、使用和监督管理的单位或者个人。

二、药品生产企业管理

1. 开办条件

开办药品生产企业,必须具备以下条件:具有依法经过资格认定的药学技术人员、工程技术人员及相应的技术工人,具有与其药品生产相适应的厂房、设施和卫生环境,具有能对所生产药品进行质量管理和质量检验的机构、人员以及必要的仪器设备,具有保证药品质量的规章制度。

2. 审批主体及许可证

开办药品生产企业,须经企业所在地省、自治区、直辖市人民政府药品监督管理部门批准并发给《药品生产许可证》。无《药品生产许可证》的,不得生产药品。《药品生产许可证》应当标明有效期和生产范围,到期重新审查发证。

3. GMP 认证

药品生产企业必须按照国务院药品监督管理部门依据《药品管理法》制定的《药品生产质量管理规范》组织生产。药品监督管理部门按照规定对药品生产企业是否符合《药品生产质量管理规范》的要求进行认证;对认证合格的,发给认证证书。

《药品生产质量管理规范》的具体实施办法、实施步骤由国务院药品监督管理部门规定。

4. 药品生产行为的管理

(1) 除中药饮片的炮制外,药品必须按照国家药品标准和国务院药品监督管理部门批准的生产工艺进行生产,生产记录必须完整准确。药品生产企业改变影响药品质量的生产工艺的,必须报原批准部门审核批准。

(2) 中药饮片必须按照国家药品标准炮制。国家药品标准没有规定的,必须按照省、自治区、直辖市人民政府药品监督管理部门制定的炮制规范炮制。省、自治区、直辖市人民政府药品监督管理部门制定的炮制规范应当报国务院药品监督管理部门备案。

（3）生产药品所需的原料、辅料，必须符合药用要求。

（4）药品生产企业必须对其生产的药品进行质量检验，不符合国家药品标准或者不按照省、自治区、直辖市人民政府药品监督管理部门制定的中药饮片炮制规范炮制的，不得出厂。

（5）经省、自治区、直辖市人民政府药品监督管理部门批准，药品生产企业可以接受委托生产药品

三、药品经营企业管理

1. 开办条件

开办药品经营企业必须具备以下条件：具有依法经过资格认定的药学技术人员，具有与所经营药品相适应的营业场所、设备、仓储设施、卫生环境，具有与所经营药品相适应的质量管理机构或者人员，具有保证所经营药品质量的规章制度。

药品监督管理部门批准开办药品经营企业，还应当遵循合理布局和方便群众购药的原则。

2. GSP 认证

药品经营企业必须按照国务院药品监督管理部门依据《药品管理法》制定的《药品经营质量管理规范》经营药品。药品监督管理部门按照规定对药品经营企业是否符合《药品经营质量管理规范》的要求进行认证；对认证合格的，发给认证证书。

《药品经营质量管理规范》的具体实施办法、实施步骤由国务院药品监督管理部门规定。

3. 审批主体及许可证

开办药品批发企业，须经企业所在地省、自治区、直辖市人民政府药品监督管理部门批准并发给《药品经营许可证》；开办药品零售企业，须经企业所在地县级以上地方药品监督管理部门批准并发给《药品经营许可证》。无《药品经营许可证》的，不得经营药品。

《药品经营许可证》应当标明有效期和经营范围，到期重新审查发证。

4. 药品经营行为的管理

（1）药品经营企业购进药品，必须建立并执行进货检查验收制度，验明药品合格证明和其他标识；不符合规定要求的，不得购进。

（2）药品经营企业购销药品，必须有真实完整的购销记录。购销记录必须注明药品的通用名称、剂型、规格、批号、有效期、生产厂商、购（销）货单位、购（销）货数量、购销价格、购（销）货日期及国务院药品监督管理部门规定的其他内容。

（3）药品经营企业销售药品必须准确无误，并正确说明用法、用量和注意事项；调配处方必须经过核对，对处方所列药品不得擅自更改或者代用。对有配伍禁忌或者超剂量的处方，应当拒绝调配；必要时，经处方医师更正或者重新签字，方可调配。

（4）药品经营企业销售中药材，必须标明产地。

（5）药品经营企业必须制定和执行药品保管制度，采取必要的冷藏、防冻、防潮、防虫、防鼠等措施，保证药品质量。

（6）药品入库和出库必须执行检查制度。

（7）城乡集市贸易市场不得出售中药材以外的药品，但持有《药品经营许可证》的药品零售企业在规定的范围内可以在城乡集市贸易市场设点出售中药材以外的药品。

四、医疗机构的药剂管理

1. 配备药学技术人员的规定

医疗机构必须配备依法经过资格认定的药学技术人员，非药学技术人员不得直接从事药剂技术工作。

2. 配制制剂的必备条件

医疗机构配制制剂，必须具有能够保证制剂质量的设施、管理制度、检验仪器和卫生条件。

3. 配制制剂的审批主体、程序及许可证

医疗机构配制制剂，须经所在地省、自治区、直辖市人民政府卫生行政部门审核同意，由省、自治区、直辖市人民政府药品监督管理部门批准，发给《医疗机构制剂许可证》。无《医疗机构制剂许可证》的，不得配制制剂。

《医疗机构制剂许可证》应当标明有效期，到期重新审查发证。

4. 配制制剂的管理

医疗机构配制的制剂，应当是本单位临床需要而市场上没有供应的品种，并须经所在地省、自治区、直辖市人民政府药品监督管理部门批准后方可配制。配制的制剂必须按照规定进行质量检验，合格的，凭医师处方在本医疗机构使用。特殊情况下，经国务院或者省、自治区、直辖市人民政府的药品监督管理部门批准，医疗机构配制的制剂可以在指定的医疗机构之间调剂使用，不得在市场销售。

5. 药品采购、保存及调配处方的管理

（1）医疗机构购进药品，必须建立并执行进货检查验收制度，验明药品合格证明和其他标识；不符合规定要求的，不得购进和使用。

（2）医疗机构必须制定和执行药品保管制度，采取必要的冷藏、防冻、防潮、防虫、防

鼠等措施，保证药品质量。

（3）医疗机构的药剂人员调配处方，必须经过核对，对处方所列药品不得擅自更改或者代用。对有配伍禁忌或者超剂量的处方，应当拒绝调配；必要时，经处方医师更正或者重新签字，方可调配。

五、药品管理

1. 新药研制、审批

研制新药，必须按照国务院药品监督管理部门的规定如实报送研制方法、质量指标、药理及毒理试验结果等有关资料和样品，经国务院药品监督管理部门批准后，方可进行临床试验。药物临床试验机构资格的认定办法，由国务院药品监督管理部门、国务院卫生行政部门共同制定。

完成临床试验并通过审批的新药，由国务院药品监督管理部门批准，发给新药证书。

2. 生产新药或已有国家标准的药品的审批

生产新药或者已有国家标准的药品的，须经国务院药品监督管理部门批准，并发给药品批准文号。但是，生产没有实施批准文号管理的中药材和中药饮片除外。实施批准文号管理的中药材、中药饮片品种目录由国务院药品监督管理部门会同国务院中医药管理部门制定。

药品生产企业在取得药品批准文号后，方可生产该药品。

3. 国家药品标准制定、修订的机构

国务院药品监督管理部门颁布的《中华人民共和国药典》和药品标准为国家药品标准。国务院药品监督管理部门组织药典委员会，负责国家药品标准的制定和修订。国务院药品监督管理部门的药品检验机构负责标定国家药品标准品、对照品。

4. 购药渠道

药品生产企业、药品经营企业、医疗机构必须从具有药品生产、经营资格的企业购进药品。但是，购进没有实施批准文号管理的中药材除外。

5. 特殊管理的药品

国家对麻醉药品、精神药品、医疗用毒性药品、放射性药品，实行特殊管理。管理办法由国务院制定。

6. 进出口药品的管理

（1）禁止进口疗效不确、不良反应大或者其他原因危害人体健康的药品。

（2）药品进口，须经国务院药品监督管理部门组织审查，经审查确认符合质量标准、安全有效的，方可批准进口，并发给进口药品注册证书。

（3）医疗单位临床急需或者个人自用进口的少量药品，按照国家有关规定办理进口手续。

（4）药品必须从允许药品进口的口岸进口，并由进口药品的企业向口岸所在地药品监督管理部门登记备案。海关凭药品监督管理部门出具的《进口药品通关单》放行。无《进口药品通关单》的，海关不得放行。

（5）口岸所在地药品监督管理部门应当通知药品检验机构按照国务院药品监督管理部门的规定对进口药品进行抽查检验，并依照《药品管理法》规定收取检验费。

（6）允许药品进口的口岸由国务院药品监督管理部门会同海关总署提出，报国务院批准。

（7）国务院药品监督管理部门对下列药品在销售前或者进口时，指定药品检验机构进行检验，检验不合格的，不得销售或者进口：国务院药品监督管理部门规定的生物制品，首次在中国销售的药品，国务院规定的其他药品。上述药品的检验费项目和收费标准由国务院财政部门会同国务院价格主管部门核定并公告。检验费收缴办法由国务院财政部门会同国务院药品监督管理部门制定。

（8）国务院药品监督管理部门对已经批准生产或者进口的药品，应当组织调查；对疗效不确、不良反应大或者其他原因危害人体健康的药品，应当撤销批准文号或者进口药品注册证书。

（9）已被撤销批准文号或者进口药品注册证书的药品，不得生产或者进口、销售和使用。已经生产或者进口的，由当地药品监督管理部门监督销毁或者处理。

7. 药品评价与再评价的组织及处理

国务院药品监督管理部门组织药学、医学和其他技术人员，对新药进行审评，对已经批准生产的药品进行再评价。

8. 药品储备管理

国家实行药品储备制度。

国内发生重大灾情、疫情及其他突发事件时，国务院规定的部门可以紧急调用企业药品。

9. 假、劣药的认定及按假、劣药论处的情形

（1）禁止生产、销售假药。有下列情形之一的，为假药：药品所含成分与国家药品标准规定的成分不符的；以非药品冒充药品或者以他种药品冒充此种药品的。

有下列情形之一的药品，按假药论处：国务院药品监督管理部门规定禁止使用的；依照《药品管理法》必须批准而未经批准生产、进口，或者依法必须检验而未经检验即销售的；变质的；被污染的；使用依照《药品管理法》必须取得批准文号而未取得批准文号的原料药生产的；所标明的适应证或者功能主治超出规定范围的。

（2）禁止生产、销售劣药。药品成分的含量不符合国家药品标准的，为劣药。

有下列情形之一的药品，按劣药论处：未标明有效期或者更改有效期的；不注明或者更改生产批号的；超过有效期的；直接接触药品的包装材料和容器未经批准的；擅自添加着色剂、防腐剂、香料、矫味剂及辅料的；其他不符合药品标准规定的。

10. 药品名称规定

列入国家药品标准的药品名称为药品通用名称。已经作为药品通用名称的，该名称不得作为药品商标使用。

11. 健康检查

药品生产企业、药品经营企业和医疗机构直接接触药品的工作人员，必须每年进行健康检查。患有传染病或者其他可能污染药品的疾病的，不得从事直接接触药品的工作。

六、药品包装的管理

1. 直接接触药品的包装材料和容器

直接接触药品的包装材料和容器，必须符合药用要求，符合保障人体健康、安全的标准，并由药品监督管理部门在审批药品时一并审批。药品生产企业不得使用未经批准的直接接触药品的包装材料和容器。对不合格的直接接触药品的包装材料和容器，由药品监督管理部门责令停止使用。

2. 药品包装、标签、说明书

（1）药品包装必须适合药品质量的要求，方便储存、运输和医疗使用。发运中药材必须有包装。在每件包装上，必须注明品名、产地、日期、调出单位，并附有质量合格的标志。

（2）药品包装必须按照规定印有或者贴有标签并附有说明书。标签或者说明书上必须注明药品的通用名称、成分、规格、生产企业、批准文号、产品批号、生产日期、有效期、适应证或者功能主治、用法、用量、禁忌、不良反应和注意事项。

（3）麻醉药品、精神药品、医疗用毒性药品、放射性药品、外用药品和非处方药的标签，必须印有规定的标志。

七、药品价格和广告的管理

1. 药品价格管理依据及原则

依法实行市场调节价的药品，药品的生产企业、经营企业和医疗机构应当按照公平、合理和诚实信用、质价相符的原则制定价格，为用药者提供价格合理的药品。

2. 禁止暴利和价格欺诈行为

药品的生产企业、经营企业和医疗机构应当遵守国务院价格主管部门关于药价管理的规定，制定和标明药品零售价格，禁止暴利和损害用药者利益的价格欺诈行为。

3. 医疗机构价格管理

医疗机构应当向患者提供所用药品的价格清单。医疗保险定点医疗机构还应当按照规定的办法如实公布其常用药品的价格，加强合理用药的管理。具体办法由国务院卫生行政部门规定。

4. 禁止药品回扣

禁止药品的生产企业、经营企业和医疗机构在药品购销中账外暗中给予、收受回扣或者其他利益。

禁止药品的生产企业、经营企业或者其代理人以任何名义给予使用其药品的医疗机构的负责人、药品采购人员、医师等有关人员以财物或者其他利益。禁止医疗机构的负责人、药品采购人员、医师等有关人员以任何名义收受药品的生产企业、经营企业或者其代理人给予的财物或者其他利益。

5. 药品广告的监管

药品广告须经企业所在地省、自治区、直辖市人民政府药品监督管理部门批准，并发给药品广告批准文号。未取得药品广告批准文号的，不得发布。

药品广告的内容必须真实、合法，以国务院药品监督管理部门批准的说明书为准，不得含有虚假的内容。

药品广告不得含有不科学的表示功效的断言或者保证；不得利用国家机关、医药科研单位、学术机构或者专家、学者、医师、患者的名义和形象作证明。

非药品广告不得有涉及药品的宣传。

6. 发布处方药广告的刊物要求

处方药可以在国务院卫生行政部门和国务院药品监督管理部门共同指定的医学、药学专业刊物上介绍，但不得在大众传播媒介发布广告或者以其他方式进行以公众为对象的广告宣传。

八、药品监督

1. 药品监管部门的权力和责任

药品监督管理部门有权按照法律、行政法规的规定对报经其审批的药品研制和药品的生产、经营，以及医疗机构使用药品的事项进行监督检查，有关单位和个人不得拒绝和隐瞒。

药品监督管理部门进行监督检查时，必须出示证明文件，对监督检查中知悉的被检查人的技术秘密和业务秘密应当保密。

2. 行政强制措施和紧急控制措施

药品监督管理部门根据监督检查的需要，可以对药品质量进行抽查检验。抽查检验应当按照规定抽样，并不得收取任何费用。所需费用按照国务院规定列支。

药品监督管理部门对有证据证明可能危害人体健康的药品及其有关材料可以采取查封、扣押的行政强制措施，并在 7 日内作出行政处理决定；药品需要检验的，必须自检验报告书发出之日起 15 日内作出行政处理决定。

3. 药品质量公告

国务院和省、自治区、直辖市人民政府的药品监督管理部门应当定期公告药品质量抽查检验的结果；公告不当的，必须在原公告范围内予以更正。

4. 药品检验复验申请

当事人对药品检验机构的检验结果有异议的，可以自收到药品检验结果之日起 7 日内向原药品检验机构或者上一级药品监督管理部门设置或者确定的药品检验机构申请复验，也可以直接向国务院药品监督管理部门设置或者确定的药品检验机构申请复验。受理复验的药品检验机构必须在国务院药品监督管理部门规定的时间内作出复验结论。

5. 药品不良反应报告制度

国家实行药品不良反应报告制度。药品生产企业、药品经营企业和医疗机构必须经常考察本单位所生产、经营、使用的药品质量、疗效和反应。发现可能与用药有关的严重不良反应，必须及时向当地省、自治区、直辖市人民政府药品监督管理部门和卫生行政部门报告。具体办法由国务院药品监督管理部门会同国务院卫生行政部门制定。

对已确认发生严重不良反应的药品，国务院或者省、自治区、直辖市人民政府的药品监督管理部门可以采取停止生产、销售、使用的紧急控制措施，并应当在 5 日内组织鉴定，自鉴定结论作出之日起 15 日内依法作出行政处理决定。

九、法律责任

1. 无证生产、销售药品的处罚

未取得《药品生产许可证》《药品经营许可证》或者《医疗机构制剂许可证》生产药品、经营药品的，依法予以取缔，没收违法生产、销售的药品和违法所得，并处违法生产、销售的药品货值金额 2 倍以上 5 倍以下的罚款；构成犯罪的，依法追究刑事责任。

2. 生产、销售假药、劣药的处罚及对有关人员的处罚

生产、销售假药的，没收违法生产、销售的药品和违法所得，并处违法生产、销售药品

货值金额 2 倍以上 5 倍以下的罚款；有药品批准证明文件的予以撤销，并责令停产、停业整顿；情节严重的，吊销《药品生产许可证》《药品经营许可证》或者《医疗机构制剂许可证》；构成犯罪的，依法追究刑事责任。

生产、销售劣药的，没收违法生产、销售的药品和违法所得，并处违法生产、销售药品货值金额 1 倍以上 3 倍以下的罚款；情节严重的，责令停产、停业整顿或者撤销药品批准证明文件、吊销《药品生产许可证》《药品经营许可证》或者《医疗机构制剂许可证》；构成犯罪的，依法追究刑事责任。

从事生产、销售假药及生产、销售劣药情节严重的企业或者其他单位，其直接负责的主管人员和其他直接责任人员 10 年内不得从事药品生产、经营活动。

对生产者专门用于生产假药、劣药的原辅材料、包装材料、生产设备，予以没收。

3. 未实施有关质量管理规范的处罚

药品的生产企业、经营企业、药物非临床安全性评价研究机构、药物临床试验机构未按照规定实施《药品生产质量管理规范》《药品经营质量管理规范》，以及药物非临床研究质量管理规范、药物临床试验质量管理规范的，给予警告，责令限期改正；逾期不改正的，责令停产、停业整顿，并处 5 000 元以上 20 000 元以下的罚款；情节严重的，吊销《药品生产许可证》《药品经营许可证》和药物临床试验机构的资格。

4. 从非法渠道购进药品的处罚

药品的生产企业、经营企业或者医疗机构从无《药品生产许可证》《药品经营许可证》的企业购进药品的，责令改正，没收违法购进的药品，并处违法购进药品货值金额 2 倍以上 5 倍以下的罚款；有违法所得的，没收违法所得；情节严重的，吊销《药品生产许可证》《药品经营许可证》，或者医疗机构执业许可证书。

5. 非法取得或使用药品相关许可证明文件行为的处罚

伪造、变造、买卖、出租、出借许可证或者药品批准证明文件的，没收违法所得，并处违法所得 1 倍以上 3 倍以下的罚款；没有违法所得的，处 2 万元以上 10 万元以下的罚款；情节严重的，并吊销卖方、出租方、出借方的《药品生产许可证》《药品经营许可证》《医疗机构制剂许可证》或者撤销药品批准证明文件；构成犯罪的，依法追究刑事责任。

违反本法规定，提供虚假的证明、文件资料样品或者采取其他欺骗手段取得《药品生产许可证》《药品经营许可证》《医疗机构制剂许可证》或者药品批准证明文件的，吊销《药品生产许可证》《药品经营许可证》《医疗机构制剂许可证》或者撤销药品批准证明文件，5 年内不受理其申请，并处 1 万元以上 3 万元以下的罚款。

6. 医疗机构配制制剂在市场销售的处罚

医疗机构将其配制的制剂在市场销售的，责令改正，没收违法销售的制剂，并处违法销售制剂货值金额 1 倍以上 3 倍以下的罚款；有违法所得的，没收违法所得。

7. 药品经营企业违反购销记录和法定销售要求的处罚

药品经营企业违反购销记录和法定销售要求的，责令改正，给予警告；情节严重的，吊销《药品经营许可证》。

8. 药品标识不符合法定要求的处罚

药品标识不符合法定要求的，除依法应当按照假药、劣药论处的外，责令改正，给予警告；情节严重的，撤销该药品的批准证明文件。

9. 违反药品价格管理规定的处罚

违反药品价格管理的规定的，依照《中华人民共和国价格法》的规定处罚。

10. 有关单位和人员在药品购销中违法行为的处罚

药品的生产企业、经营企业、医疗机构在药品购销中暗中给予、收受回扣或者其他利益的，药品的生产企业、经营企业或者其代理人给予使用其药品的医疗机构的负责人、药品采购人员、医师等有关人员以财物或者其他利益的，由工商行政管理部门处 1 万元以上 20 万元以下的罚款，有违法所得的，予以没收；情节严重的，由工商行政管理部门吊销药品生产企业、药品经营企业的营业执照，并通知药品监督管理部门，由药品监督管理部门吊销其《药品生产许可证》《药品经营许可证》；构成犯罪的，依法追究刑事责任。

药品的生产企业、经营企业的负责人、采购人员等有关人员在药品购销中收受其他生产企业、经营企业或者其代理人给予的财物或者其他利益的，依法给予处分，没收违法所得；构成犯罪的，依法追究刑事责任。

医疗机构的负责人、药品采购人员、医师等有关人员收受药品生产企业、药品经营企业或者其代理人给予的财物或者其他利益的，由卫生行政部门或者本单位给予处分，没收违法所得；对违法行为情节严重的执业医师，由卫生行政部门吊销其执业证书；构成犯罪的，依法追究刑事责任。

11. 违反药品广告管理规定的处罚

违反本法有关药品广告的管理规定的，依照《中华人民共和国广告法》的规定处罚，并由发给广告批准文号的药品监督管理部门撤销广告批准文号，1 年内不受理该品种的广告审批申请；构成犯罪的，依法追究刑事责任。

药品监督管理部门对药品广告不依法履行审查职责，批准发布的广告有虚假或者其他违反法律、行政法规的内容的，对直接负责的主管人员和其他直接责任人员依法给予行政处分；构成犯罪的，依法追究刑事责任。

第五节　处方药与非处方药分类管理办法

 培训目标

➢ 了解处方药与非处方药的分类依据，非处方药目录的遴选、审批、发布部门。

➢ 熟悉非处方药包装、标签、说明书，处方药、非处方药的广告。

➢ 掌握非处方药的分类，处方药、非处方药的经营使用。

一、分类依据

根据药品品种、规格、适应证、剂量及给药途径不同，对药品分别按处方药与非处方药进行管理。处方药必须凭执业医师或执业助理医师处方才可调配、购买和使用；非处方药不需要凭执业医师或执业助理医师处方即可自行判断、购买和使用。

二、非处方药目录的遴选、审批、发布部门

国家药品监督管理局负责非处方药目录的遴选、审批、发布和调整工作。

1. 遴选

非处方药目录的遴选由国家药品监督管理局负责。

2. 审批

非处方药目录的审批由国家药品监督管理局负责。

3. 发布部门

非处方药目录的发布由国家药品监督管理局负责。

三、非处方药包装、标签、说明书

1. 非处方药包装

非处方药的包装必须印有国家指定的非处方药专有标识，必须符合质量要求，方便储存、运输和使用。每个销售基本单元包装必须附有标签和说明书。

2. 标签

非处方药标签除符合规定外，用语应当科学、易懂，便于消费者自行判断、选择和使用。非处方药的标签必须经国家药品监督管理局批准。

3. 说明书

非处方药说明书除符合规定外，用语应当科学、易懂，便于消费者自行判断、选择和使用。非处方药的说明书必须经国家药品监督管理局批准。

四、非处方药的分类

根据药品的安全性，非处方药分为甲、乙两类。

五、处方药、非处方药的经营使用

经营处方药、非处方药的批发企业和经营处方药、甲类非处方药的零售企业必须具有《药品经营企业许可证》。经省级药品监督管理部门或其授权的药品监督管理部门批准的其他商业企业可以零售乙类非处方药。

零售乙类非处方药的商业企业必须配备专职的具有高中以上文化程度，经专业培训后，由省级药品监督管理部门或其授权的药品监督管理部门考核合格并取得上岗证的人员。

六、处方药、非处方药的广告

处方药只准在专业性医药报刊进行广告宣传，非处方药经审批可以在大众传播媒介进行广告宣传。

第六节 产品质量法

 培训目标

➢ 了解产品质量法的立法目的与适用范围。

➢ 掌握产品质量监督管理制度、销售者的产品质量责任。

➢ 熟悉产品质量损害赔偿责任及处罚。

一、概述

1. 立法目的

《中华人民共和国产品质量法》（以下简称《产品质量法》）的立法目的是加强对产品质量的监督管理，提高产品质量水平，明确产品质量责任，保护消费者的合法权益，维护社会经济秩序。

2. 适用范围

在中华人民共和国境内从事产品生产、销售活动，适用《产品质量法》。

二、产品质量监督管理制度

1. 企业质量体系认证制度

国家根据国际通用的质量管理标准，推行企业质量体系认证制度。企业根据自愿原则可以向国务院产品质量监督部门认可的或者国务院产品质量监督部门授权的部门认可的认证机构申请企业质量体系认证。经认证合格的，由认证机构颁发企业质量体系认证证书。

2. 产品质量认证制度

国家参照国际先进的产品标准和技术要求，推行产品质量认证制度。企业根据自愿原则可以向国务院产品质量监督部门认可的或者国务院产品质量监督部门授权的部门认可的认证机构申请产品质量认证。经认证合格的，由认证机构颁发产品质量认证证书，准许企业在产品或者其包装上使用产品质量认证标志。

3. 产品质量监督检查制度

国家对产品质量实行以抽查为主要方式的监督检查制度，对可能危及人体健康和人身、财产安全的产品，影响国计民生的重要工业产品以及消费者、有关组织反映有质量问题的产品进行抽查。抽查的样品应当在市场上或者企业成品仓库内的待销产品中随机抽取。监督抽查工作由国务院产品质量监督部门规划和组织。县级以上地方产品质量监督部门在本行政区域内也可以组织监督抽查。法律对产品质量的监督检查另有规定的，依照有关法律的规定执行。

国家监督抽查的产品，地方不得另行重复抽查；上级监督抽查的产品，下级不得另行重复抽查。

根据监督抽查的需要，可以对产品进行检验。检验抽取样品的数量不得超过检验的合理需要，并不得向被检查人收取检验费用。监督抽查所需检验费用按照国务院相关机构规定列支。

生产者、销售者对抽查检验的结果有异议的，可以自收到检验结果之日起 15 日内向实施监督抽查的产品质量监督部门或者其上级产品质量监督部门申请复检，由受理复检的产品质量监督部门作出复检结论。

三、生产者、销售者的产品质量责任

1. 生产者的产品质量责任

（1）生产者应当对其生产的产品质量负责。

（2）产品质量应当符合下列要求：不存在危及人身、财产安全的不合理的危险，有保障人体健康和人身、财产安全的国家标准、行业标准的，应当符合该标准；具备产品应当具备的使用性能，但是，对产品存在使用性能的瑕疵作出说明的除外；符合在产品或者其包装上注明采用的产品标准，符合以产品说明、实物样品等方式表明的质量状况。

（3）产品或者其包装上的标识必须真实，并符合下列要求：有产品质量检验合格证明；有中文标明的产品名称、生产厂厂名和厂址；根据产品的特点和使用要求，需要标明产品规格、等级、所含主要成分的名称和含量的，用中文相应予以标明；需要事先让消费者知晓的，应当在外包装上标明，或者预先向消费者提供有关资料；限期使用的产品，应当在显著位置清晰地标明生产日期和安全使用期或者失效日期；使用不当，容易造成产品本身损坏或者可能危及人身、财产安全的产品，应当有警示标志或者中文警示说明。

（4）裸装的食品和其他根据产品的特点难以附加标识的裸装产品，可以不附加产品标识。

（5）易碎、易燃、易爆、有毒、有腐蚀性、有放射性等危险物品，以及储运中不能倒置和其他有特殊要求的产品，其包装质量必须符合相应要求，依照国家有关规定作出警示标志或者中文警示说明，标明储运注意事项。

（6）生产者不得生产国家明令淘汰的产品。生产者不得伪造产地，不得伪造或者冒用他人的厂名、厂址。生产者不得伪造或者冒用认证标志等质量标志。

（7）生产者生产产品，不得掺杂、掺假，不得以假充真、以次充好，不得以不合格产品冒充合格产品。

2. 销售者的产品质量责任

（1）销售者应当建立并执行进货检查验收制度，验明产品合格证明和其他标识。

（2）销售者应当采取措施，保持销售产品的质量。

（3）销售者不得销售国家明令淘汰并停止销售的产品和失效、变质的产品。

（4）销售者销售的产品的标识应当符合本法的规定。

（5）销售者不得伪造产地，不得伪造或者冒用他人的厂名、厂址。

（6）销售者不得伪造或者冒用认证标志等质量标志。

（7）销售者销售产品，不得掺杂、掺假，不得以假充真、以次充好，不得以不合格产品冒充合格产品。

四、产品质量损害赔偿责任

1. 一般赔偿责任

（1）售出的产品有下列情形之一的，销售者应当负责修理、更换、退货；给购买产品的消费者造成损失的，销售者应当赔偿损失：不具备产品应当具备的使用性能而事先未作说明的；不符合在产品或者其包装上注明采用的产品标准的；不符合以产品说明、实物样品等方式表明的质量状况的。

（2）销售者依照上述规定负责修理、更换、退货、赔偿损失后，属于生产者的责任或者属于向销售者提供产品的其他销售者（以下简称供货者）的责任的，销售者有权向生产者、供货者追偿。

（3）销售者未按照上述规定给予修理、更换、退货或者赔偿损失的，由产品质量监督部门或者工商行政管理部门责令改正。

（4）生产者之间，销售者之间，生产者与销售者之间订立的买卖合同、承揽合同有不同约定的，合同当事人按照合同约定执行。

2. 缺陷赔偿责任

（1）因产品存在缺陷造成人身、缺陷产品以外的其他财产损害的，生产者应当承担赔偿责任。

（2）生产者能够证明有下列情形之一的，不承担赔偿责任：未将产品投入流通的；产品投入流通时，引起损害的缺陷尚不存在的；将产品投入流通时的科学技术水平尚不能发现缺陷的存在的。

3. 处理质量纠纷

因产品质量发生民事纠纷时，当事人可以通过协商或者调解解决。当事人不愿通过协商、调解解决或者协商、调解不成的，可以根据当事人各方的协议向仲裁机构申请仲裁；当事人各方没有达成仲裁协议或者仲裁协议无效的，可以直接向人民法院起诉。

五、罚则

1. 行政责任

产品质量监督部门在产品质量监督抽查中超过规定的数量索取样品或者向被检查人收取检验费用的，由上级产品质量监督部门或者监察机关责令退还；情节严重的，对直接负责的主管人员和其他直接责任人员依法给予行政处分。

2. 刑事责任

产品质量监督部门或者工商行政管理部门的工作人员滥用职权、玩忽职守、徇私舞弊，构成犯罪的，依法追究刑事责任；尚不构成犯罪的，依法给予行政处分。

以暴力、威胁方法阻碍产品质量监督部门或者工商行政管理部门的工作人员依法执行职务的，依法追究刑事责任；拒绝、阻碍未使用暴力、威胁方法的，由公安机关依照治安管理处罚法的规定处罚。

第七节 药品经营质量管理规范

 培训目标

➤ 了解企业主要负责人的质量管理职责，企业主要负责人、质量负责人、质量管理机构负责人及质管人员的资质。

➤ 熟悉仓库设施、设备要求，药品质量验收的要求，对质量不合格药品进行的控制性管理，出库与运输的规定，销售与售后服务的规定。

➤ 掌握首营药品的要求、药品储存的要求、养护工作的主要职责。

➤ 了解从事经营活动的规定，质量负责人、处方审核人员、质量管理和验收人员资质。

➤ 掌握营业场所和仓库设备的要求、陈列与储存的要求。

➤ 熟悉药品购进和验收、销售药品及咨询服务的要求。

一、药品批发的质量管理

1. 企业主要负责人的质量管理职责

企业负责人是药品质量的主要责任人，全面负责企业日常管理，负责提供必要的条件，保证质量管理部门和质量管理人员有效履行职责，确保企业实现质量目标并按照《药品经营质量管理规范》要求经营药品。

企业质量负责人应当由高层管理人员担任，全面负责药品质量管理工作，独立履行职责，在企业内部对药品质量管理具有裁决权。

2. 质量管理机构及其职能

企业应当设立质量管理部门，有效开展质量管理工作。质量管理部门的职责不得由其他部门及人员履行。

质量管理部门应当履行以下职责：督促相关部门和岗位人员执行药品管理的法律法规及《药品经营质量管理规范》；组织制定质量管理体系文件，并指导、监督文件的执行；负责对供货单位和购货单位的合法性、购进药品的合法性，以及供货单位销售人员、购货单位采购人员的合法资格进行审核，并根据审核内容的变化进行动态管理；负责质量信息的收集和管理，并建立药品质量档案；负责药品的验收，指导并监督药品采购、储存、养护、销售、退货、运输等环节的质量管理工作；负责不合格药品的确认，对不合格药品的处理过程实施监督；负责药品质量投诉和质量事故的调查、处理及报告；负责假劣药品的报告；负责药品质量查询；负责指导设定计算机系统质量控制功能；负责计算机系统操作权限的审核和质量管理基础数据的建立及更新；组织验证、校准相关设施设备；负责药品召回的管理；负责药品不良反应的报告；组织质量管理体系的内审和风险评估；组织对药品供货单位及购货单位质量管理体系和服务质量的考察和评价；组织对被委托运输的承运方运输条件和质量保障能力的审查；协助开展质量管理教育和培训；其他应当由质量管理部门履行的职责。

3. 企业主要负责人、质量负责人、质量管理机构负责人及质管人员的资质

企业从事药品经营和质量管理工作的人员，应当符合有关法律法规及《药品经营质量管理规范》规定的资格要求，不得有相关法律法规禁止从业的情形。

企业负责人应当具有大学专科以上学历或者中级以上专业技术职称，经过基本的药学专业知识培训，熟悉有关药品管理的法律法规。

企业质量负责人应当具有大学本科以上学历、执业药师资格和 3 年以上药品经营质量管理工作经历，在质量管理工作中具备正确判断和保障实施的能力。

企业质量管理部门负责人应当具有执业药师资格和 3 年以上药品经营质量管理工作经历，能独立解决经营过程中的质量问题。

企业应当配备符合以下资格要求的质量管理、验收及养护等岗位人员：从事质量管理工作的，应当具有药学中专或者医学、生物、化学等相关专业大学专科以上学历或者具有药学初级以上专业技术职称；从事验收、养护工作的，应当具有药学或者医学、生物、化学等相关专业中专以上学历或者具有药学初级以上专业技术职称；从事中药材、中药饮片验收工作的，应当具有中药学专业中专以上学历或者具有中药学中级以上专业技术职称；从事中药材、中药饮片养护工作的，应当具有中药学专业中专以上学历或者具有中药学初级以上专业技术职称；直接收购地产中药材的，验收人员应当具有中药学中级以上专业技术职称；经营疫苗的企业还应当配备 2 名以上专业技术人员专门负责疫苗质量管理和验收工作，专业技术人员应当具有预防医学、药学、微生物学或者医学等专业本科以上学历及中级以上专业技术职称，并有 3 年以上从事疫苗管理或者技术工作经历。

4. 直接接触药品的人员的健康要求及管理

质量管理、验收、养护、储存等直接接触药品岗位的人员应当进行岗前及年度健康检查，并建立健康档案。患有传染病或者其他可能污染药品的疾病的，不得从事直接接触药品的工作。身体条件不符合相应岗位特定要求的，不得从事相关工作。

5. 仓库设施、设备要求

（1）企业应当具有与其药品经营范围、经营规模相适应的经营场所和库房。

（2）库房的选址、设计、布局、建造、改造和维护应当符合药品储存的要求，防止药品的污染、交叉污染、混淆和差错。

（3）药品储存作业区、辅助作业区应当与办公区和生活区分开一定距离或者有隔离措施。

（4）库房的规模及条件应当满足药品的合理、安全储存，并达到以下要求，便于开展储存作业：库房内外环境整洁，无污染源，库区地面硬化或者绿化；库房内墙、顶光洁，地面平整，门窗结构严密；库房有可靠的安全防护措施，能够对无关人员进入实行可控管理，防止药品被盗、替换或者混入假药；有防止室外装卸、搬运、接收、发运等作业受异常天气影响的措施。

（5）库房应当配备以下设施设备：药品与地面之间有效隔离的设备；避光、通风、防潮、防虫、防鼠等设备；有效调控温湿度及室内外空气交换的设备；自动监测、记录库房温湿度的设备；符合储存作业要求的照明设备；用于零货拣选、拼箱发货操作，以及复核的作业区域和设备；包装物料的存放场所；验收、发货、退货的专用场所；不合格药品专用存放场所；经营特殊管理的药品有符合国家规定的储存设施。

（6）经营中药材、中药饮片的，应当有专用的库房和养护工作场所，直接收购地产中药材的应当设置中药样品室（橱）。

（7）经营冷藏、冷冻药品的，应当配备以下设施设备：与其经营规模和品种相适应的冷库，经营疫苗的应当配备两个以上独立冷库；用于冷库温度自动监测、显示、记录、调控、报警的设备；冷库制冷设备的备用发电机组或者双回路供电系统；对有特殊低温要求的药品，应当配备符合其储存要求的设施设备；冷藏车及车载冷藏箱或者保温箱等设备。

6. 购进药品应符合的条件

企业的采购活动应当符合以下要求：确定供货单位的合法资格，确定所购入药品的合法性，核实供货单位销售人员的合法资格，与供货单位签订质量保证协议。

采购中涉及的首营企业、首营品种，采购部门应当填写相关申请表格，经过质量管理部门和企业质量负责人的审核批准。必要时应当组织实地考察，对供货单位质量管理体系进行评价。

7. 首营药品的要求

采购首营品种应当审核药品的合法性，索取加盖供货单位公章原印章的药品生产或者进口批准证明文件复印件并予以审核，审核无误的方可采购。

以上资料应当归入药品质量档案。

8. 药品质量验收的要求

（1）验收药品应当按照药品批号查验同批号的检验报告书。供货单位为批发企业的，检验报告书应当加盖其质量管理专用章原印章。检验报告书的传递和保存可以采用电子数据形式，但应当保证其合法性和有效性。

（2）企业应当按照验收规定，对每次到货药品进行逐批抽样验收，抽取的样品应当具有代表性：同一批号的药品应当至少检查一个最小包装，但生产企业有特殊质量控制要求或者打开最小包装可能影响药品质量的，可不打开最小包装；破损、污染、渗液、封条损坏等包装异常，以及零货、拼箱的，应当开箱检查至最小包装；外包装及封签完整的原料药、实施批签发管理的生物制品，可不开箱检查。

（3）验收人员应当对抽样药品的外观、包装、标签、说明书，以及相关的证明文件等逐一进行检查、核对。验收结束后，应当将抽取的完好样品放回原包装箱，加封并标示。

（4）特殊管理的药品应当按照相关规定在专库或者专区内验收。

（5）验收药品应当做好验收记录，包括药品的通用名称、剂型、规格、批准文号、批号、生产日期、有效期、生产厂商、供货单位、到货数量、到货日期、验收合格数量、验收结果等内容。验收人员应当在验收记录上签署姓名和验收日期。

中药材验收记录应当包括品名、产地、供货单位、到货数量、验收合格数量等内容。中药饮片验收记录应当包括品名、规格、批号、产地、生产日期、生产厂商、供货单位、到货数量、验收合格数量等内容，实施批准文号管理的中药饮片还应当记录批准文号。

（6）验收不合格的应当注明不合格事项及处置措施。

（7）对实施电子监管的药品，企业应当按规定进行药品电子监管码扫码，并及时将数据上传至中国药品电子监管网系统平台。

（8）企业对未按规定加印或者加贴中国药品电子监管码，或者监管码的印刷不符合规定要求的，应当拒收。监管码信息与药品包装信息不符的，应当及时向供货单位查询，未得到确认之前不得入库，必要时向当地食品药品监督管理部门报告。

（9）企业应当建立库存记录，验收合格的药品应当及时入库登记；验收不合格的，不得入库，并由质量管理部门处理。

（10）企业按《药品经营质量管理规范》规定进行药品直调的，可委托购货单位进行药品验收。购货单位应当严格按照《药品经营质量管理规范》的要求验收药品和进行药品电子监管码的扫码与数据上传，并建立专门的直调药品验收记录。验收当日应当将验收记录相关信息传递给直调企业。

9. 药品储存的要求

企业应当根据药品的质量特性对药品进行合理储存，并符合以下要求：按包装标示的温度要求储存药品，包装上没有标示具体温度的，按照《中国药典》规定的要求进行储存；储存药品相对湿度为 35%～75%；在人工作业的库房储存药品，按质量状态实行色标管理，即合格药品为绿色，不合格药品为红色，待确定药品为黄色；储存药品应当按照要求采取避光、遮光、通风、防潮、防虫、防鼠等措施；搬运和堆码药品应当严格按照外包装标示要求规范操作，堆码高度符合包装图示要求，避免损坏药品包装；药品按批号堆码，不同批号的药品不得混垛，垛间距不小于 5 cm，与库房内墙、顶、温度调控设备及管道等设施间距不小于 30 cm，与地面间距不小于 10 cm；药品与非药品、外用药与其他药品分开存放，中药材和中药饮片分库存放；特殊管理的药品应当按照国家有关规定储存；拆除外包装的零货药品应当集中存放；储存药品的货架、托盘等设施设备应当保持清洁，无破损和杂物堆放；未经批准的人员不得进入储存作业区，储存作业区内的人员不得有影响药品质量和安全的行为；药品储存作业区内不得存放与储存管理无关的物品。

10. 对质量不合格药品进行的控制性管理

对质量可疑的药品应当立即采取停售措施，并在计算机系统中锁定，同时报告质量管理部门确认。对存在质量问题的药品应当采取以下措施：存放于标志明显的专用场所，并有效隔离，不得销售；怀疑为假药的，及时报告食品药品监督管理部门；属于特殊管理的药品，按照国家有关规定处理；不合格药品的处理过程应当有完整的手续和记录；对不合格药品应当查明并分析原因，及时采取预防措施。

11. 养护工作的主要职责

养护人员应当根据库房条件、外部环境、药品质量特性等对药品进行养护，主要内容是：指导和督促储存人员对药品进行合理储存与作业；检查并改善储存条件、防护措施、卫生环境；对库房温湿度进行有效监测、调控；按照养护计划对库存药品的外观、包装等质量状况进行检查，并建立养护记录；对储存条件有特殊要求的或者有效期较短的品种应当进行重点养护；发现有问题的药品应当及时在计算机系统中锁定和记录，并通知质量管理部门处理；对中药材和中药饮片应当按其特性采取有效方法进行养护并记录，所采取的养护方法不得对药品造成污染；定期汇总、分析养护信息。

12. 出库与运输的规定

（1）出库时应当对照销售记录进行复核。发现以下情况不得出库，并报告质量管理部门处理：药品包装出现破损、污染、封口不牢、衬垫不实、封条损坏等问题，包装内有异常响动或者液体渗漏，标签脱落、字迹模糊不清或者标识内容与实物不符，药品已超过有效期，其他异常情况的药品。

（2）药品出库复核应当建立记录，包括购货单位、药品的通用名称、剂型、规格、数量、批号、有效期、生产厂商、出库日期、质量状况和复核人员等内容。

（3）药品拼箱发货的代用包装箱应当有醒目的拼箱标志。

（4）药品出库时，应当附加盖企业药品出库专用章原印章的随货同行单（票）。

（5）企业按照《药品经营质量管理规范》规定直调药品的，直调药品出库时，由供货单位开具两份随货同行单（票），分别发往直调企业和购货单位。随货同行单（票）的内容应当符合《药品经营质量管理规范》的要求，还应当标明直调企业名称。

（6）企业应当按照质量管理制度的要求，严格执行运输操作规程，并采取有效措施保证运输过程中的药品质量与安全。

（7）运输药品，应当根据药品的包装、质量特性并针对车况、道路、天气等因素，选用适宜的运输工具，采取相应措施防止出现破损、污染等问题。

（8）发运药品时，应当检查运输工具，发现运输条件不符合规定的，不得发运。运输药品过程中，运载工具应当保持密闭。

（9）企业应当严格按照外包装标示的要求搬运、装卸药品。

（10）企业应当根据药品的温度控制要求，在运输过程中采取必要的保温或者冷藏、冷冻措施。运输过程中，药品不得直接接触冰袋、冰排等蓄冷剂，防止对药品质量造成影响。在冷藏、冷冻药品运输途中，应当实时监测并记录冷藏车、冷藏箱或者保温箱内的温度数据。企业应当制定冷藏、冷冻药品运输应急预案，对运输途中可能发生的设备故障、异常天气影响、交通拥堵等突发事件，能够采取相应的应对措施。

（11）企业委托其他单位运输药品的，应当对承运方运输药品的质量保障能力进行审计，索取运输车辆的相关资料，符合相关运输设施设备条件和要求的方可委托。企业委托运输药品应当与承运方签订运输协议，明确药品质量责任、遵守运输操作规程和在途时限等内容。企业委托运输药品应当有记录，实现运输过程的质量追溯。记录至少包括发货时间、发货地址、收货单位、收货地址、货单号、药品件数、运输方式、委托经办人、承运单位，采用车辆运输的还应当载明车牌号，并留存驾驶人员的驾驶证复印件。记录应当至少保存 5 年。

（12）已装车的药品应当及时发运并尽快送达。委托运输的，企业应当要求并监督承运方严格履行委托运输协议，防止因在途时间过长影响药品质量。

（13）企业应当采取运输安全管理措施，防止在运输过程中发生药品盗抢、遗失、调换等事故。

（14）特殊管理的药品的运输应当符合国家有关规定。

13. 销售与售后服务的规定

（1）销售的规定。企业应当将药品销售给合法的购货单位，并对购货单位的证明文件、采购人员及提货人员的身份证明进行核实，保证药品销售流向真实、合法。企业应当严格审核购货单位的生产范围、经营范围或者诊疗范围，并按照相应的范围销售药品。

企业销售药品，应当如实开具发票，做到票、账、货、款一致。

企业应当做好药品销售记录。销售记录应当包括药品的通用名称、规格、剂型、批号、有效期、生产厂商、购货单位、销售数量、单价、金额、销售日期等内容。按照《药品经营质量管理规范》规定进行药品直调的，应当建立专门的销售记录。

中药材销售记录应当包括品名、规格、产地、购货单位、销售数量、单价、金额、销售日期等内容；中药饮片销售记录应当包括品名、规格、批号、产地、生产厂商、购货单位、销售数量、单价、金额、销售日期等内容。

销售特殊管理的药品以及国家有专门管理要求的药品，应当严格按照国家有关规定执行。

（2）售后服务。企业应当加强对退货的管理，保证退货环节药品的质量和安全，防止混入假冒药品。

企业应当按照质量管理制度的要求，制定投诉管理操作规程，内容包括投诉渠道及方式、档案记录、调查与评估、处理措施、反馈和事后跟踪等。

企业应当配备专职或者兼职人员负责售后投诉管理，对投诉的质量问题查明原因，采取有效措施及时处理和反馈，并做好记录，必要时应当通知供货单位及药品生产企业。

企业应当及时将投诉及处理结果等信息记入档案，以便查询和跟踪。

企业发现已售出药品有严重质量问题，应当立即通知购货单位停售、追回并做好记录，同时向食品药品监督管理部门报告。

企业应当协助药品生产企业履行召回义务，按照召回计划的要求及时传达、反馈药品召回信息，控制和收回存在安全隐患的药品，并建立药品召回记录。

企业质量管理部门应当配备专职或者兼职人员，按照国家有关规定承担药品不良反应监测和报告工作。

二、药品零售的质量管理

1. 从事经营活动的规定

企业应当按照有关法律法规及《药品经营质量管理规范》的要求制定质量管理文件，开展质量管理活动，确保药品质量。

2. **质量负责人、处方审核人员、质量管理和验收人员的资质**

企业法定代表人或者企业负责人应当具备执业药师资格。

企业应当按照国家有关规定配备执业药师，负责处方审核，指导合理用药。

质量管理、验收人员应当具有药学或者医学、生物、化学等相关专业学历或者具有药学专业技术职称。从事中药饮片质量管理、验收人员应当具有中药学中专以上学历或者具有中药学专业初级以上专业技术职称。

3. **直接接触药品人员的健康要求**

企业应当对直接接触药品岗位的人员进行岗前及年度健康检查，并建立健康档案。患有传染病或者其他可能污染药品的疾病的，不得从事直接接触药品的工作。

4. **营业场所和仓库设备的要求**

企业的营业场所应当与其药品经营范围、经营规模相适应，并与药品储存、办公、生活辅助及其他区域分开。

营业场所应当具有相应设施或者采取其他有效措施，避免药品受室外环境的影响，并做到宽敞、明亮、整洁、卫生。

营业场所应当有以下营业设备：货架和柜台；监测、调控温度的设备；经营中药饮片的，有存放饮片和处方调配的设备；经营冷藏药品的，有专用冷藏设备；经营第二类精神药品、毒性中药品种和罂粟壳的，有符合安全规定的专用存放设备；药品拆零销售所需的调配工具、包装用品。

仓库应当有以下设施设备：药品与地面之间有效隔离的设备；避光、通风、防潮、防虫、防鼠等设备；有效监测和调控温湿度的设备；符合储存作业要求的照明设备；验收专用场所；不合格药品专用存放场所；经营冷藏药品的，有与其经营品种及经营规模相适应的专用设备。

5. **药品购进和验收**

药品到货时，收货人员应当按采购记录，对照供货单位的随货同行单（票）核实药品实物，做到票、账、货相符。

企业应当按规定的程序和要求对到货药品逐批进行验收，并做好验收记录。验收抽取的样品应当具有代表性。冷藏药品到货时，应当按照《药品经营质量管理规范》规定进行检查。验收药品应当按照《药品经营质量管理规范》规定查验药品检验报告书。特殊管理的药品应当按照相关规定进行验收。

验收合格的药品应当及时入库或者上架，实施电子监管的药品，还应当按照规定进行扫码和数据上传，验收不合格的，不得入库或者上架，并报告质量管理人员处理。

6. 陈列与储存的要求

药品的陈列应当符合以下要求：按剂型、用途以及储存要求分类陈列，并设置醒目标志，类别标签字迹清晰、放置准确；药品放置于货架（柜），摆放整齐有序，避免阳光直射；处方药、非处方药分区陈列，并有各自专用标识；处方药不得采用开架自选的方式陈列和销售；外用药与其他药品分开摆放；拆零销售的药品集中存放于拆零专柜或者专区；第二类精神药品、毒性中药品种和罂粟壳不得陈列；冷藏药品放置在冷藏设备中，按规定对温度进行监测和记录，并保证存放温度符合要求；中药饮片柜斗谱的书写应当正名正字；装斗前应当复核，防止错斗、串斗；应当定期清斗，防止饮片生虫、发霉、变质；不同批号的饮片装斗前应当清斗并记录；经营非药品应当设置专区，与药品区域明显隔离，并有醒目标志。

企业应当定期对陈列、存放的药品进行检查，重点检查拆零药品和易变质、近效期、摆放时间较长的药品以及中药饮片。发现有质量疑问的药品应当及时撤柜，停止销售，由质量管理人员确认和处理，并保留相关记录。

企业设置库房的，库房的药品储存与养护管理应当符合相关规定。

7. 销售药品及咨询服务的要求

（1）销售药品要求。企业应当在营业场所的显著位置悬挂《药品经营许可证》、营业执照、执业药师注册证等。

1）营业人员应当佩戴有照片、姓名、岗位等内容的工作牌，是执业药师和药学技术人员的，工作牌还应当标明执业资格或者药学专业技术职称。在岗执业的执业药师应当挂牌明示。

2）销售药品应当符合以下要求：处方经执业药师审核后方可调配；对处方所列药品不得擅自更改或者代用，对有配伍禁忌或者超剂量的处方，应当拒绝调配，但经处方医师更正或者重新签字确认的，可以调配；调配处方后经过核对方可销售；处方审核、调配、核对人员应当在处方上签字或者盖章，并按照有关规定保存处方或者其复印件；销售近效期药品应当向顾客告知有效期；销售中药饮片做到计量准确，并告知煎服方法及注意事项；提供中药饮片代煎服务，应当符合国家有关规定。

3）企业销售药品应当开具销售凭证，内容包括药品名称、生产厂商、数量、价格、批号、规格等，并做好销售记录。

4）药品拆零销售应当符合以下要求：负责拆零销售的人员经过专门培训；拆零的工作台及工具保持清洁、卫生，防止交叉污染；做好拆零销售记录，内容包括拆零起始日期、药品的通用名称、规格、批号、生产厂商、有效期、销售数量、销售日期、分拆及复核人员等；拆零销售应当使用洁净、卫生的包装，包装上注明药品名称、规格、数量、用法、用量、批号、有效期以及药店名称等内容；提供药品说明书原件或者复印件；拆零销售期间，保留原包装和说明书。

　　5）销售特殊管理的药品和国家有专门管理要求的药品，应当严格执行国家有关规定。

　　6）药品广告宣传应当严格执行国家有关广告管理的规定。

　　7）非本企业在职人员不得在营业场所内从事药品销售相关活动。

　　8）对实施电子监管的药品，在售出时，应当进行扫码和数据上传。

　　9）除药品质量原因外，药品一经售出，不得退换。

　　（2）咨询服务要求。企业应当在营业场所公布食品药品监督管理部门的监督电话，设置顾客意见簿，及时处理顾客对药品质量的投诉。

　　企业应当按照国家有关药品不良反应报告制度的规定，收集、报告药品不良反应信息。

　　企业发现已售出药品有严重质量问题，应当及时采取措施追回药品并做好记录，同时向食品药品监督管理部门报告。

　　企业应当协助药品生产企业履行召回义务，控制和收回存在安全隐患的药品，并建立药品召回记录。

第八节　药品流通监督管理办法

 培训目标

➤ 了解企业对其购销人员的培训责任，药品的购进、储存。

➤ 熟悉销售药品应当提供的资料、不得从事的经营活动、不得采用的供药方式。

➤ 掌握药品销售凭证的内容及保存期限，销售处方药、甲类非处方药的人员要求。

一、药品生产、经营企业购销药品的监督管理

1. 企业对其购销人员的培训责任

药品生产、经营企业应当对其购销人员进行药品相关的法律、法规和专业知识培训，建立培训档案，培训档案中应当记录培训时间、地点、内容及接受培训的人员。

2. 销售药品应当提供的资料

药品生产企业、药品批发企业销售药品时，应当提供下列资料：加盖本企业原印章的《药品生产许可证》或《药品经营许可证》和营业执照的复印件；加盖本企业原印章的所销售药品的批准证明文件复印件；销售进口药品的，按照国家有关规定提供相关证明

文件。

3. 药品销售凭证的内容及保存期限

药品生产企业、药品批发企业销售药品时，应当开具标明供货单位名称、药品名称、生产厂商、批号、数量、价格等内容的销售凭证。药品零售企业销售药品时，应当开具标明药品名称、生产厂商、数量、价格、批号等内容的销售凭证。

药品生产、经营企业留存的资料和销售凭证，应当保存至超过药品有效期1年，但不得少于3年。

4. 不得从事的经营活动

药品生产、经营企业知道或者应当知道他人从事无证生产、经营药品行为的，不得为其提供药品。药品生产、经营企业不得为他人以本企业的名义经营药品提供场所，或者资质证明文件，或者票据等便利条件。药品生产、经营企业不得以展示会、博览会、交易会、订货会、产品宣传会等方式现货销售药品。药品经营企业不得购进和销售医疗机构配制的制剂。未经药品监督管理部门审核同意，药品经营企业不得改变经营方式。

5. 销售处方药、甲类非处方药的人员要求

经营处方药和甲类非处方药的药品零售企业，执业药师或者其他依法经资格认定的药学技术人员不在岗时，应当挂牌告知，并停止销售处方药和甲类非处方药。

二、医疗机构购进、储存药品的监督管理

1. 药品的购进、储存

医疗机构设置的药房，应当具有与所使用药品相适应的场所、设备、仓储设施和卫生环境，配备相应的药学技术人员，并设立药品质量管理机构或者配备质量管理人员，建立药品保管制度。

医疗机构购进药品时，应索取、查验、保存供货企业有关证件、资料、票据。必须建立并执行进货检查验收制度，并建有真实完整的药品购进记录。药品购进记录必须注明药品的通用名称、生产厂商（中药材标明产地）、剂型、规格、批号、生产日期、有效期、批准文号、供货单位、数量、价格、购进日期。药品购进记录必须保存至超过药品有效期1年，但不得少于3年。

医疗机构储存药品，应当制订和执行有关药品保管、养护的制度，并采取必要的冷藏、防冻、防潮、避光、通风、防火、防虫、防鼠等措施，保证药品质量。

医疗机构应当将药品与非药品分开存放，中药材、中药饮片、化学药品、中成药应分别储存、分类存放。

2. 不得采用的供药方式

医疗机构和计划生育技术服务机构不得未经诊疗直接向患者提供药品。医疗机构不得采用邮售、互联网交易等方式直接向公众销售处方药。

第九节　反不正当竞争法

 培训目标

➢ 掌握经营者在市场交易中应当遵循的原则及不正当竞争的界定。

➢ 熟悉不正当竞争行为的内容。

➢ 了解不正当竞争行为应当承担的法律责任。

一、概述

1. 经营者在市场交易中应当遵循的原则

经营者在市场交易中，应当遵循自愿、平等、公平、诚实信用的原则，遵守公认的商业道德。

2. 不正当竞争的界定

不正当竞争，是指经营者违反《中华人民共和国反不正当竞争法》（以下简称《反不正当竞争法》）规定，损害其他经营者的合法权益，扰乱社会经济秩序的行为。

二、不正当竞争行为

1. 欺诈性交易行为

经营者不得采用下列不正当手段从事市场交易，损害竞争对手：假冒他人的注册商标；擅自使用知名商品特有的名称、包装、装潢，或者使用与知名商品近似的名称、包装、装潢，造成和他人的知名商品相混淆，使购买者误认为是该知名商品；擅自使用他人的企业名称或者姓名，引人误认为是他人的商品；在商品上伪造或者冒用认证标志、名优标志等质量标志，伪造产地，对商品质量作引人误解的虚假表示。

2. 商业贿赂行为

经营者不得采用财物或者其他手段进行贿赂以销售或者购买商品。在账外暗中给予对方单位或者个人回扣的，以行贿论处；对方单位或者个人在账外暗中收受回扣的，以受贿论处。

经营者销售或者购买商品，可以以明示方式给对方折扣，可以给中间人佣金。经营者给对方折扣、给中间人佣金的，必须如实入账。接受折扣、佣金的经营者必须如实入账。

3. 虚假宣传行为

经营者不得利用广告或者其他方法，对商品的质量、制作成分、性能、用途、生产者、有效期限、产地等作引人误解的虚假宣传。

广告的经营者不得在明知或者应知的情况下，代理、设计、制作、发布虚假广告。

4. 侵犯商业秘密行为

商业秘密，是指不为公众所知悉、能为权利人带来经济利益、具有实用性并经权利人采取保密措施的技术信息和经营信息。

第三人明知或者应知，以盗窃、利诱、胁迫、披露、使用、违反约定、违反权利人有关保守商业秘密的要求等获取权利人的商业秘密，视为侵犯商业秘密。其行为为侵犯商业秘密行为。

5. 低价倾销行为

经营者不得以排挤竞争对手为目的，以低于成本的价格销售商品。有下列情形之一的，不属于不正当竞争行为：销售鲜活商品，处理有效期限即将到期的商品或者其他积压的商品，季节性降价，因清偿债务、转产、歇业降价销售商品。

6. 不正当有奖销售行为

经营者不得从事下列有奖销售：采用谎称有奖或者故意让内定人员中奖的欺骗方式进行有奖销售；利用有奖销售的手段推销质次价高的商品；抽奖式的有奖销售，最高奖的金额超过5 000元。

7. 诋毁商誉行为

经营者不得捏造、散布虚伪事实，损害竞争对手的商业信誉、商品声誉。

8. 搭售或附加其他不合理条件的行为

经营者销售商品，不得违背购买者的意愿搭售商品或者附加其他不合理的条件。

9. 招标投标中的串通行为的认定

投标者不得串通投标，抬高标价或者压低标价。投标者和招标者不得相互勾结，以排挤竞争对手的公平竞争。

三、不正当竞争行为应当承担的法律责任

1. 经营者给被侵害的经营者造成损害的，应当承担损害赔偿责任，被侵害的经营者的损失难以计算的，赔偿额为侵权人在侵权期间因侵权所获得的利润；并应当承担被侵害的经

营者因调查该经营者侵害其合法权益的不正当竞争行为所支付的合理费用。

2. 被侵害的经营者的合法权益受到不正当竞争行为损害的，可以向人民法院提起诉讼。

3. 经营者假冒他人的注册商标，擅自使用他人的企业名称或者姓名，伪造或者冒用认证标志、名优标志等质量标志，伪造产地，对商品质量作引人误解的虚假表示的，依照《中华人民共和国商标法》《中华人民共和国产品质量法》的规定处罚。

4. 经营者擅自使用知名商品特有的名称、包装、装潢，或者使用与知名商品近似的名称、包装、装潢，造成和他人的知名商品相混淆，使购买者误认为是该知名商品的，监督检查部门应当责令停止违法行为，没收违法所得，可以根据情节处以违法所得1倍以上3倍以下的罚款；情节严重的，可以吊销营业执照。销售伪劣商品，构成犯罪的，依法追究刑事责任。

5. 经营者采用财物或者其他手段进行贿赂以销售或者购买商品，构成犯罪的，依法追究刑事责任；不构成犯罪的，监督检查部门可以根据情节处以1万元以上20万元以下的罚款，有违法所得的，予以没收。

6. 公用企业或者其他依法具有独占地位的经营者，限定他人购买其指定的经营者的商品，以排挤其他经营者的公平竞争的，省级或者设区的市的监督检查部门应当责令停止违法行为，可以根据情节处以5万元以上20万元以下的罚款。被指定的经营者借此销售质次价高商品或者滥收费用的，监督检查部门应当没收违法所得，可以根据情节处以违法所得1倍以上3倍以下的罚款。

7. 经营者利用广告或者其他方法，对商品作引人误解的虚假宣传的，监督检查部门应当责令停止违法行为，消除影响，可以根据情节处以1万元以上20万元以下的罚款。

广告的经营者，在明知或者应知的情况下，代理、设计、制作、发布虚假广告的，监督检查部门应当责令停止违法行为，没收违法所得，并依法处以罚款。

8. 侵犯商业秘密的，监督检查部门应当责令停止违法行为，可以根据情节处以1万元以上20万元以下的罚款。

9. 经营者进行不正当的有奖销售的，监督检查部门应当责令停止违法行为，可以根据情节处以1万元以上10万元以下的罚款。

10. 投标者串通投标，抬高标价或者压低标价；投标者和招标者相互勾结，以排挤竞争对手的公平竞争的，其中标无效。监督检查部门可以根据情节处以1万元以上20万元以下的罚款。

11. 经营者有违反被责令暂停销售，不得转移、隐匿、销毁与不正当竞争行为有关的财物的行为的，监督检查部门可以根据情节处以被销售、转移、隐匿、销毁财物的价款的1倍以上3倍以下的罚款。

第十节 药品召回管理办法

 培训目标

➤ 了解药品生产企业、经营企业、使用单位有关药品召回的责任与义务。

➤ 熟悉药品召回、安全隐患的界定。

➤ 掌握药品安全隐患的调查与评估的主体，药品召回分级，主动召回的情形、组织实施、效果评价，责令召回的情形、组织实施、后续处理。

一、概述

1. 药品召回、安全隐患的界定

药品召回，是指药品生产企业（包括进口药品的境外制药厂商）按照规定的程序收回已上市销售的存在安全隐患的药品。

安全隐患，是指由于研发、生产等原因可能使药品具有的危及人体健康和生命安全的不合理危险。

2. 药品生产企业、经营企业、使用单位有关药品召回的责任与义务

药品生产企业应当按规定建立和完善药品召回制度，收集药品安全的相关信息，对可能具有安全隐患的药品进行调查、评估，召回存在安全隐患的药品。药品经营企业、使用单位应当协助药品生产企业履行召回义务，按照召回计划的要求及时传达、反馈药品召回信息，控制和收回存在安全隐患的药品。

二、药品安全隐患的调查与评估

1. 调查与评估的主体

药品生产企业应当对药品可能存在的安全隐患进行调查。药品监督管理部门对药品可能存在的安全隐患开展调查时，药品生产企业应当予以协助。药品经营企业、使用单位应当配合药品生产企业或者药品监督管理部门开展有关药品安全隐患的调查，提供有关资料。

2. 药品召回分级

根据药品安全隐患的严重程度，药品召回分为三级。使用该药品可能引起严重健康危害的，为一级召回；使用该药品可能引起暂时的或者可逆的健康危害的，为二级召回；使用该

药品一般不会引起健康危害，但由于其他原因需要收回的，为三级召回。

三、主动召回

1. 召回的情形

药品生产企业应当对收集的信息进行分析，对可能存在安全隐患的药品按要求进行调查评估，发现药品存在安全隐患的，应当决定召回。进口药品的境外制药厂商在境外实施药品召回的，应当及时报告国家食品药品监督管理局；在境内进行召回的，由进口单位按照本办法的规定负责具体实施。

2. 组织实施

药品生产企业在作出药品召回决定后，应当制订召回计划并组织实施，一级召回在 24 小时内，二级召回在 48 小时内，三级召回在 72 小时内，通知到有关药品经营企业、使用单位停止销售和使用，同时向所在地省、自治区、直辖市药品监督管理部门报告。

3. 效果评价

省、自治区、直辖市药品监督管理部门应当自收到总结报告之日起 10 日内对报告进行审查，并对召回效果进行评价，必要时组织专家进行审查和评价。审查和评价结论应当以书面形式通知药品生产企业。

经过审查和评价，认为召回不彻底或者需要采取更为有效的措施的，药品监督管理部门应当要求药品生产企业重新召回或者扩大召回范围。

四、责令召回

1. 召回的情形

药品监督管理部门经过调查评估，认为存在安全隐患，药品生产企业应当召回药品而未主动召回的，应当责令药品生产企业召回药品。

2. 组织实施

药品监督管理部门作出责令召回决定，应当将责令召回通知书送达药品生产企业。药品生产企业在收到责令召回通知书后，应当按规定通知药品经营企业和使用单位，制订、提交召回计划，并组织实施。

3. 后续处理

药品生产企业应当向药品监督管理部门报告药品召回的相关情况，进行召回药品的后续处理。药品监督管理部门应当对药品生产企业提交的药品召回总结报告进行审查，并对召回效果进行评价。经过审查和评价，认为召回不彻底或者需要采取更为有效的措施的，药品监督管理部门可以要求药品生产企业重新召回或者扩大召回范围。

第十一节 处方管理办法

 培训目标

➤ 了解处方管理办法的适用范围，处方权的获得，购进同一通用名称药品品种的限制，不同情况及剂型的麻醉药品、精神药品处方的用法和用量，处方点评制度，不得从事处方调剂工作的规定，药师未按规定调剂麻醉药品和精神药品处方的处罚，药师未按规定调剂处方药品的处罚。

➤ 熟悉处方界定，处方标准，处方书写规则，开具处方时使用药品名称的要求，处方一般用量，处方保存期限及销毁程序，麻醉药品、精神药品专册登记的规定，未按规定保管麻醉药品、精神药品处方及未依照规定进行专册登记的处罚。

➤ 掌握处方开具与调剂的原则，处方有效期，利用计算机开具、传递处方和调剂处方的要求，处方的调剂，使用未取得任职资格的人员从事处方调剂工作的处罚。

一、概述

1. 适用范围及处方界定

《处方管理办法》适用于与处方开具、调剂、保管相关的医疗机构及其人员。

处方，是指由注册的执业医师和执业助理医师在诊疗活动中为患者开具的、由取得药学专业技术职务任职资格的药学专业技术人员审核、调配、核对，并作为患者用药凭证的医疗文书。处方包括医疗机构病区用药医嘱单。

2. 处方开具与调剂的原则

医师开具处方和药师调剂处方应当遵循安全、有效、经济的原则。处方药应当凭医师处方销售、调剂和使用。

二、处方管理的一般规定

1. 处方标准

处方标准由卫生部统一规定，处方格式由省、自治区、直辖市卫生行政部门统一制定，处方由医疗机构按照规定的标准和格式印制。

2. 处方书写规则

处方书写应当符合下列规则：（1）患者一般情况、临床诊断填写清晰、完整，并与病历记载相一致。（2）每张处方限于一名患者的用药。（3）字迹清楚，不得涂改；如需修改，应当在修改处签名并注明修改日期。（4）药品名称应当使用规范的中文名称书写；医疗机构或者医师、药师不得自行编制药品缩写名称或者使用代号；书写药品名称、剂量、规格、用法、用量要准确规范，药品用法可用规范的中文、英文、拉丁文或者缩写体书写，但不得使用"遵医嘱""自用"等含糊不清字句。（5）患者年龄应当填写实足年龄，新生儿、婴幼儿写日、月龄，必要时要注明体重。（6）西药和中成药可以分别开具处方，也可以开具一张处方，中药饮片应当单独开具处方。（7）开具西药、中成药处方，每一种药品应当另起一行，每张处方不得超过 5 种药品。（8）中药饮片处方的书写，一般应当按照"君、臣、佐、使"的顺序排列；调剂、煎煮的特殊要求注明在药品右上方，并加括号，如布包、先煎、后下等；对饮片的产地、炮制有特殊要求的，应当在药品名称之前写明。（9）药品用法用量应当按照药品说明书规定的常规用法用量使用，特殊情况需要超剂量使用时，应当注明原因并再次签名。（10）除特殊情况外，应当注明临床诊断；开具处方后的空白处画一斜线以示处方完毕；处方医师的签名式样和专用签章应当与院内药学部门留样备查的式样相一致，不得任意改动，否则应当重新登记留样备案。

3. 药品剂量与数量的书写要求

药品剂量与数量用阿拉伯数字书写。剂量应当使用法定剂量单位。

片剂、丸剂、胶囊剂、颗粒剂分别以片、丸、粒、袋为单位，溶液剂以支、瓶为单位，软膏及乳膏剂以支、盒为单位，注射剂以支、瓶为单位，应当注明含量，中药饮片以剂为单位。

三、处方权的获得

1. 普通处方权的取得

（1）经注册的执业医师在执业地点取得相应的处方权。

（2）经注册的执业助理医师在医疗机构开具的处方，应当经所在执业地点执业医师签名或加盖专用签章后方有效。

（3）经注册的执业助理医师在乡、民族乡、镇、村的医疗机构独立从事一般的执业活动，可以在注册的执业地点取得相应的处方权。

（4）医师应当在注册的医疗机构签名留样或者专用签章备案后，方可开具处方。

（5）试用期人员开具处方，应当经所在医疗机构有处方权的执业医师审核，并签名或加盖专用签章后方有效。

（6）进修医师由接收进修的医疗机构对其胜任本专业工作的实际情况进行认定后授予相应的处方权。

2．麻醉药品与第一类精神药品处方权和调剂资格的取得

医疗机构应当按照有关规定，对本机构执业医师和药师进行麻醉药品和精神药品使用知识和规范化管理的培训。执业医师经考核合格后取得麻醉药品和第一类精神药品的处方权，药师经考核合格后取得麻醉药品和第一类精神药品调剂资格。

医师取得麻醉药品和第一类精神药品处方权后，方可在本机构开具麻醉药品和第一类精神药品处方，但不得为自己开具该类药品处方。药师取得麻醉药品和第一类精神药品调剂资格后，方可在本机构调剂麻醉药品和第一类精神药品。

四、处方的开具

1．购进同一通用名称药品品种的限制

同一通用名称药品的品种，注射剂型和口服剂型各不得超过 2 种，处方组成类同的复方制剂 1～2 种。因特殊诊疗需要使用其他剂型和剂量规格药品的情况除外。

2．开具处方时使用药品名称的要求

医师开具处方应当使用经药品监督管理部门批准并公布的药品通用名称、新活性化合物的专利药品名称和复方制剂药品名称。医师开具院内制剂处方时应当使用经省级卫生行政部门审核、药品监督管理部门批准的名称。医师可以使用由卫生部公布的药品习惯名称开具处方。

3．处方有效期

处方开具当日有效。特殊情况下需延长有效期的，由开具处方的医师注明有效期限，但有效期最长不得超过 3 天。

4．处方一般用量

处方一般不得超过 7 日用量。急诊处方一般不得超过 3 日用量。对于某些慢性病、老年病或特殊情况，处方用量可适当延长，但医师应当注明理由。

5．不同情况及剂型的麻醉药品和精神药品处方的用法和用量

（1）为门（急）诊患者开具的麻醉药品注射剂，每张处方为一次常用量。控缓释制剂，每张处方不得超过 7 日常用量。其他剂型，每张处方不得超过 3 日常用量。

（2）第一类精神药品注射剂，每张处方为一次常用量。控缓释制剂，每张处方不得超过 7 日常用量。其他剂型，每张处方不得超过 3 日常用量。哌醋甲酯用于治疗儿童多动症时，每张处方不得超过 15 日常用量。

（3）第二类精神药品一般每张处方不得超过 7 日常用量。对于慢性病或某些特殊情况的患者，处方用量可以适当延长，医师应当注明理由。

（4）为门（急）诊癌症疼痛患者和中、重度慢性疼痛患者开具的麻醉药品、第一类精神药品注射剂，每张处方不得超过 3 日常用量。控缓释制剂，每张处方不得超过 15 日常用量。其他剂型，每张处方不得超过 7 日常用量。

（5）为住院患者开具的麻醉药品和第一类精神药品处方应当逐日开具，每张处方为 1 日常用量。

6. 利用计算机开具、传递处方和调剂处方的要求

医师利用计算机开具、传递普通处方时，应当同时打印出纸质处方，其格式与手写处方一致。打印的纸质处方经签名或者加盖签章后有效。药师核发药品时，应当核对打印的纸质处方，无误后发给药品，并将打印的纸质处方与计算机传递处方同时收存备查。

五、处方的调剂

1. 调剂处方药品的操作规程

药师应当按照操作规程调剂处方药品：认真审核处方，准确调配药品，正确书写药袋或粘贴标签，注明患者姓名和药品名称、用法、用量、包装；向患者交付药品时，按照药品说明书或者处方用法，进行用药交代与指导，包括每种药品的用法、用量、注意事项等。

2. 处方用药适宜性审核的内容及用药不适宜情形的处理

药师应当对处方用药适宜性进行审核，审核内容包括：规定必须做皮试的药品，处方医师是否注明过敏试验及结果的判定；处方用药与临床诊断的相符性；剂量、用法的正确性；选用剂型与给药途径的合理性；是否有重复给药现象；是否有潜在临床意义的药物相互作用和配伍禁忌；其他用药不适宜情况。

药师经处方审核后，认为存在用药不适宜时，应当告知处方医师，请其确认或者重新开具处方。药师发现严重不合理用药或者用药错误，应当拒绝调剂，及时告知处方医师，并应当记录，按照有关规定报告。

3. 调剂处方"四查十对"、签名及不得调剂的规定

（1）处方颜色。普通处方的印刷用纸为白色；急诊处方印刷用纸为淡黄色，右上角标注"急诊"；儿科处方印刷用纸为淡绿色，右上角标注"儿科"；麻醉药品和第一类精神药品处方印刷用纸为淡红色，右上角标注"麻、精一"；第二类精神药品处方印刷用纸为白色，右上角标注"精二"。

（2）药师调剂处方时必须做到"四查十对"。查处方，对科别、姓名、年龄；查药品，对药名、剂型、规格、数量；查配伍禁忌，对药品性状、用法用量；查用药合理性，对临床诊断。

（3）药师在完成处方调剂后，应当在处方上签名或者加盖专用签章。

（4）药师对于不规范处方或者不能判定其合法性的处方，不得调剂。

4．不得限制门诊就诊人员持处方外购药品的规定

除麻醉药品、精神药品、医疗用毒性药品和儿科处方外，医疗机构不得限制门诊就诊人员持处方到药品零售企业购药。

六、监督管理

1．处方点评制度

医疗机构应当建立处方点评制度，填写处方评价表，对处方实施动态监测及超常预警，登记并通报不合理处方，对不合理用药及时予以干预。

2．不得从事处方调剂工作的规定

未取得药学专业技术职务任职资格的人员不得从事处方调剂工作。

3．处方保存期限及销毁程序

处方由调剂处方药品的医疗机构妥善保存。普通处方、急诊处方、儿科处方保存期限为1年，医疗用毒性药品、第二类精神药品处方保存期限为2年，麻醉药品和第一类精神药品处方保存期限为3年。处方保存期满后，经医疗机构主要负责人批准、登记备案，方可销毁。

4．麻醉药品、精神药品专册登记的规定

医疗机构应当根据麻醉药品和精神药品处方开具情况，按照麻醉药品和精神药品品种、规格对其消耗量进行专册登记，登记内容包括发药日期、患者姓名、用药数量。专册保存期限为3年。

七、法律责任

1．使用未取得任职资格的人员从事处方调剂工作的处罚

使用未取得任职资格的人员从事处方调剂工作的处罚，由县级以上卫生行政部门按照《医疗机构管理条例》相关规定，责令限期改正，并可处以5 000元以下的罚款；情节严重的，吊销其《医疗机构执业许可证》。

2．未按规定保管麻醉药品和精神药品处方及未依照规定进行专册登记的处罚

医疗机构未按照规定保管麻醉药品和精神药品处方及未依照规定进行专册登记的，由设区的市级卫生行政部门责令限期改正，给予警告；逾期不改正的，处5 000元以上10 000元以下的罚款；情节严重的，吊销其印鉴卡；对直接负责的主管人员和其他直接责任人员，依法给予降级、撤职、开除的处分。

3. 药师未按规定调剂麻醉药品和精神药品处方的处罚

药师未按规定调剂麻醉药品和精神药品处方的，由县级以上卫生行政部门按照《麻醉药品和精神药品管理条例》的规定予以处罚。

4. 药师未按规定调剂处方药品的处罚

药师未按照规定调剂处方药品，情节严重的，由县级以上卫生行政部门责令改正、通报批评，给予警告；并由所在医疗机构或者其上级单位给予纪律处分。

第十二节　医疗用毒性药品管理办法

 培训目标

➤ 了解医疗用毒性药品生产、加工、收购、经营、配方用药的规定。

➤ 熟悉医疗用毒性药品的概念、医疗单位供应和调配规定。

➤ 掌握医疗用毒性药品的保管、领发、核对制度。

一、概述

为加强医疗用毒性药品的管理，防止中毒或死亡事故的发生，根据《中华人民共和国药品管理法》的规定，制定《医疗用毒性药品管理办法》。

医疗用毒性药品，系指毒性剧烈、治疗剂量与中毒剂量相近，使用不当会致人中毒或死亡的药品。

毒性中药品种有：砒石（红砒、白砒），砒霜，水银，生马前子，生川乌，生草乌，生白附子，生附子，生半夏，生南星，生巴豆，斑蝥，青娘虫，红娘虫，生甘遂，生狼毒，生藤黄，生千金子，生天仙子，闹阳花，雪上一枝蒿，红升丹，白降丹，蟾酥，洋金花，红粉，轻粉，雄黄。

二、医疗用毒性药品的生产、经营、使用管理

1. 生产、加工、收购、经营、配方用药的规定

（1）毒性药品年度生产、收购、供应和配制计划，由省、自治区、直辖市医药管理部门根据医疗需要制定，经省、自治区、直辖市卫生行政部门审核后，由医药管理部门下达给指定的毒性药品生产、收购、供应单位，并抄报卫生部、国家医药管理局和国家中医药管理

局。生产单位不得擅自改变生产计划，自行销售。

（2）药厂必须由医药专业人员负责生产、配制和质量检验，并建立严格的管理制度，严防与其他药品混杂。每次配料，必须经复核无误，并详细记录每次生产所用原料和成品数，经手人要签字备查。所有工具、容器要处理干净，以防污染其他药品。标示量要准确无误，包装容器要有毒药标志。

（3）毒性药品的收购、经营，由各级医药管理部门指定的药品经营单位负责；配方用药由国营药店、医疗单位负责。其他任何单位或者个人均不得从事毒性药品的收购、经营和配方业务。

（4）凡加工炮制毒性中药，必须按照《中华人民共和国药典》或者省、自治区、直辖市卫生行政部门制定的《炮制规范》的规定进行。药材符合药用要求的，方可供应、配方和用于中成药生产。

（5）生产毒性药品及其制剂，必须严格执行生产工艺操作规程，在本单位药品检验人员的监督下准确投料，并建立完整的生产记录，保存5年备查。在生产毒性药品过程中产生的废弃物，必须妥善处理，不得污染环境。

2．保管、领发、核对制度

收购、经营、加工、使用毒性药品的单位必须建立健全保管、验收、领发、核对等制度，严防收假、发错，严禁与其他药品混杂，做到划定仓间或仓位，专柜加锁并由专人保管。

毒性药品的包装容器上必须印有毒药标志，在运输毒性药品的过程中，应当采取有效措施，防止发生事故。

3．医疗单位供应和调配规定

医疗单位供应和调配毒性药品，凭医生签名的正式处方。国营药店供应和调配毒性药品，凭盖有医生所在的医疗单位公章的正式处方。每次处方剂量不得超过2日极量。

调配处方时，必须认真负责，计量准确，按医嘱注明要求，并由配方人员及具有药师以上技术职称的复核人员签名盖章后方可发出。对处方未注明"生用"的毒性中药，应当付炮制品。如发现处方有疑问时，须经原处方医生重新审定后再行调配。处方一次有效，取药后处方保存2年备查。

4．擅自生产、收购、经营毒性药品的处罚

擅自生产、收购、经营毒性药品的单位或者个人，由县以上卫生行政部门没收其全部毒性药品，并处以警告或按非法所得的5至10倍罚款。情节严重、致人伤残或死亡，构成犯罪的，由司法机关依法追究其刑事责任。

当事人对处罚不服的，可在接到处罚通知之日起15日内，向作出处理的机关的上级机关申请复议。但申请复议期间仍应执行原处罚决定。上级机关应在接到申请之日起 10 日内作出答复。对答复不服的，可在接到答复之日起 15 日内，向人民法院起诉。

第十三节 药品价格相关规定

 培训目标

➤ 了解制定价格法的目的、实行政府指导价或政府定价的商品和服务价格，熟悉价格法的适用范围、我国的基本价格制度。

➤ 掌握经营者在价格活动中的主要权利和义务、经营者不正当价格行为。

➤ 了解制定价格违法行为行政处罚规定的目的和立法依据。

➤ 熟悉经营者哄抬价格应当承担的法律责任，经营者变相提高价格的法律责任，对经营者从重处罚的情形，经营者不执行政府指导价、政府定价的处罚。

➤ 了解药品政府定价的目的和依据、政府定价遵循的原则。

一、价格法

1. 制定价格法的目的

制定《中华人民共和国价格法》（以下简称《价格法》）的目的是为规范价格行为，发挥价格合理配置资源的作用，稳定市场价格总水平，保护消费者和经营者的合法权益，促进社会主义市场经济健康发展。

2. 价格法的适用范围

中华人民共和国境内发生的价格行为适用《价格法》。价格包括商品价格和服务价格。商品价格是指各类有形产品和无形资产的价格，服务价格是指各类有偿服务的收费。

3. 我国的基本价格制度

国家实行并逐步完善宏观经济调控下主要由市场形成价格的机制。价格的制定应当符合价值规律，大多数商品和服务价格实行市场调节价，极少数商品和服务价格实行政府指导价或者政府定价。

4. 经营者在价格活动中的主要权利和义务

经营者进行价格活动，享有下列权利：自主制定属于市场调节的价格；在政府指导价规定的幅度内制定价格；制定属于政府指导价、政府定价产品范围内的新产品的试销价格，特定产品除外；检举、控告侵犯其依法自主定价权利的行为。

5. 经营者不正当价格行为

经营者不得有下列不正当价格行为：相互串通，操纵市场价格，损害其他经营者或者消费者的合法权益；在依法降价处理鲜活商品、季节性商品、积压商品等商品外，为了排挤竞争对手或者独占市场，以低于成本的价格倾销，扰乱正常的生产经营秩序，损害国家利益或者其他经营者的合法权益；捏造、散布涨价信息，哄抬价格，推动商品价格过高上涨的；利用虚假的或者使人误解的价格手段，诱骗消费者或者其他经营者与其进行交易；提供相同商品或者服务，对具有同等交易条件的其他经营者实行价格歧视；采取抬高等级或者压低等级等手段收购、销售商品或者提供服务，变相提高或者压低价格；违反法律、法规的规定牟取暴利；法律、行政法规禁止的其他不正当价格行为。

6. 实行政府指导价或政府定价的商品和服务价格

政府在必要时可以实行政府指导价或者政府定价的有：与国民经济发展和人民生活关系重大的极少数商品价格，资源稀缺的少数商品价格，自然垄断经营的商品价格，重要的公用事业价格，重要的公益性服务价格。

二、价格违法行为行政处罚规定

1. 制定价格违法行为行政处罚规定的目的和立法依据

《价格违法行为行政处罚规定》是为了依法惩处价格违法行为，维护正常的价格秩序，保护消费者和经营者的合法权益，根据《价格法》制定的。

2. 经营者哄抬价格应当承担的法律责任

经营者哄抬价格的责令改正，没收违法所得，并处违法所得5倍以下的罚款；没有违法所得的，处5万元以上50万元以下的罚款，情节较重的处50万元以上300万元以下的罚款；情节严重的，责令停业整顿，或者由工商行政管理机关吊销营业执照。

3. 经营者变相提高价格的法律责任

变相提高或者压低价格的，责令改正，没收违法所得，并处违法所得5倍以下的罚款；没有违法所得的，处2万元以上20万元以下的罚款；情节严重的，责令停业整顿，或者由工商行政管理机关吊销营业执照。

4. 对经营者从重处罚的情形

经营者有下列情形之一的，应当从重处罚：价格违法行为严重或者社会影响较大的，屡查屡犯的，伪造、涂改或者转移、销毁证据的，转移与价格违法行为有关的资金或者商品的，经营者拒不按照规定退还消费者或者其他经营者多付价款的，应予从重处罚的其他价格违法行为。

5. 经营者不执行政府指导价、政府定价的处罚

经营者不执行政府指导价、政府定价的，责令改正，没收违法所得，并处违法所得 5 倍以下的罚款；没有违法所得的，处 5 万元以上 50 万元以下的罚款，情节较重的处 50 万元以上 200 万元以下的罚款；情节严重的，责令停业整顿。

经营者不执行政府指导价、政府定价包括：超出政府指导价浮动幅度制定价格的；高于或者低于政府定价制定价格的；擅自制定属于政府指导价、政府定价范围内的商品或者服务价格的；提前或者推迟执行政府指导价、政府定价的；自立收费项目或者自定标准收费的；采取分解收费项目、重复收费、扩大收费范围等方式，变相提高收费标准的；对政府明令取消的收费项目继续收费的；违反规定以保证金、抵押金等形式变相收费的；强制或者变相强制服务并收费的；不按照规定提供服务而收取费用的；不执行政府指导价、政府定价的其他行为。

三、药品政府定价办法

1. 药品政府定价的目的和依据

《药品政府定价办法》是为规范药品政府定价行为，明确政府定价原则、方法和程序，根据《关于改革药品价格管理的意见》制定的。

2. 政府定价遵循的原则

政府定价要综合考虑国家宏观调控政策、产业政策和医药卫生政策，并遵循以下原则：生产经营者能够弥补合理生产成本并获得合理利润，反映市场供求，体现药品质量和疗效的差异，保持药品合理比价，鼓励新药的研制开发。

单 元 测 试 题

一、单项选择题（下列每题的选项中，只有 1 个是正确的，请将其代号填在横线空白处）

1. 劳动合同终止是指＿＿＿＿＿＿。

　　A. 劳动合同消失　　　　　　　　B. 劳动合同的履行中止

　　C. 劳动合同的解除　　　　　　　D. 个人劳动合同的解除

2. 国家实行劳动者每日工作时间不超过 8 小时、平均每周工作时间不超过＿＿＿＿＿＿小时的工时制度。

A. 40　　　　　　B. 42　　　　　　C. 44　　　　　　D. 48

3. 劳动合同期限1年以上不满3年的，试用期不得超过_____个月。

A. 1　　　　　　B. 2　　　　　　C. 3　　　　　　D. 6

4. 根据《中华人民共和国消费者权益保护法》，经营者在提供商品时，必须履行的义务不包括_____。

A. 保证商品符合保障人身安全的要求

B. 提供有关商品的真实信息

C. 发现商品存在瑕疵，立即向有关行政部门报告并采取防止危害发生的措施

D. 按照国家有关规定向消费者出具购货凭证

5.《中华人民共和国药品管理法》规定，从事生产、销售假药及生产、销售劣药情节严重的企业或者其他单位，其直接负责的主管人员和其他直接责任人员_____年内不得从事药品生产、经营活动。

A. 1　　　　　　B. 3　　　　　　C. 5　　　　　　D. 10

6. 根据《中华人民共和国药品管理法》，有关广告说法错误的是_____。

A. 药品广告须经企业所在地国务院药品监督管理部门批准，并发给药品广告批准文号

B. 药品广告不得含有不科学的表示有效的断言或者保证

C. 非药品广告不得有涉及药品的宣传

D. 处方药可以在国务院卫生行政部门和国务院药品监督管理部门共同指定的医学、药学专业刊物上介绍

7. 国家药品不良反应监测中心报告，某省药品生产企业生产的某药品不良反应大。根据《中华人民共和国药品管理法》，对该药品应当_____。

A. 按假药处理　　　　　　　　B. 按劣药处理

C. 进行再评价　　　　　　　　D. 撤销批准文号

8. 依据《中华人民共和国药品管理法》，中药饮片的炮制，国家药品标准没有规定的，必须按照_____炮制。

A. 县级以上药品监督管理部门制定的炮制规范

B. 地方药品标准规定

C. 省级人民政府药品监督管理部门制定的炮制规范

D. 国家中医药管理局制定的炮制规范

9. 根据《中华人民共和国药品管理法》，药品购销记录必须注明药品的_____。

A. 通用名称　　B. 批准文号　　C. 生产日期　　D. 商品名称

10. 根据《药品经营质量管理规范》，药品经营企业药品质量的主要责任人是_____。

    A. 该企业质量管理机构负责人   B. 该企业的执业医师

    C. 该企业的负责人   D. 该企业储存与养护部门负责人

11. 根据《药品经营质量管理规范》的规定，有关药品批发企业药品储存说法错误的是_____。

    A. 按包装标示的温度要求储存药品

    B. 在人工作业的库房储存药品，按质量状态实行色标管理

    C. 储存药品相对湿度为35%～75%

    D. 中成药和中药饮片分库存放

12. 根据《药品经营质量管理规范》，药品零售企业营业场所必须配备的设备不包括_____。

    A. 货架和柜台

    B. 药品拆零销售所需的调配工具，包括用品

    C. 监测、调控温度的设备

    D. 不合格药品专用存放场所

13. 药品零售企业建立的药品采购记录，保存至少_____年。

    A. 1   B. 2   C. 3   D. 5

14. 根据《药品经营质量管理规范》，不符合药品零售企业药品陈列要求的情形是_____。

    A. 药品放置于货架（柜），摆放整齐有序，避免阳光直射

    B. 冷藏药品放置在冷藏设备中，按规定对温度进行监测和纪录

    C. 中药饮片柜斗谱的书写应当正名正字

    D. 毒性中药品种在专门的橱窗陈列

15. 根据《药品流通监管管理办法》，药品生产、经营企业的经营行为符合规定的是_____。

    A. 向无药品生产或经营许可证的企业提供药品的

    B. 为他人以本企业名义经营药品提供场所

    C. 为他人以本企业名义经营药品提供本企业的票据

    D. 在药品展示会或博览会上签订药品购销合同

16. 《药品流通监管管理办法》规定，药品生产企业、药品批发企业销售药品时，应当提供的资料，不包括_____。

    A. 加盖本企业原印章的《药品生产许可证》或《药品经营许可证》的复印件

B. 加盖本企业原印章的所销售药品的批准证明文件复印件

C. 加盖本企业原印章的营业执照的复印件

D. 加盖本企业原印章的广告批准证明文件的复印件

17. 根据《中华人民共和国反不正当竞争法》规定，不属于侵犯商业秘密行为的是_____。

　　A. 以盗窃、利诱、胁迫或者其他不正当手段获取权利人的商业秘密

　　B. 披露、使用或者允许他人使用不正当手段获取的权利人的商业秘密

　　C. 通过签订合同获取权利人的商业秘密

　　D. 第三人明知或应知是侵犯的商业秘密，获取、使用或者披露他人的商业秘密

18. 根据《药品召回管理办法》规定，一级召回，药品生产企业应在_____小时内，通知到有关药品经营企业，使用单位停止销售和使用。

　　A. 72　　　　　　　　B. 48　　　　　　　　C. 36　　　　　　　　D. 24

19. 《处方管理办法》规定，"四查十对"中查药品对_____。

　　A. 药名、规格、剂量、数量　　　　　　　B. 药名、规格、剂量、用量用法

　　C. 药名、规格、剂量、临床诊断　　　　　D. 药名、规格、剂量、药品性状

20. 医疗机构普通处方的印刷用纸为_____。

　　A. 白色　　　　　　　B. 淡红色　　　　　　C. 淡绿色　　　　　　D. 淡蓝色

21. 根据《医疗用毒性药品管理办法》，下列叙述正确的是_____。

　　A. 采购的毒性中药材，包装材料上无须标上毒性标志

　　B. 生产含有毒性药材的中成药时，须在本单位药品检验员的监督下准确投料

　　C. 科研和教学单位所需的毒性药品，凭本单位介绍信，在指定的供应部门购买

　　D. 医疗单位供应和调配毒性药品每次处方剂量不得超过3日极量

22. 药品零售企业供应和调配毒性药品_____。

　　A. 凭盖有医生所在的医疗单位公章的正式处方，不得超过3日极量

　　B. 凭工作证销售给个人，不得超过2日极量

　　C. 凭医师处方，不得超过3日极量

　　D. 凭盖有医生所在的医疗单位公章的正式处方，不得超过2日极量

23. 根据《药品经营质量管理规范》，药品零售企业应当定期对陈列、存放的药品进行检查，重点检查的药品不包括_____。

　　A. 拆零药品　　　　　B. 易变质药品　　　　C. 近效期药品　　　　D. 处方药

24. 有关药品批发企业的投诉管理及应对，说法错误的是_____。

　　A. 应当按照质量管理制度的要求，制定投诉管理操作规范

　　B. 投诉管理操作规范内容包括投入渠道及方式、档案记录、调查与评估、处理措

施、反馈和事后跟踪等

  C. 应当配备专职人员负责售后投诉管理

  D. 对投诉质量问题查明原因，应当采取有效措施及时处理和反馈，并做好记录

25. 根据《中华人民共和国药品管理法》，有关广告说法错误的是＿＿＿＿＿＿＿。

  A. 药品广告须经企业所在地国务院药品监督管理部门批准，并发给药品广告批准文号

  B. 药品广告不得含有不科学的表示有效的断言或者保证

  C. 非药品广告不得有涉及药品的宣传

  D. 处方药可以在国务院卫生行政部门和国务院药品监督管理部门共同指定的医学、药学专业刊物上介绍

26. 根据《中华人民共和国药品管理法》，开办药品经营企业的必备条件不包括＿＿＿＿＿＿＿。

  A. 具有依法经过资格认定的药学技术人员

  B. 具有与所经营药品相适应的营业场所、设备、仓储设施、卫生环境

  C. 具有保证所经营药品质量的规章制度

  D. 具有能对所经营药品进行质量检验的机构

27. 根据《中华人民共和国药品管理法》，下列按假药论处的情形是＿＿＿＿＿＿＿。

  A. 超过有效期的

  B. 变质的

  C. 擅自添加着色剂、防腐剂、香料、矫味剂及辅料的

  D. 不注明或者更改生产批号的

28. 根据《中华人民共和国药品管理法》，有关价格管理说法错误的是＿＿＿＿＿＿＿。

  A. 药品的生产企业、经营企业和医疗机构应当标明药品零售价格

  B. 药品的生产企业、经营企业和医疗机构应当按照公平、合理和诚实信用、质价相符的原则制定价格，为用药者提供价格合理的药品

  C. 医疗保险定点医疗机构应当如实公布其常用药品的价格

  D. 药品的生产企业、经营企业和医疗机构可以高于或低于政府定价销售药品

29. 根据《处方管理办法》，不符合处方规则的是＿＿＿＿＿＿＿。

  A. 西药和中成药可在同一张处方上开具

  B. 字迹清晰，不得涂改

  C. 新生儿、婴幼儿年龄应写日、月龄

  D. 中成药和中药饮片可在同一张处方上开具

30. 根据《毒性药品管理办法》，关于毒性药品的管理，说法错误的是＿＿＿＿＿＿＿。

    A. 生产企业应按批准的生产计划生产

    B. 医疗用毒性药品的年度生产计划由国家药品监督管理部门批准

    C. 生产原料和成品数每次记录，经手人需签字备查

    D. 由医药专业人员负责生产、配制和质量检验

二、多项选择题（下列每题的选项中，有两个或两个以上是正确的，请将其代号填在横线空白处）

1. _____情况下劳动合同可终止。

    A. 劳动合同期满

    B. 劳动者开始依法享受基本养老保险待遇的

    C. 用人单位被依法宣告破产的

    D. 劳动者死亡，或者被人民法院宣告死亡，或者宣告失踪的

    E. 用人单位被吊销营业执照、责令关闭、撤销或者用人单位决定提前解散的

2. 以下关于劳动者试用期工资的规定表述正确的是_____。

    A. 不得低于本单位相同岗位最低档工资或者劳动合同约定工资的80%

    B. 不得低于用人单位所在地的最低工资标准

    C. 不得低于本单位在岗职工平均工资的80%

    D. 不得低于本地区在岗职工平均工资的80%

    E. 不得低于本单位平均工资的80%

3. 根据《中华人民共和国消费者权益保护法》，经营者提供商品或者服务时_____。

    A. 可以格式合同作出对消费者不公平，不合理的规定

    B. 可以格式合同减轻、免除其损害消费者合法权益应当承担的民事责任

    C. 以通知、声明、店堂告示等方式作出对消费者不公平、不合理的规定，其内容无效

    D. 以通知、声明、店堂告示等方式作出减轻、免除其损害消费者合法权益应当承担的民事责任，其内容无效

    E. 格式合同、通知、声明、店堂告示所列内容的均无效

4. 根据《中华人民共和国药品管理法》，下列叙述错误的有_____。

    A. 药品生产工艺的改进，必须报国家药品监督管理部门报案

    B. 中药饮片的炮制须遵循地市级药品监督管理部门制定的炮制规范

    C. 药品生产工艺的改进，必须报省级药品监督管理部门批准

    D. 中药饮片出厂前，生产企业必须对其进行质量检验

    E. 生产药品必须有完整准确的生产记录

5. 根据《中华人民共和国药品管理法》，药品购销记录必须注明药品的_____。

A. 通用名称 　　　　　　　　　　　B. 批号、有效期

C. 剂型、规格 　　　　　　　　　　D. 生产厂商、购（销）货单位

E. 购（销）货数量、购销价格、购（销）货日期

6. 根据《中华人民共和国药品管理法》，下列按假药论处的情形是_____。

　　A. 国务院药品监督管理部门规定禁止使用的

　　B. 擅自添加着色剂的

　　C. 擅自添加辅料的

　　D. 超过有效期的

　　E. 被污染的

7.《中华人民共和国药品管理法》规定，标签上必须印有规定标志的药品是_____。

　　A. 麻醉药品 　　　　　　　　　　B. 精神药品

　　C. 医疗用毒性药品 　　　　　　　D. 处方药

　　E. 外用药品

8. 依据《中华人民共和国药品管理法》规定，下列按假药论处的药品是_____。

　　A. 未标明有效期的

　　B. 不注明生产批号的

　　C. 所标明的适应证超出规定范围的

　　D. 所标明的功能主治超出规定范围的

　　E. 依法必须检验而未检验即销售的

9. 根据《药品经营质量管理规范》，药品批发企业购进药品应_____。

　　A. 确定供货单位的合法资格

　　B. 确定所购入药品的合法性

　　C. 与供货单位签订质量保证协议

　　D. 核实供货单位销售人员的合法资格

　　E. 由采购部门负责人的审核批准首营企业、首营品牌

10. 根据《药品经营质量管理规范》，有关药品批发药品储存，说法正确的是_____。

　　A. 药品与非药品分开存放

　　B. 外用药与其他药品分开存放

　　C. 处方药与非处方药之间应分开存放

　　D. 中药材和中药饮片分库存放

　　E. 拆除外包装的零货药品应当集中存放

11. 根据《药品经营质量管理规范》，药品批发企业中药饮片的销售记录必须包括_____。

A. 金额   B. 生产厂商

C. 购货单位   D. 批准文号

E. 规格

12. 根据《药品经营质量管理规范》，药品零售操作规程的内容包括_____。

A. 药品采购、验收、销售   B. 处方审核、调配、核对

C. 药品拆零销售   D. 营业场所冷藏药品的存放

E. 营业场所药品陈列及检查

13. 根据《药品经营质量管理规范》，药品零售企业拆零销售记录和拆零包装都包含的内容有_____。

A. 药店名称   B. 生产厂商

C. 规格   D. 批号

E. 用量

14. 根据《药品流通监管管理办法》，关于药品销售的说法正确的是_____。

A. 药品生产企业只能销售本企业生产的药品

B. 药品生产企业不得通过邮售方式直接向公众销售处方药

C. 药品经营企业不得回收有效期将届满的药重新包装销售

D. 药品经营企业不得以搭售方式向公众赠送处方药

E. 医疗机构不得采用互联网方式向公众销售处方药

15. 根据《中华人民共和国反不正当竞争法》，经营者从事经营活动时不得采用的手段有_____。

A. 假冒他人的注册商标

B. 擅自使用知名商品特有的包装

C. 在商品上使用经营者的联系电话号码

D. 在商品上伪造产地

E. 在商品上冒用质量标志

16. 根据《药品召回管理办法》规定，药品生产企业_____。

A. 应当收集、记录药品的质量问题与药品不良反应信息，并及时向药品监督管理部门报告

B. 应当建立和完善药品召回制度，收集药品安全的相关信息

C. 应当对可能具有安全隐患的药品进行调查、评估，召回存在安全隐患的药品

D. 应当协助药品监督管理部门对药品可能存在的安全隐患开展的调查

E. 应当建立和保存完整的购销记录，保证销售药品的可溯源性

17. 医师处方必须遵循的原则是_____。

    A. 安全   B. 有效

    C. 方便   D. 科学

    E. 经济

18. 根据《处方管理办法》规定，医疗机构执不得限制门诊就诊人员持处方到药品零售药店购买_____。

    A. 麻醉药品   B. 儿科处方药品

    C. 老年患者处方药品   D. 医疗用毒性药品

    E. 妇科处方药品

19. 依照《医疗用毒性药品管理办法》，收购、经营、加工、使用毒性药品的单位必须做到_____。

    A. 划定仓间或仓位

    B. 建立健全保管、验收、领发、核对制度

    C. 有专用账册

    D. 专柜加锁

    E. 专人保管

20. 劳动就业的原则有_____。

    A. 平等就业原则   B. 照顾特殊人群就业原则

    C. 禁止使用童工原则   D. 双向选择原则

    E. 以上都不是

21. 销售者的产品质量责任有_____。

    A. 销售者应当建立并执行进货检查验收制度，验明产品合格证明和其他标识

    B. 销售者应当采取措施，保持销售产品的质量

    C. 销售者不得销售国家明令淘汰并停止销售的产品和失效、变质的产品

    D. 销售者不得伪造或者冒用认证标志等质量标志

    E. 销售者不得伪造产地，不得伪造或者冒用他人的厂名、厂址

22. 根据《中华人民共和国药品管理法》规定，药品生产企业_____。

    A. 生产药品所需的原、辅料必须符合要用要求

    B. 生产药品必须按照国家药品标准和国务院药品监督管理部门批准的生产工艺进行生产，生产记录必须完整准确

    C. 必须从具有药品生产、经营资格的企业购进中成药

    D. 必须对其生产的药品进行质量检验，合格的方可出厂

E. 只能按照国家药品标准炮制中药饮片

23. 根据《中华人品共和国药品管理法》，药品监督管理部门批准开办药品经营企业的条件包括_____。

    A. 具有依法经过资格认定的药学技术人员

    B. 合理布局、方便群众购药

    C. 具有与经营药品相适应的营业场所、设施、存储设施、卫生环境

    D. 具有与经营药品相适应的质量管理机构或者人员

    E. 具有保证所经营药品质量的规章制度

24. 根据《中华人民共和国药品管理法》，医疗机构配置的制剂_____。

    A. 须经国务院药品监督管理部门批准后方可配置

    B. 应当是本单位临床需要而市场上没有供应的品种

    C. 必须按照规定进行质量检验，合格的，凭医师处方在本医疗机构使用

    D. 经国务院或者省、自治区、直辖市人民政府的药品监督管理部门批准，医疗机构配置的制剂可以在指定的医疗机构之间调剂使用

    E. 不得在市场销售

25. 根据《中华人民共和国药品管理法》，下列情形按假药论处的是_____。

    A. 片剂表面霉迹斑斑   B. 擅自添加矫味剂

    C. 以淀粉冒充感冒药   D. 更改药品批号

    E. 适应证下删除"感冒引起的鼻塞"

26. 根据《药品经营质量管理规范》规定，药品零售企业在营业店堂内应做到_____。

    A. 应按剂量、用途以及储存要求分类陈列，并设置醒目标志

    B. 经营非药品应当设置专区，与药品区域明显隔离，并有醒目标志

    C. 药品放置于货架（柜），摆放整齐有序，避免阳光直射

    D. 对顾客反映的问题，请坐堂医生解决

    E. 药品零售企业应当定期对陈列、存放的药品进行检查

27. 《药品经营质量管理规范》中所指的国家有专门管理要求的药品包括_____。

    A. 蛋白同化制剂   B. 肽类激素

    C. 抗生素   D. 疫苗

    E. 含特殊药品复方制剂

28. 根据《药品经营质量管理规范》，药品批发企业质量管理部门的职责包括_____。

    A. 组织制订质量管理体系文件，并指导、监督文件的执行

    B. 负责计算机系统操作权限的审核和质量管理基础数据的建立及更新

C. 负责药品质量查询

D. 负责药品召回的管理

E. 组织质量管理体系的内审和风险评估

29. 根据《处方管理办法》，医疗机构处方保存期限为 1 年的有_____。

A. 急诊处方　　　　　　　　　　B. 普通处方

C. 医疗用毒性药品处方　　　　　　D. 第二类精神药品处方

E. 儿科处方

30. 根据《处方管理办法》，医师开具处方时可以使用_____。

A. 药品通用名称　　　　　　　　B. 药品汉语拼音

C. 药品商品名称　　　　　　　　D. 新活性化合物的专利药品名称

E. 复方制剂药品名称

三、判断题（下列判断正确的请打"√"，错误的打"×"）

1. 非处方药分为甲、乙两类。　　　　　　　　　　　　　　　　　（　　）

2. 处方药可以在大众传播媒介进行广告宣传。　　　　　　　　　　（　　）

3. 开办药品批发企业，须经企业所在地的市级药品监督管理部门批准并发给《药品经营许可证》。　　　　　　　　　　　　　　　　　　　　　　　　　（　　）

4. 药品所含成分与国家药品标准规定的成分不符的，是假药。　　　（　　）

5. 药品价格依据公平、合理和诚实信用、质价相符的原则制定。　　（　　）

6. 销售者应当建立并执行进货检查验收制度，验明产品合格证明和其他标识。（　　）

7. 采购首营品种应当审核药品的合法性，索取加盖供货单位公章原印章的药品生产或者进口批准证明文件复印件并予以审核，审核无误的方可采购。　　　（　　）

8. 销售企业不用在营业场所悬挂《药品经营许可证》、营业执照等。　（　　）

9. 根据药品安全隐患的严重程度，药品召回分为四级。　　　　　　（　　）

10. 毒性药品专柜加锁并由专人保管。　　　　　　　　　　　　　（　　）

单 元 测 试 题 答 案

一、单项选择题

1. B　2. C　3. B　4. C　5. D　6. A　7. D　8. C　9. A　10. C

11. D　12. D　13. D　14. D　15. D　16. D　17. C　18. D　19. A　20. A

21．B　22．D　23．D　24．C　25．A　26．D　27．B　28．D　29．D　30．B

二、多项选择题

1．ABCDE　　2．AB　　　3．CD　　　4．ABC　　　5．ABCDE

6．AE　　　7．ABCE　　8．CDE　　9．ABCD　　10．ABDE

11．ABCE　12．ABCDE　13．CD　　14．ABCDE　15．ABDE

16．ABCDE　17．ABE　　18．CE　　19．ABDE　20．ABCD

21．ABCDE　22．ABCD　23．ABCDE　24．BCDE　25．AC

26．ABCE　27．ABE　28．ABCDE　29．ABE　30．ADE

三、判断题

1．√　2．×　3．×　4．√　5．√　6．√　7．√　8．×　9．×　10．√

理论知识考试模拟试卷（一）

一、单项选择题（下列每题的选项中，只有 1 个是正确的，请将其代号填在横线空白处；每题 1 分，共 40 分）

1. 下列选项中，_____不是中药调剂员职业守则。
   A. 尊重患者，一视同仁　　　　　　B. 依法执业，质量第一
   C. 大公无私，维护单位利益　　　　D. 进德修业，珍视声誉

2. _____鉴别是最简单、最常用、最实用的鉴别方法。
   A. 来源　　　　B. 性状　　　　C. 显微　　　　D. 理化

3. 具有云锦花纹的中药材是_____。
   A. 何首乌　　　B. 大黄　　　　C. 怀牛膝　　　D. 商陆

4. 关于中药炮制的目的，描述错误的是_____。
   A. 利于储藏　　　　　　　　　　　B. 改变或缓和药性
   C. 矫正不良气味　　　　　　　　　D. 完全消除毒副作用

5. 一般饮片的含水量控制在_____。
   A. 7%～13%　　B. 5%～10%　　C. 10%以下　　D. 15%以下

6. 饮片的灰分是指饮片经高温_____炽灼产生的灰分。
   A. 300～400℃　B. 400～500℃　C. 500～600℃　D. 600～700℃

7. 中药的四气五味中，不属于四气的是_____。
   A. 寒　　　　　B. 火　　　　　C. 温　　　　　D. 凉

8. _____味具有发散、行气、活血作用。
   A. 酸　　　　　B. 苦　　　　　C. 甘　　　　　D. 辛

9. 中药性能不包括_____。
   A. 升降浮沉　　B. 四气五味　　C. 归经　　　　D. 功效

10. 下列辅料炮制药物有引药入肾作用的是_____。
    A. 盐　　　　　B. 酒　　　　　C. 醋　　　　　D. 蜂蜜

11. 清炒一般选择_____。
    A. 文火　　　　B. 中火　　　　C. 武火　　　　D. 大火

12. 炮制时能矫味，便于服用的是_____。
    A. 醋炙　　　　B. 黑豆汁蒸　　C. 蜜炙　　　　D. 盐炙

13. 下列五行生克关系中表述错误的是_____。

    A. 木克土   B. 火生土   C. 火克水   D. 金生水

14. 下列属于五行中"金"的是_____。

    A. 脉   B. 筋   C. 发   D. 皮

15. 五行学说中"水"的特性是_____。

    A. 炎上   B. 曲直   C. 润下   D. 稼穑

16. "先天之本"是指_____。

    A. 心   B. 肾   C. 脾   D. 肺

17. 下列不属于肺气肃降运动体现的是_____。

    A. 吸入自然界的清气   B. 将津液和水谷精微向下布散

    C. 排出体内浊气   D. 清除肺和呼吸道异物

18. 六腑不包括_____。

    A. 骨   B. 胆   C. 大肠   D. 三焦

19. 肝主疏泄，主要表现不包括_____。

    A. 调畅情志活动   B. 促进消化吸收   C. 促进月经   D. 统摄血液

20. 在六淫中，最易伤肺的邪气是_____。

    A. 风邪   B. 寒邪   C. 暑邪   D. 燥邪

21. 佐药的作用不包括_____。

    A. 佐助   B. 佐制   C. 反佐   D. 调和

22. 关于丸剂的描述，错误的是_____。

    A. 溶散释放药物快   B. 作用持久   C. 可减弱毒性   D. 儿童服用困难

23. 阴凉处是指_____。

    A. 不超过 20℃   B. 不超过 25℃   C. 2～10℃   D. 10～30℃

24. 属于十九畏配伍的是_____。

    A. 丁香与郁金   B. 附子与半夏   C. 海藻与甘草   D. 藜芦与赤芍

25. 不符合销售文明用语的是_____。

    A. 抱歉   B. 您好   C. 不知道   D. 不好意思

26. 下列选项中，_____不是对药品销售人员仪容规范的基本要求。

    A. 精神饱满   B. 举止端庄迷人   C. 仪表得体   D. 服饰整洁

27. 依据《中华人民共和国药品管理法》，下列按假药论处的情形是_____。

    A. 超过有效期的

    B. 变质的

    C. 不注明或更改有效期的

D. 直接接触药品的包装材料和容器未经批准的

28. 依据《中华人民共和国药品管理法》，下列按劣药论处的情形是_____。

    A. 必须批准而未经批准生产、进口的　　B. 必须检验而未经检验即销售的

    C. 超过有效期的药品　　　　　　　　　D. 以非药品冒充药品的

29. 国家实行特殊管理的药品，不包括_____。

    A. 放射性药品　　　　B. 麻醉药品　　　　C. 精神药品　　　　D. 生物制品

30. 药品批发企业库房储存药品，实行色标管理，不合格药品为_____。

    A. 红色　　　　　　　B. 黄色　　　　　　C. 绿色　　　　　　D. 白色

31. 医疗机构的儿科处方的印刷用纸是_____。

    A. 白色　　　　　　　B. 淡绿色　　　　　C. 淡蓝色　　　　　D. 淡黄色

32. "四查十对"中，查处方，_____。

    A. 对科别，姓名　　　　　　　　　　　B. 对科别、姓名、年龄

    C. 对姓名、年龄　　　　　　　　　　　D. 对科别、姓名、适应证

33. 对可能引起严重危害的药品实行_____召回。

    A. 一级　　　　　　　B. 二级　　　　　　C. 三级　　　　　　D. 四级

34. 国家对_____实行品种保护制度。

    A. 医疗机构制剂　　　　　　　　　　　B. 中药饮片

    C. 中药　　　　　　　　　　　　　　　D. 没有实行文号管理的中药材

35. 国家对处方药和非处方药实行_____。

    A. 批准文号管理制度　　　　　　　　　B. 特殊管理制度

    C. 分类管理制度　　　　　　　　　　　D. 专线运输制度

36. 从某国进口麻醉药品，海关放行应持有_____。

    A. 进口许可证　　　　　　　　　　　　B. 药品经营许可证

    C. 进口药品注册证　　　　　　　　　　D. 进口药品通关单

37. 根据《药品经营质量管理规范》，药品与地面的距离_____。

    A. 不小于 5 cm　　　　　　　　　　　B. 不小于 10 cm

    C. 不小于 15 cm　　　　　　　　　　D. 不小于 30 cm

38. 药品生产、经营企业不得以搭售、买药品赠药品等方式向公众赠送_____。

    A. 处方药　　　　　　　　　　　　　　B. 甲类非处方药

    C. 乙类非处方药　　　　　　　　　　　D. 处方药和甲类非处方药

39. 药品包装标签上印有的内容不包括_____。

    A. 药品名称　　　　B. 配发企业　　　　C. 有效期　　　　D. 批准文号

40. 生产经营企业购进中药饮片，其_____必须符合国家药品监督管理部门规定的要求。

  A. 数量   B. 规格   C. 质量   D. 批号

二、多项选择题（下列每题的选项中，有两个或两个以上是正确的，请将其代号填在横线空白处；每题 2 分，共 20 分）

1. 社会主义职业道德的基本要求是_____。

  A. 忠于职守，爱岗敬业

  B. 讲求信誉，诚实守信

  C. 尽职尽责，服务群众

  D. 精通业务，不断创新

  E. 遵纪守法、办事公道、艰苦奋斗、奉献社会

2. 苦味药的作用是_____。

  A. 清泄火热   B. 坚阴

  C. 通泄大便   D. 泄降气逆

  E. 燥湿

3. 水火共制法有_____。

  A. 炙   B. 蒸

  C. 淬   D. 潬

  E. 煨

4. 属于五行相克关系的传变有_____。

  A. 肺病及肝   B. 心病及肺

  C. 肝病及心   D. 肾病及心

  E. 肝病及脾

5. 瘀血致病可见_____。

  A. 疼痛   B. 出血

  C. 肿块   D. 舌质紫暗

  E. 面色红润

6. 灭火的基本方法有_____。

  A. 冷却灭火法   B. 窒息灭火法

  C. 干粉灭火法   D. 隔离灭火法

  E. 沙土灭火法

7. 根据《中华人民共和国药品管理法》规定，下列说法正确的是_____。

A. 国务院药品监督管理部门对已经批准生产或者进口的药品，应当组织调查

B. 对疗效不错、不良反应大或者其他原因危害人体健康的药品，应当撤销批准文号

C. 对疗效不错、不良反应大或者其他原因危害人体健康的药品，应当撤销进口药品注册证书

D. 已被撤销批准文号的药品，不得生产、销售和使用

E. 已经生产或者进口的，由生产或进口企业自行销毁或者处

8. 根据《药品经营质量管理规范》，药品零售操作规程的内容包括_____。

A. 药品采购、验收、销售   B. 处方审核、调配、核对

C. 药品拆零销售   D. 营业场所冷藏药品的存放

E. 营业场所药品陈列及检查

9. 根据《中华人民共和国反不正当竞争法》，正当的竞争行为包括_____。

A. 有奖销售日用品   B. 以折扣销售药品

C. 宣传中药材产地   D. 公开竞争对手的保健食品经营信息

E. 因歇业降价销售鱼腥草

10. 药品经营企业购进药品必须_____。

A. 建立并执行进货检查验收制度   B. 验明药品合格证明

C. 验明药品相关标识   D. 验明中药材原产地的药检合格证明

E. 验明药品包装材料的市批标志

三、判断题（下列判断正确的请打"√"，错误的打"×"；每题1分，共10分）

1. 毒性中药材处方和麻醉中药材处方均需保存2年备查。（　）

2. 对胃有刺激性的药物宜饭后服。（　）

3. 药品经营许可证有效期一般为5年。（　）

4. 中药调剂员必须每年体检一次。（　）

5. 处方调配要做到"四查十对"。（　）

6. 中成药必须标注产品批号、有效期。（　）

7. 泡沫灭火器适用于固体物质火灾和气体火灾。（　）

8. 药品是特殊商品，非质量因素一般不予退换。（　）

9. 含乙醇制剂本身具有良好的防腐作用，故储藏过程中相对比较稳定。（　）

10. 相杀是指一种药物能减轻或消除另一种药物的毒性反应或副作用。（　）

四、简答题（每题5分，共20分）

1. 简述中药性状鉴定的内容。

2. 简述中药配伍七情的含义。

3. 简述脾胃的关系。

4. 简述按假药处理的情形。

五、论述题（10分）

论述药品零售企业在处理药品退换和投诉时的注意事项。

理论知识考试模拟试卷（二）

一、单项选择题（下列每题的选项中，只有 1 个是正确的，请将其代号填在横线空白处，每题 1 分，共 40 分）

1. 社会主义医药职业道德以_____为最高标准。
   A. 全心全意为人民服务　　　　B. 病人利益
   C. 人道主义　　　　　　　　　D. 救死扶伤

2. 下列术语中，描述大黄药材的鉴别特征的是_____。
   A. 朱砂点　　　B. 星点　　　C. 砂眼　　　D. 云锦花纹

3. 细粉是指_____。
   A. 能全部通过 4 号筛，但混有能通过 5 号筛不超过 60％的粉末
   B. 能全部通过 5 号筛，但混有能通过 6 号筛不少于 95％的粉末
   C. 能全部通过 6 号筛，但混有能通过 7 号筛不少于 95％的粉末
   D. 能全部通过 8 号筛，但混有能通过 9 号筛不少于 95％的粉末

4. 蜜炙麻黄的目的是_____。
   A. 利于储藏　　　　　　　　　B. 改变或缓和药性
   C. 矫正不良气味　　　　　　　D. 降低或消除毒副作用

5. 炒焦一般选择_____。
   A. 文火　　　B. 中火　　　C. 武火　　　D. 大火

6. 半夏配生姜可以起到_____作用。
   A. 相杀　　　B. 相畏　　　C. 相反　　　D. 相恶

7. 阴阳学说的内容不包括_____。
   A. 阴阳对立　　　B. 阴阳互损　　　C. 阴阳消长　　　D. 阴阳转化

8. 属于"子病犯母"的是_____。
   A. 肝病及心　　　B. 脾病及肾　　　C. 脾病及肺　　　D. 肝病及肾

9. "肝肾同源"的主要理论依据是_____。
   A. 同居下焦　　　B. 藏泄互用　　　C. 精血互化　　　D. 阴液互补

10. 凡具有生化、承载、收纳等作用或性质的事物归属于_____。
    A. 木　　　B. 火　　　C. 土　　　D. 金

11. 常为外感病致病先导的邪气是_____。
    A. 热邪　　　B. 风邪　　　C. 寒邪　　　D. 暑邪

12. 在一定条件下，"五志"和"五气"皆可化_____。

    A. 风   B. 寒   C. 燥   D. 火

13. 下列属里证的表现是_____。

    A. 恶寒发热   B. 寒热往来   C. 恶风   D. 小便黄赤

14. 辛夷宜_____。

    A. 包煎   B. 先煎   C. 另煎   D. 烊化

15. 药品零售企业接待顾客查询的方式不包括_____。

    A. 柜台查询   B. 电话查询   C. 信函查询   D. 上门服务查询

16. 针对兼病、兼证起主要治疗作用的是_____。

    A. 君药   B. 臣药   C. 佐药   D. 使药

17. 不属于片剂特点的是_____。

    A. 生物利用度高   B. 运输方便

    C. 制法简单   D. 剂量准确，含量差异小

18. 苏木投入热水中，溶液呈_____色。

    A. 黄   B. 金黄   C. 桃红   D. 蓝

19. 叶、花类饮片净度要求含杂质不超过_____。

    A. 1%   B. 2%   C. 3%   D. 4%

20. 在中药饮片储藏中，水分一般宜控制在_____。

    A. 7%以下   B. 2%～8%   C. 7%～13%   D. 10%～15%

21. 道地药材产于东北的是_____。

    A. 黄连、附子   B. 薄荷、苍术   C. 细辛、五味子   D. 地黄

22. 花类药材的采收宜在_____。

    A. 花蕾未开放时   B. 花朵刚开放时

    C. 花未开放或刚开放时   D. 花盛开时

23. 确定归经学说的理论基础是_____。

    A. 阴阳学说   B. 脏腑经络理论   C. 药性理论   D. 五行学说

24. 相须、相使配伍可产生_____。

    A. 协同作用，增进疗效   B. 拮抗作用，降低疗效

    C. 减毒作用   D. 毒副作用

25. 电子设备的初期起火，可使用_____灭火。

    A. 干粉灭火器   B. 水   C. 泡沫灭火器   D. 沙土

26. 含_____较多的饮片应该储存于通风干燥凉爽处，以防虫蛀。

A. 淀粉　　　　　　　B. 纤维素　　　　　　C. 有机酸　　　　　　D. 生物碱

27. 依据《中华人民共和国药品管理法》，下列按劣药论处的情形是_____。

　　A. 必须批准而未经批准生产、进口的　　B. 必须检验而未经检验即销售的

　　C. 超过有效期的药品　　　　　　　　　D. 以非药品冒充药品的

28. 药品批发企业建立的药品销售记录，保存至少_____年。

　　A. 1　　　　　　　　B. 2　　　　　　　　C. 3　　　　　　　　D. 5

29. 医疗机构配制的制剂应当是_____。

　　A. 本单位临床需要的品种　　　　　　　B. 市场上较少供应的品种

　　C. 市场上没有的品种　　　　　　　　　D. 本单位临床需要而市场上没有的品种

30. 中药一级保护品种的保护期限分别为_____。

　　A. 50 年、30 年、20 年　　　　　　　　B. 20 年、10 年、5 年

　　C. 10 年、7 年、5 年　　　　　　　　　D. 30 年、20 年、10 年

31.《药品经营许可证》有效期是_____年，期满前_____个月申请换证。

　　A. 5　3　　　　　　B. 3　5　　　　　　C. 5　6　　　　　　D. 3　6

32. 国家对药品实行不良反应逐级、定期报告制度，被列为国家重点监控的药品的不良反应是_____。

　　A. 上市 5 年内的所有可疑的 ADR　　　B. 上市 3 年内的所有可疑的 ADR

　　C. 上市 5 年内的严重的、罕见的 ADR　D. 上市 3 年内的严重的、罕见的 ADR

33. 只能在专业期刊进行广告宣传的是_____。

　　A. 非处方药　　　　　　　　　　　　　B. 处方药

　　C. 特殊管理药品　　　　　　　　　　　D. 处方药和乙类处方药

34. 药品零售企业建立的采购记录应最少保存_____年。

　　A. 5　　　　　　　　B. 3　　　　　　　　C. 2　　　　　　　　D. 1

35. 根据《中华人民共和国药品管理法》，下列情形按假药论处的是_____。

　　A. 药品成分的含量不符合国家药品标准的药品

　　B. 所标明的适应证或者功能主治超出规定范围的药品

　　C. 擅自添加辅料的药品

　　D. 更改有效期的药品

36. 根据《药品经营质量管理规范》，中药材的验收纪录没有要求的是_____。

　　A. 品名　　　　　　　　　　　　　　　B. 产地

　　C. 生产日期　　　　　　　　　　　　　D. 验收不合格数量

37. 根据《药品召回管理办法》，对可能具有安全隐患的药品进行调查评估的主体

是_____。

    A. 药物研究机构   B. 药品经营企业

    C. 药品生产企业   D. 医疗机构

38. 以下关于消费者权利的表述，不符合《中华人民共和国消费者权益保护法》规定的是_____。

    A. 消费者在购买，使用商品和接受服务时享有人身、财产安全不受损害的权利

    B. 消费者享有知悉其购买、使用的商品或者接受的服务的真实情况的权利

    C. 消费者享有自主选择商品或者的服务的权利

    D. 消费者在购买、使用商品或者接受服务时，享有要求回扣的权利

39. 根据《中华人民共和国反不正当竞争法》规定，不属于侵犯商业秘密行为的是_____。

    A. 以盗窃、利诱、胁迫或者其他不正当手段获取权利人的商业秘密

    B. 披露、使用或者允许他人使用以不正当手段获取的权利人的商业秘密

    C. 通过签订合同获取权利人的商业秘密

    D. 违反约定或者违反权利人有关保守商业秘密的要求，披露、使用或者允许他人使用其所掌握的商业秘密

40. 根据《中华人民共和国药品管理法》，药品监督管理部门批准开办药品经营企业，除应具备规定的开办条件外，还应遵循的原则是_____。

    A. 市场调节、方便群众购药   B. 合理布局、保证质量

    C. 合理布局、方便群众购药   D. 品种齐全、诚实信用

二、多项选择题（下列每题的选项中，有两个或两个以上是正确的，请将其代号填在横线空白处；每题 2 分，共 20 分)

1. 中药调剂员职业守则是_____。

    A. 尊重患者，一视同仁   B. 依法执业，质量第一

    C. 大公无私，维护单位利益   D. 进德修业，珍视声誉

    E. 尊重同仁，密切协作

2. 产生中药毒性的主要原因有_____。

    A. 剂量过大   B. 误服伪品

    C. 炮制不当   D. 制剂服法不当

    E. 配伍不当

3. 炙法常用的液体辅料有_____。

    A. 蜜   B. 蛤粉

C. 醋 　　　　　　　　　　D. 酒

E. 姜汁

4. 属于子盗母气传变规律的是_____。

   A. 心病及肝　　　　　　　　B. 肺病及肾

   C. 肝病及肾　　　　　　　　D. 肾病及肺

   E. 脾病及肝

5. _____不属于表里关系。

   A. 心与心包　　　　　　　　B. 肝与胆

   C. 肺与三焦　　　　　　　　D. 肾与大肠

   E. 脾与胃

6. 顾客投诉反映在药品质量上的问题有_____。

   A. 中成药超过有效期　　　　B. 中药饮片缺配

   C. 中药饮片称量不足　　　　D. 中药饮片分帖不均

   E. 营业员的职业道德

7. 根据《中华人民共和国药品管理法》，药品购销记录必须注明药品的_____。

   A. 通用名称

   B. 批号、有效期

   C. 剂型、规格

   D. 生产厂商、购（销）货单位

   E. 购（销）货数量、购销价格、购（销）货日期

8. 根据《药品经营质量管理规范》，药品零售企业拆零销售记录和拆零包装都包含的内容有_____。

   A. 药店名称　　　　　　　　B. 生产厂商

   C. 规格　　　　　　　　　　D. 批号

   E. 用量

9. 根据《药品流通监管管理办法》，药品生产、经营企业不得从事的经营活动包括_____。

   A. 以展示会、博览会、交易会等方式现货销售产品

   B. 在经药品监管管理部门核准的地址以外的场所储存或者现货销售的药品

   C. 为他人以本企业的名义经营药品提供场所、资质证明文件、票据等便利条件

   D. 知道或者应当知道他人从事无证生产，为其提供药品

   E. 以搭售、买药品送药品等方式，向公众赠送甲类非处方药

10. 属于国家药品标准的是_____。

    A. 省级药品监督管理部门制定的中药饮片炮制规范

    B. 省级药品监督管理部门制定的药品标准

    C. 省级卫生行政部门制定的药品标准

    D.《中华人民共和国药典》

    E. 国务院药品监督管理部门颁布的药品标准

三、判断题（下列判断正确的请打"√"，错误的打"×"；每题 1 分，共 10 分）

1. "十八反"中，乌头反藜芦。   （   ）

2. 中成药的组方原则遵循君、臣、佐、使原则。   （   ）

3. 中药零售药店不得从事伪造药品购销记录活动。   （   ）

4. 丹药指将药物细粉与适量黏合剂（或利用药材本身的黏性）制成规定形状的固体制剂。

    （   ）

5. 相对湿度过高，有些中成药如颗粒剂等会发生潮解、霉变等变化。   （   ）

6. 2015 年版《中国药典》中，水分测定共有烘干法、甲苯法、气相色谱法、减压干燥法 4 种。   （   ）

7. 热因热用属于正治。   （   ）

8. 国家对处方药和非处方药实行品种保护制度。   （   ）

9. 药品零售药店对处方药和非处方药应采用开架自选销售方式。   （   ）

10. 从事中药材、中药饮片验收的，应具有大专以上学历。   （   ）

四、简答题（每题 5 分，共 20 分）

1. 简述中药炮制的目的。

2. 简述中药调剂员职业守则。

3. 简述五脏的生理功能。

4. 调剂处方时必须做到的"四查十对"是什么？

五、论述题（10 分）

中药四气五味、归经、升降浮沉的含义和作用。

理论知识考试模拟试卷（一）答案

一、单项选择题

1. C   2. B   3. A   4. D   5. A   6. C   7. B   8. D   9. D   10. A

11. A   12. A   13. C   14. D   15. C   16. B   17. C   18. A   19. D   20. D

21. D   22. A   23. A   24. A   25. C   26. B   27. B   28. C   29. D   30. A

31. B   32. B   33. A   34. C   35. C   36. A   37. B   38. D   39. B   40. C

二、多项选择题

1. ABCDE   2. ABCDE   3. BCD   4. ABDE   5. ABCD   6. ABD

7. ABCD   8. ABCDE   9. ABCE   10. ABC

三、判断题

1. ×   2. √   3. ×   4. √   5. √   6. √   7. ×   8. √   9. √   10. √

四、简答题

1. 答：性状鉴定具有简单、易行、便捷的特点，它是用眼看、手摸、鼻闻、口尝、水试、火试等简便方法来鉴别中药的外观性状。性状鉴定主要鉴定完整的药材及饮片。性状鉴定常从以下 10 个方面进行观察：（1）形状；（2）大小；（3）色泽；（4）表面；（5）断面；（6）质地；（7）气；（8）味；（9）水试；（10）火试。

2. 答：单行与相须、相使、相畏、相杀、相恶、相反六种配伍关系，合称中药的七情。（1）单行就是单用一味药来治疗某种病情单一的疾病；（2）相须是指两种以上功效相同或相近的药物，配合应用能明显增强其原有的疗效；（3）相使是指功效在某些方面相同或相近的药物，一起配伍使用，能提高主药的疗效；（4）相畏是指一种药物的毒性或副作用，能被另一种药物减轻或消除；（5）相杀是指一种药物能减轻或消除另一种药物的毒性反应或副作用；（6）相恶是指两种药物合用后，各自的性能相互牵制而使原有的疗效降低甚至丧失；（7）相反是指两种药物合用后，产生毒性反应和副作用。

3. 答：脾与胃的关系，体现为升降相因、纳运相调、燥湿相济三个方面。（1）升降相因：脾胃居中，脾主升而胃主降，为脏腑气机上下升降的枢纽。（2）纳运相调：胃主受纳、腐熟水谷，为脾主运化提供前提；脾主运化、消化食物，转输精微，为胃的受纳提供条件及能量。（3）燥湿相济：脾喜燥而恶湿，胃喜润而恶燥。脾易生湿，胃阳制之，使脾不至于湿；胃易生燥，脾阴制之，使胃不至于燥。

4. 答：有下列情形之一的药品，按假药论处：（1）国务院药品监督管理部门规定禁止使用的；（2）依照药品管理法必须批准而未经批准生产、进口，或者必须检验而未经检验即销售的；（3）变质的；（4）被污染的；（5）使用依照药品管理法必须取得批准文号而未取得批准文号的原料药生产的；（6）所标明的适应证或者功能主治超出规定范围的。

五、论述题

答：（1）安排专人负责售后服务、商品质量及服务质量的投诉和咨询受理，填写《投诉记录》，做好处理过程和跟踪管理，及时反馈处理结果。

（2）顾客投诉中涉及药物不良反应的，应填写《药品不良反应/事件报告表》，并上报所在地区（县）食品药品监督管理部门。对于顾客反映的药品质量问题，应认真对待，详细记录，及时处理，必要时要通知配合厂家做好跟踪及召回。

（3）顾客发生退货、换货、投诉时，从业人员应以礼相待，认真倾听，详细询问，妥善处理，做到不推诿、不冷淡、不刁难。

（4）处理顾客投诉时，要努力遵循以下原则：遵章守法，及时负责，分清职责，认真记录。及时进行总结，吸取教训，提出改进措施，进一步提高服务质量。

（5）把握好处理药品退换货的原则：药品是特殊商品，非质量因素一般不予退换。应在售前先向顾客交代清楚；对特殊情况需要退换的药品应搞清原因，如药品未拆过包装，并确认是本店所售出，在不影响二次销售的前提下，可以考虑给予退换。

理论知识考试模拟试卷（二）答案

一、单项选择题

1. A　2. B　3. C　4. D　5. B　6. B　7. B　8. D　9. C　10. C

11. B　12. D　13. D　14. A　15. D　16. B　17. C　18. C　19. B　20. C

21. C　22. C　23. B　24. A　25. A　26. A　27. C　28. D　29. D　30. D

31. C　32. A　33. B　34. A　35. D　36. D　37. C　38. D　39. C　40. C

二、多项选择题

1. ABDE　　2. ABCDE　　3. ACDE　　4. ACD　　5. ACD　　6. ABCD

7. ABCDE　　8. CD　　9. ABCDE　　10. DE

三、判断题

1. ×　2. √　3. √　4. ×　5. √　6. √　7. ×　8. ×　9. ×　10. ×

四、简答题

1. 答：中药炮制的目的有：（1）纯净药材，保证用量准确；（2）矫正不良气味，便于服用；（3）增强药物功能，提高临床疗效；（4）降低或消除药物的毒副作用，保证用药安全；（5）改变药物性能，使之更加适合病情的需要；（6）改变药物的某些性状，便与储存和制剂。

2. 答：中药调剂员职业守则有：（1）尊重患者，一视同仁；（2）依法执业，质量第一；（3）进德修业，珍视声誉；（4）尊重同仁，密切协作。

3. 答：五脏，即心、肝、脾、肺、肾的合称。心的生理功能是心主血和心藏神；肝的生理功能是肝主疏泄和肝藏血；脾的生理功能是脾主运化和脾主统血；肺的生理功能是肺主气、司呼吸，肺主宣发肃降，肺主通调水道和朝百脉、主治节。

4. 答：药师调剂处方时必须做到"四查十对"：查处方，对科别、姓名、年龄；查药品，对药名、剂型、规格、数量；查配伍禁忌，对药品性状、用法用量；查用药合理性，对临床诊断。

五、论述题

答：1. 四气五味

（1）四气，又称四性，是药物的寒、热、温、凉四种药性。药物的四性，是从药物作用于机体所发生的反应概括出来的，与所治疾病的寒热性质相关。一般来说，寒凉药多具有清热泻火、凉血解毒等功效。温热药多具有温里散寒、补火助阳等功效。

（2）五味即辛、甘、酸、咸、苦五种味。五味之外还有淡、涩两味。辛，能散，能行，即具有发散、行气、活血等功效；甘，能补，能和，能缓，即具有补益、和中、调和药性、缓急止痛等功效；酸，能收，能涩，即具有收敛固涩、生津的功效；苦，能泄，能燥，即具有泻下、泻火、降泻、燥湿等功效；咸，能软，能下，即具有软坚散结或泻下的功效；淡，能渗，能利，即具有渗湿利尿的功效；涩，能收敛固涩。

2. 归经

归经是用药后机体所发生的药效反应，是药物对人体某部分的选择性作用。用来表示药物的作用部位或适应范围，用以说明一种药物对某经或某几经起治疗作用，而对其他经的作用较小，甚至没有作用。

3. 升降浮沉

升降浮沉是指药物在机体内的作用趋向。升，上升、升提；浮，发散，外行。升与浮作用趋向类似，主上行向外，统称为升浮药。沉，泄利、下行；降，下降、降逆。沉与降作用趋向类似，主下行向内，统称为沉降药。在临床实践中，药物升降浮沉符合脏腑功能，利于恢复阴阳平衡，驱邪外出，从而达到治愈疾病的目的。